自閉者的面具，為何戴上，如何卸下

UNMASKING AUTISM

Discovering the New Faces of Neurodiversity

DEVON PRICE PhD

戴文・普萊斯博士——著

許雅淑、李宗義——譯

獻給那些在我還不知道自己是誰之前，
網路上遇到的所有自閉者，
在我人生最悲慘、漂泊無依之際，你們的友情給了我希望。

目錄

目 錄
Contents

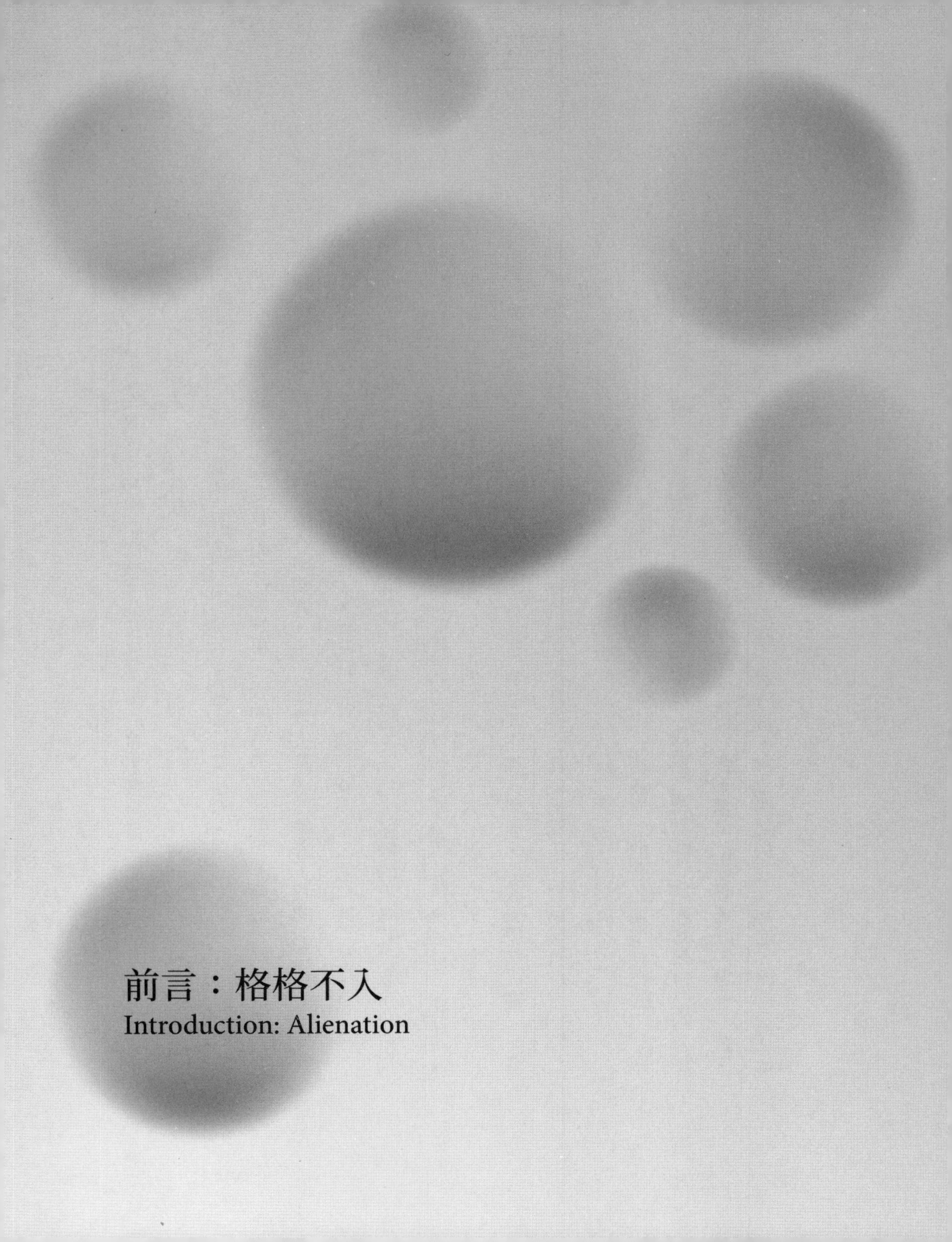

前言：格格不入
Introduction: Alienation

二〇〇九年夏天我從克利夫蘭搬到芝加哥時，內心真不覺得自己需要交朋友。那時我才二十一歲，外表嚴肅、個性孤僻，一心認定自己不需要其他人。我搬到城裡繼續上研究所，想著就此可以心無旁騖地將所有精力投入在課業和學術研究之中。

一直到那個時候，孤獨對我來說都是好事。我的學業成績優異，過著「只有心智的生活」，這讓我無需過於擔心自己的許多問題。我的飲食失調嚴重傷害了我的消化系統；我的性別不安（gender dysphoria）讓我厭惡別人看我的目光，儘管我還不太明白原因是什麼。我不知道如何接近其他人，或開啟話題，我也不想學著去做，因為大多數的人際互動都讓我感到惱怒及不被理解。我僅有的人際關係也非常糾結。我替別人的問題背鍋，努力為他們控制好他們的情緒，但我缺乏對不合理的要求說「不」的能力。除了成為教授之外，我不知道自己想幹嘛。我不想成家，也沒有嗜好，我相信自己無法真正被人所愛。但我的學業成績一直名列前茅，聰明才智為我贏得很多讚譽，所以我只專注在自己的優勢上。我假裝其餘一切都是毫無意義、令人分心的雜事。

上了研究所之後，我很少和新同學一起外出。有出去過幾次，但我必須徹底喝醉，才能克服自己的拘謹，讓自己看起來「有趣」。除此之外，我整個週末都一個人窩在自己的公寓看期刊文獻，深陷在千奇百怪的網路世界裡，無法自拔。我不讓自己培養嗜好，幾乎不做任何運動或下廚烹飪。想要性，甚至只是想要些許關注時，我會偶爾和別人約炮，但每次互動都缺乏熱情，有如例行公事。我不覺得自己是個擁有多元面向（multifaceted）的人類。

那年冬天，我變成孤伶伶、與世隔絕的殘破之人。我會坐在淋浴間一個小時，任憑熱水如雨般落在我身上，連站起來的意志也沒有。我很難與其他人交談，我想不出任何研究想法，也對自己正在學習的一切事物失去興趣。其中一位指導老師因為我在開會時翻了白眼對我破口大罵。到了夜裡，我常因為絕望和無法承受的情緒而哭到撕心裂肺，在房間裡來回踱步、嗚咽，用手掌根部猛敲自己的太陽穴。我的孤獨不知怎地變成了一種監禁，但我太缺乏社交技巧或情緒上的自覺，以至於無法逃離。

我不明白自己是如何走進如此悲慘的境地。我怎麼會知道自己需要朋友和生活？當每一次努力要建立關係都令人如此失望，我又該如何與他人往來？我真正喜歡或在乎的到底是什麼？在他人面前，我覺得自己必須檢視每一次的自然反應，並假裝有正常的興趣和感受。再加上，人們讓我感到不堪重負。他們的聲音如此之大，性情飄忽不定，他們的眼睛有如雷射光束般射向我，讓我痛苦不已。我只想坐在黑暗之中，不被任何人打擾，不被評判。

我當時相信自己有什麼根本上的問題。我似乎在某些無法解釋的方面壞掉了，但其他人卻能一眼看穿。我就在這樣的煎熬中度過了好幾年，工作到精疲力竭、情緒崩潰，依賴戀人來獲得社交和自我價值感，並在半夜上網搜索「如何交朋友」之類的文章。我從頭到尾都不曾考慮過尋求幫助，或與任何人分享內心的感受。我的生活遵循一套非常狹隘的規則，最重要的一條就是保持獨立和不受傷害。

事情終於在二〇一四年撥雲見日，當時我正在俄亥俄州桑達斯基的雲杉岬（Cedar Point）

遊樂園度假。我們這個喜歡遵循固定模式的家族，每年都會到那玩一趟。我和表弟一起坐在熱水浴缸裡，他剛上大學，同時發現這個生活轉折極為艱難。他向我坦承自己最近接受了自閉症評估。那時我剛完成社會心理學的博士學位，所以他想知道我是否了解自閉症譜系障礙（Autism Spectrum Disorder）。

「實在抱歉，我真的不太了解。」我對他說。「我研究的不是罹患精神疾病的人，我研究的是『正常』人的社會行為。」

我的表弟開始和我聊他所經歷的一切困境——與同學相處有多麼艱難，他感到多麼漂泊無依還有過度刺激。有一位治療師說他可能是自閉症。接著，表弟指出他注意到我們家族中常見的自閉特質。我們都不喜歡改變。家人之中沒有任何一位能好好說出自己的情緒，而且大多使用表面且客套的腳本互動。我們裡頭有些人對食物的質地和濃烈的味道感到不適。我們常喋喋不休地談論自己感興趣的話題，即使這讓其他人無聊到想哭。我們很難適應改變，很少到外面的世界去嘗試新的體驗或認識朋友。

當表弟告訴我這一切，我感到害怕。我不希望這些是真的，因為在我看來，自閉症是一種可恥的、會毀滅人生的疾病。這讓我想起克里斯那樣的人，他是我以前的同學，一位不協調、「古怪」的自閉症孩子，學校裡沒人理他。自閉症讓我想起電視上性格孤僻、易怒的角色，像康柏拜區（〔Bendict Cumberbatch〕飾演的「新世紀福爾摩斯」，以及《宅男行不行》（*Big Bang Theory*）裡頭的謝爾頓（Sheldon）。這讓人想起那些不得不戴著笨重的大耳機去雜貨店、不使用口語溝通的孩子，他們被當成東西，而不是人。儘管我是心理學家，但我對自閉症的了解只停留在最廣泛、最無人性的刻板印象。成為自閉症者，就代表我壞掉了。

當然，我感覺自己壞掉已有好幾年了。

這個假期結束一回到家，我馬上丟下行李，坐在地板上，把筆記型電腦放在大腿上，開始一股腦地閱讀有關自閉症的資料。我猛K期刊文獻、部落格文章、YouTube影片和診斷評估資料。面對我當時的伴侶，我隱藏了這種強迫性閱讀的行為，就像我把自己所有最深的執著都隱藏起來，不讓生命中的人知道一樣。我很快就了解到這點正是自閉症者的共同特徵；我們往往會緊緊抓住那些讓自己著迷的主題，投入的熱情在他人眼中顯得怪異。當我們的熱情受到他人嘲笑後，我們變得會將自己的特殊興趣神祕化。我已經用「我群」（we）和「我們」（us）這樣的字眼來思考自閉症了。我在這個社群之中清楚看到自己的影子，這個事實讓我既害怕又興奮。

隨著我對自閉症的了解愈多，更多事情也變得順理成章。我總是被響亮的聲音和明亮的燈光嚇到不知所措。我在人群中會無緣無故生氣，笑聲和喋喋不休會讓我大發雷霆。當我壓力太大或感到悲傷，我發現很難說出口。這麼多年來我一直在隱藏，因為我確信這會讓我變成無趣、不可愛的混蛋。現在我開始納悶為什麼我會相信這些糟糕的自我評價。

我最近著迷的是自閉症，我無法停止閱讀和思考關於自閉症的事。但我過去還有很多其他特殊的興趣。我記得自己小時候迷上觀察蝙蝠和閱讀恐怖小說。無論大人或小孩都怪我有這些興趣實在太「奇怪」和「超過」（hyper）。我在很多方面都「太超過」了。對其他人來說，我的眼淚是不成熟的發脾氣，我的意見是目中無人的謾罵。隨著我慢慢長大，我學會了不再那麼緊張、不再那麼尷尬——不再是我自己。我研究了其他人的行為舉止，花了很多時間在腦海中剖析對話並閱讀心理學，以便能夠更理解他人。這就是我獲得社會心理學博士學位的原因。我需要仔細研究在其他人眼中似乎再自然不過的社會規範和思考模式。

私底下研究自閉症大約一年後，我發現自閉症的自我倡議（self-advocacy）社群。一個完全由自閉症者主導的運動，主張我們應該將障礙視為人類差異之下完全正常的形式。這些思想家和行動主義者說，我們的存在方式根本沒有錯，是社會無法適應我們的需求，才讓我們覺得自己有缺陷。例如「真正的社交技巧」（*Real Social Skills*）部落格的作者雷根（Rabbi Ruti Regan）以及《神經萬歲》（*Neurowonderful*）這部影集的創作者沙伯（Amythest Schaber），兩人都教導了我**神經多樣性**（neurodiversity）的知識。我開始意識到許多障礙是因為社會的排斥所造成或惡化。有了這些知識和日益增長的自信，我開始在現實生活中認識自閉症者，在網路上發表有關自閉症的文章，並參加當地神經多樣性的聚會。

我發現有成千上萬像我一樣的自閉症者，都是經歷過多年的困惑與自我厭惡之後，到了成年才發現自己的障礙。這些自閉症者小時候明顯一副很笨拙的樣子，他們受到旁人嘲笑，而不是得到幫助。他們和我一樣也發展出一套融入社會的應對策略。例如盯著一個人的額頭模擬眼神交流，或是根據他們在電視上看到的人際互動來記住與人對話的腳本。

許多蒙面自閉症者會憑藉自己的智力或其他才能來博取認可。另外一些人則變得極為被動，因為一旦他們能淡化自己的個性，就不必冒上行為表現顯得過於「激烈」的風險。在這些無害、專業的外表下，他們的生活正在分崩離析。其中許多人有自殘、飲食失調和酗酒的問題。他們陷入虐待或無法滿足的關係中，不知道如何感受被關注和被欣賞。他們幾乎都覺得很消沉，被一種深深的空虛感籠罩。他們一輩子都受到不信任自己、痛恨自己身體、恐懼自己的感受所左右。

我注意到有幾類自閉症者會以明顯模式被這種命運困住。自閉症女性、跨性別者以及有色人種的自閉症特性在幼時往往遭到忽略，或者有一些痛苦的症狀，卻被當成「操縱狂」或「攻擊狂」。成長於貧困家庭、無法獲得心理健康資源的自閉症者也是如此。同性戀和性別不符合規範的男性，通常不太符合自閉症陽剛的形象，無法被診斷出來。年長的自閉症者則是不曾得到評估的機會，因為在他們童年時期，有關這些障礙的知識非常有限。這些系統性的排除迫使大量、多樣化的障礙者群體生活在隱晦不明之中。這導致我現在所說的**蒙面自閉症**（masked Autism）——將這種疾病隱藏起來的說法，至今仍然被研究人員、心理健康服務者，以及非自閉症者領導的自閉症組織普遍忽略，例如飽受謾罵的「自閉症之聲」（Autism Speaks）。

當我使用**蒙面自閉症**這個字眼時，我指的是有別於我們在大部分的診斷工具和幾乎所有媒體描述自閉症時所呈現的標準面貌。由於自閉症是一種相當複雜且多面向的疾病，涵蓋許多不同的特徵，可用多種不同的方式表現出來，我也同時指向因階級、種族、性別、年紀、得不到醫療資源等各種原因，而未能獲得認真看待的自閉症者。

年少時會被標記為潛在自閉症者的，通常是有著傳統「陽剛」興趣和嗜好的白人男孩。即使在這個相對具有特權的白人階層中，能夠得到診斷的也幾乎都是富裕和中上階級的自閉症兒童。[1]當臨床醫生或媒體在描述的時候，這群人一直是自閉症的原型。自閉症的一切診斷標準都是依據這群人所表現的症狀而定。對這種疾病的狹隘觀念會傷害到每一位自閉症者，甚至是那些最符合這種狹隘認定的白人、富有的、順性別的男孩。長期以來，人們只把自閉症者定義為白人自閉症男孩給他們富裕的父母帶來的「麻煩」。幾十年來，我們複雜的內心世界，自己的需求和疏離感，神經典型者令我們感到困擾的、疑惑，甚至受到傷害的方式——都因這個狹隘觀點而遭到忽略。我們被定義為自閉症，僅僅是因為我們似乎缺乏了什麼，而且只是因為我們的障礙對照顧者、教師、醫生和其他掌控我們生活的人構成挑戰。

多年來，心理學家和精神科醫生一直提到「女性自閉症」的存在，這種假設存在的亞型比「男性」自閉症更溫和，也更具備社交能力。[2]所謂的「女性自閉症」也許能夠有眼神交流、談話，或隱藏他們的抽搐和感官敏感度。她們可能在人生最初幾十年裡根本不知道自己有自閉特質，而認為自己只是害羞，或是高敏感。近年來，大眾已經逐漸熟悉自閉症女性，還有一些精采的作品，如詹娜拉·尼倫伯格（Jenara Nerenberg）的《發散性思維》（*Divergent Mind*）和魯迪·西蒙妮（Rudy Simone）的《亞斯伯格女孩》（*Aspergirls*），都努力促進人們對這群人的認識。

這也有助於像喜劇演員漢娜・蓋茲比（Hannah Gadsby）和作家妮可・克利夫（Nicole Cliffe）等備受矚目的自閉症女性公開承認自己有自閉特質。

然而，「女性自閉症」這個概念的問題重重。這個標籤無法好好說明為什麼有些自閉症者會掩蓋身上的自閉特徵，或者多年來都忽視自己的需求。首先，並非所有自閉症女性都呈現「女性自閉症」的亞型特徵。許多自閉症女性顯然會自我刺激、努力社交，並且經歷情緒崩潰和關機。研究自閉症的科學家行動主義者天寶・葛蘭汀（Temple Grandin）就是很好的例子。她說話有點單調、避免與他人目光接觸，甚至在年幼的時候就渴望感官刺激和壓力。儘管以當今的標準可以清楚看出葛蘭汀是典型的自閉症者，但葛蘭汀一直到成年後才被診斷出來。[3]

自閉症女性並不是因為身上的「症狀」較為輕微而沒有診斷出來。即使是具有標準自閉症行為的女性，也可能多年來都未能診斷出自閉症，這僅僅是因為她們是女性，相較於男性，專業人員較不重視她們的經驗。[4]另外，自閉症特徵遭到忽視與低估的未必都是女性。許多男性和非二元性別者（nonbinary）的自閉症狀也都被抹去。之所以把這種隱密、更能在社會中隱蔽起來的自閉症稱為「女性」版本的自閉症，是為了要說蒙面是一種性別現象，甚至是指出生指定性別，而不是更廣泛的社會排除現象。女性並非因為生理因素而有「輕度」自閉症，受到邊緣化的自閉症者是因為身分微不足道而遭到忽視。

當自閉症者缺少資源或管道認識自己，當他們被告知自己遭到污名化的特徵是一些跡象，指出他們是性喜破壞、過度敏感或煩人的小孩，他們也只能發展出一種神經典型者的面孔。戴著神經典型者的面具感覺非常不真實，而且一直戴著也令人身心疲憊。[5]這也未必是一種刻意的選擇。蒙面是一種外部強加在我們身上的排斥狀態。未出櫃的同性戀不是在某一天決定不出櫃——他們基本上一出生就是住在櫃子裡，因為異性戀是常態，而同性戀被視為一種後天發展出來或反常的罕見現象。同樣地，具有自閉特質的人生來就戴著神經典型者的面具。我們假定所有人的思考、社交、感覺、表達情緒、處理感官資訊以及溝通的方式，基本上都一模一樣。期待每個人都應該遵守家庭文化的規則，毫無困難地融入其中。我們之中那些需要其他工具進行自我表達與自我理解的人，都會被拒之門外。因此，我們身而為人，在世界上最早的經驗之一就是被視為異類，以及對此感到困惑不解。要到我們意識到還有其他存在方式時，才有機會摘下面具。

我我發現可以從蒙面自閉症者的角度來理解自己的一生，以及我所面臨的每一項挑戰。我的飲食失調是一種懲罰自己身體與眾不同以及自閉症行為（Autistic mannerism）的方式，也是一種讓我符合傳統美的標準、保護我免於受到負面關注的手段。我的社會疏離是為了要在別人拒絕我之前就先拒絕他們。我的工作狂熱是自閉症過度專注（hyperfixation）的表現，也是一個可接受的藉口，讓我可以退出令我感官超載的公共場合。我陷入了不健康、相互依賴的關係之中，因為我需要認可，卻又不知道如何得到認可，只好把自己塑造成當時的伴侶想要的樣子。

我研究自閉症數年，把蒙面理解為一種社會現象，並開始在網路上撰寫相關文章。我發現有成千上萬的人對我講出的話產生共鳴與認同。事實證明，自閉症並非如此罕見（現在大約有二%的人被診斷出有自閉症，還有更多人帶著亞臨床〔subclinical〕特徵，或無法獲得診斷）。[6]不不論是我所在的心理學領域或是身邊的人，許多人私下告訴我他們也是神經多樣者。我遇過一些自閉症者，他們做的是視覺設計、表演、音樂劇場和性教育等全職工作，而非其他一看到我們就聯想到的高邏輯和所謂「機器人」思維的領域。我認識了更多黑色、棕色人種及原住民自閉症者，他們長期以來一直遭到精神醫學界「去人化」的對待。我也遇到了一些自閉症者，他們一開始是被診斷為邊緣型人格障礙、對立性反抗症（Oppositional Defiant Disorder）或自戀性人格障礙等疾病。我還發現許多像我這樣的跨性別和非常規性別的自閉症者，總是因自己的性別和神經類型而感到「格格不入」。

在這些人的生活中，身為自閉症者是他們獨特性和美好事物的來源。但他們周圍對障礙者的歧視（ableism，亦可稱之為健全主義）卻是疏離和痛苦的來源。大多數自閉症者在發現真正的自己之前都經歷數十年的掙扎。幾乎所有人都發現很難摘下自己長期佩戴的面具，而這項事實甚至讓我更接納真實的自己，比較不會感到破碎和孤獨。很多自閉症者都被教導要隱藏自己。然而，我們加入的社群愈多，覺得要偽裝自己的壓力也就愈小。

當我花時間與其他自閉症者相處，我開始意識到生活未必要全然隱藏自己的痛苦。當我和其他自閉症者在一起，我能夠更加坦率和直接。我可以要求一些調整，例如調暗燈光或打開窗戶以淡化某人濃濃的香水味。我周圍的人愈放鬆，愈是興高采烈地說著自己的特殊興趣並興奮到全身搖晃，我對於自己是誰以及我的大腦和身體如何運作的羞恥感也就愈少。

多年來，我一直利用自己身為社會心理學家的技能來理解自閉症的科學文獻，並與自閉症行動主義者、研究人員、導師和治療師接觸，以確認我對於自閉症者共有的神經類型的理解。我還努力揭開自己的面具，接觸那個懂得觀察社會情境而隱藏起來的自己，那個脆弱、不穩定、奇怪的自己。我逐漸了解許多自閉症自我倡議社群的主流聲音，並且閱讀許多自閉症治療師、導師和行動主義者開發來幫忙訓練自己和他人減輕壓抑、卸下面具的資源。

現在，我不用掩飾這項事實了：大聲的噪音和明亮的燈光會令我感到痛苦。當我不理解人們的言語或肢體語言，我會直接請他們解釋。傳統上「成年人」的標準，例如有車、有孩子，對我來說毫無吸引力，而我知道這完全不是問題。我每天晚上都抱著一隻絨毛動物布偶睡覺，用一支超大聲的風扇隔絕周邊鄰居的噪音。當我興奮時，我會拍手，在原地扭動。在美好的日子裡，我不認為這些事情會讓我變得幼稚或令人尷尬，或是糟糕不好。我愛自己原本的樣子，別人也能看見並喜歡真實的我。更誠實地面對自己，讓我能夠成為更能發揮作用的老師和作家。當我的學生遇到困難時，我能夠與他們交流，了解他們要維持正常生活有多麼困難。當我用自己的聲音，從自己的角度寫作時，我與閱聽者的連結遠比我扮演一個一般的、受人尊敬的專業人士要深切得多。在我開始揭開面具之前，我覺得自己受到了詛咒，猶如槁木死灰，存在似乎是一場偽裝熱情的漫長跋涉。現在，雖然生活仍然困難重重，但我感覺到不可思議的活力。

我希望每位自閉症者都能感受到我這種巨大解脫和歸屬感，而這種感覺是透過認識自己並開始卸下面具才找到的。我也相信這對於自閉症自我倡議社群的未來極其重要，我們每個人都致力於更真實的生活，並要求我們所需要的接納包容。我希望透過本書幫助其他自閉症者了解自己，並結合一群神經多樣者的力量，逐漸找到摘下面具的信心。

摘下面具有可能徹底改善自閉症者的生活品質。研究一再說明，封鎖真實的自我對情感和身體都具有毀滅性。[7] 符合神經典型的標準可以讓我們暫時被大眾接受，但這會帶來沉重的生存成本。蒙面是一種令人筋疲力盡的表演，造成身體上的疲憊、心理的倦怠、憂鬱、焦慮[8]，甚至萌生自殺意念。[9] 蒙面也掩蓋了我們根本無法接近這個世界的事實。如果非自閉症者（allistics）未曾聽到過我們表達需求，也從未看見過我們的掙扎，那他們也就沒有理由去調整，並納入我們。我們必須要求我們應得的待遇，並停止安撫那些忽視我們的人。

拒絕表現出神經典型性是障礙者正義的顛覆行為，也是一種激進的自愛行為。但為了讓自閉症者能摘下面具，向世界展示真實的、真正障礙的一面，我們首先必須擁有充分的安全感，才可以重新認識真正的自己。培養出對自己的信任與同情，本身就是一趟完整的旅程。

這本書適合任何神經多樣者（或懷疑自己有神經多樣性）並希望達到自我接受新高度的人。神經多樣性是一把大傘，囊括了自閉症者、過動症者、思覺失調患者、大腦損傷患者或自戀型人格障礙。儘管本書聚焦於蒙面的自閉症者，但我發現自閉症者和其他神經多樣性的群體之間有著相當大的重疊。我們之中有許多人都有共同的心理健康症狀和特徵，並且重疊，或多種病都有。我們所有人都內化了精神疾病的污名，並為了偏離所謂的「正常」而感到羞恥。幾乎每位患有精神疾病或身體障礙的人都被神經典型的期望壓力所擊垮，並一再嘗試加入這些設計來傷害我們的遊戲規則，期待獲得接受，卻也一再失敗。因此，幾乎對於每位神經多樣性的人來說，自我接納的旅程都包含了學習卸下面具的過程。

接下來的章節將向你介紹各種違反民眾刻板印象的自閉症者。我也會解釋自閉症如何定義的歷史，以及它是如何導致我們走到遮掩和疏離的現況。我會透過自閉症者真實的生活故事以及大量心理學研究，說明蒙面自閉症有多種表現方式，並解釋為什麼我們一直到了最近，才發現有許多人根本不會意識到自己在生活中經歷普遍的障礙。我將討論一輩子蒙面有多麼痛苦，並指出數據顯示戴著面具對我們的心理、身體和親密關係的真正損害。

最重要的是，這本書會列出蒙面自閉症者如何停止隱藏他們神經多樣性特徵的策略，並描述一個更能接受神經多樣性的世界看起來是什麼樣子。我希望有一天，我們每個人都能接受自己是怪到精采且可以打破常規的人，能成為真正的自己，並能按照自己的方式過日子，而無需擔心被排斥或虐待。我與許多自閉症教育者、治療師、導師和作家討論，以協助開發類似的資源，並且在我自己的生活中測試，同時訪談使用這些方法來改善自己生活的自閉症者。這些具體案例的經驗讓我們看到不戴面具（或比較少戴面具）的自閉症者實際上看起來會是什麼樣子。當你不再用神經典型者的凝視來評斷自己，不論是關係的規範和日常習慣，還是自己的穿著和居家設計，一切都可以隨心隨意。

我我們每個人都有可能過一種較不受面具束縛的生活，但是打造這樣的生活可能極為艱辛。當我們思索自己一開始就戴上面具的原因，往往會喚起很多過去的痛苦。導師與障礙權益倡議者希瑟．摩根（Heather R. Morgan）的作品啟發了本書，她向我強調，在我們檢視自己的面具並學會摘下之前，必須先承認，我們一直想要對世界隱藏起來的那個自己，就是我們可以信任的人。

她說：「我認為人們試著思考他們的面具從何而來，並且在他們知道在面具底下的那個人很安全之前就想著要摘下面具，這樣做可能有點冒險。如果我們沒有一個安全的地方可以站，光是談到摘下面具就可能很嚇人。」

不論是我自己的生活，還是書中受訪的自閉症者的生活，我都看到正面的證據說明摘下面具的過程絕對值得。但如果你剛開始這段旅程，並且對於真正的自己感到茫然及困惑，你可能還不相信有一個可貴的自己在另外一頭等著。你可能仍然被媒體中自閉症的負面形象所困擾，或者擔心揭開面具會讓你看起來比較不正常、過於古怪，或者無法去愛。你可能也意識到，有些真實、物質上的風險會讓你的障礙無所遁形，尤其如果你又處於社會邊緣的話，更是如此。你可會因為一些令人難以置信的理性原因而把坦然與不安全聯繫起來，同時不確定如何及何時摘下面具對你來說才是值得。所以，讓我們先花點時間考慮一下揭開面具的好處，以及對你來說沒那麼壓抑的生活會是什麼樣子。

以下是摩根開發的一項練習，她與服務對象第一次見面時就會實施。這項練習的目的是幫助蒙面者更信任自己，並思考不戴面具時會有哪些美好的事物。

你可能需要一些時間才能完成這項練習。你可以花幾天甚至幾週的時間認真思考，確保從各式各樣的情境與時期回想起一些片段。我們將在本書的後面回顧這些時刻，但現在，你可以沉浸在回想腦海中出現的任何例子的美好感覺中。

當我們討論那些導致我們之中這麼多人蒙面的系統性力量，並探索蒙面對自閉症者生活的傷害，你可能會發現偶爾回想這些記憶有些幫助，也可以從中汲取力量。讓你的回憶提醒你，你並沒有破碎，你的內心早有一份藍圖，勾勒出珍貴且真實的生活。

1 什麼是自閉症？真是如此？
What Is Autism, Really?

克莉絲特爾（Crystal）小時候表現出來的許多行為在現在的心理學家眼中就是典型的自閉症：她會把玩具排成一列，而不是和玩具一起玩扮家家酒；她盯著牆壁邊咬著自己的棉被；她無法理解小團體的笑話和戲弄。但在一九九〇年代成長的過程中，她「看起來不夠像自閉症」，因此無法輕易被診斷出來。

「我媽真的認為我應該接受評估，」她說。「但我爺爺不讓她這麼做，他都是這樣說，不，不可能，克莉絲特爾是個健康的女孩！她沒有問題，這種事你想都別想。」

克莉絲特爾的爺爺很可能認為自己是在保護她，避免她被貼上一個會帶來終生羞辱的標籤。他當然不是唯一這樣做的人。規避標籤（label avoidance：採取方法規避診斷）是身心障礙和心理健康污名化常見的後果。[1]公開確認自己為障礙者確實表示在許多人眼中能力較差，也較缺乏人性。儘管掩飾自己的障礙身分可能會帶來損害，弄巧成拙，但這絕不是一種偏執的行為，而是障礙者面對社會偏見時理性思考的結果。這也不是自閉症獨有的狀況，許多患有精神疾病[2]和隱性身體障礙[3]的人也會選擇規避診斷可能帶來的恥辱印記。

我的父親一輩子都在隱瞞自己的腦性麻痺和癲癇症。除了我的祖母、我的母親，最後還有我之外，沒有人知道他的病情。他從未上過大學，因為那樣需要透露自己對校園障礙服務的需求。他只申請那些不需要書寫或打字的工作，以免暴露出自己在一些細微動作上低落的掌控能力。我小時候幫他的割草生意打傳單，因為他自己無法使用電腦。我是在十幾歲時才發現他的狀況，在他與我母親的婚姻破裂之後，他哭著向我坦白，彷彿這是一個可怕的祕密。

他告訴我，他的母親要他隱瞞實際情況，因為在他成長的阿帕拉契山區小鎮，公開的殘疾是難以接受的。羞恥和自我厭惡一直如影隨形，直到他死於糖尿病（這是他成年後才罹患的，他也拒絕接受治療）。

直到他去世多年後，我才發現自己有自閉症，但他是第一個向我證明隱藏自己的障礙是多麼痛苦和自我毀滅的人。他一輩子都在隱藏自己真實的模樣，而他的防禦機制卻慢慢殺死了他。

一九九〇年代期間，規避標籤在潛在自閉症孩童的父母之中相當普遍，因為人們對這種情況理解很貧乏，並且將其妖魔化。[4]自閉症者被視為智力障礙者，而智力障礙者並沒有受到重視或尊重，因此許多家庭竭盡心力不讓孩子背上這個標籤。儘管克莉絲特爾的祖父本意是想要保護她免受偏見和被低能化，但他的作法也剝奪了她的權利，讓她無法獲得重要的自我認識、教育資源，以及她在自閉症社群中的位置。她的家人沒有詢問過克莉絲特爾的想法，就決定讓她承受痛苦並隱藏她的神經多樣性，而不是說出她在世界上的邊緣位置。作為二十多歲才被診斷出自閉症的成年人，克莉絲特爾現在還在處理這個決定的後果。

她說：「現在我知道自己有自閉症，但我發現得太晚了。如果我告訴別人，他們不願意相信我。我的生活太有條有理，以至於他們無法意識到這一切有多困難。坦白說，這些事情一直以來都很難，而直到如今也還是沒人想知道那有多難。」

到目前為止，我已經聽到數百名具有自閉特質的人講述類似克莉絲特爾這樣的故事。

有些細節不同，但敘事主軸始終一致：一個孩子表現出有困難的早期跡象，可是一旦提起障礙這個詞，家人和老師就會遲疑、猶豫。有些父母親或祖父母本身就具有自閉症特徵，他們並不理會孩子的訴苦，聲稱每個人都承受著自己經歷過的社會壓力、感官敏感、胃病問題或是模糊認知（cognitive fuzziness）。小孩生命中的每個人都沒有將障礙解釋為一個人的運作方式（以及他們需要什麼幫助才能運作），而是解釋為一種損害的跡象。所以他們把標籤推開，告訴孩子別再大驚小怪。他們相信自己正在幫助孩子「超越」限制、變得堅強，於是鼓勵孩子不要明顯表現出奇怪的樣子，或者永遠都不要尋求幫助。

儘管蒙面的自閉症兒童無法解釋為何他們覺得生活如此艱難，但他們還是一樣在承受痛苦。他們已經盡最大努力表現出對人的友善，同儕卻發現他們有一些講不出來的「不對勁」，並把他們排除在外。當孩子讓自己變得渺小、不引人注目，他們就會得到一些自己極為渴望卻永遠無法滿足的關愛。因此，他們愈來愈常這樣做，把內心那個說自己受到了不公平對待的聲音消去。他們努力做事，很少要求，並儘可能嚴格遵守社會規則。他們長大後更不愛出風頭，甚至更沒有能力表達自己的感受。然後，他們強迫自己進入一個處處受限的神經典型框架，數十年後，他們有些崩潰，最終所有在表面下沸騰的混亂變得不容忽視。直到那時，他們才發現自己有自閉症。

以克莉絲特爾為例，爆發點是長達一個月的自閉症倦怠（Autistic burnout）。自閉症倦怠是一種慢性疲憊的狀態，當事人的技能開始下降，對壓力的耐受力也大幅降低。[5]在克莉絲特爾完成大學畢業論文後，自閉症倦怠就彷彿一輛麥克卡車（Mack truck）撞向了她。她比其他朋友多花了幾年時間才讀完大學，雖然她無法解釋具體原因。但她總是為了讓自己的生活振作起來而中途退選，修完全部課程就是不可能。當有人詢問原因，她撒謊說自己還有一份全職工作要做。

大學的最後一年，克莉絲特爾被要求監督戲劇系年度公演的布景設計。負責設計數十件道具、採購材料、管理道具的製作，然後在一張很大的Google試算表上追蹤所有物品的流向，這對她來說實在壓力太大、難以應付，尤其此時她還有最後剩餘的學分要修。她掉髮、體重減輕還是堅持了下來，但公演完成後，她就整個人崩潰了。

「畢業後，我在媽媽家的床上躺了三個月。」她說。「我不去找工作，幾乎不洗澡，吃完麥當勞就把包裝紙全留在我臥室的地板上，而我的家人仍然堅持我只是懶。」

最終，克莉絲特爾整個人萎靡不振，她不再想看電視，也不和家裡的狗玩。她的母親十分擔憂，也就建議她去看看治療師，不久後，她做了自閉症評估。

「一開始我簡直不敢相信。我的家人到現在仍然不相信。他們看到了每一種跡象、看到我的全部生活，但他們並不願意面對。」克莉絲特爾說道。

最後，克莉絲特爾知道自己為什麼不能像其他人一樣做那麼多事，還有為什麼像去銀行或坐著聽完兩個小時的課，這類看似基本的任務會讓她累到無法思考或說話。她確實需要更多意志力才能過正常的生活。自閉症者在開始進行一項任務時經常會出現慣性[6]，還有，把複雜的活動分解為遵循邏輯順序的小步驟時也會面臨挑戰。[7]因此，不論是基本的家事，還是找工作和報稅等事情，全都變得異常困難，甚至在沒有旁人幫助的情況下根本不可能完成。

自閉症不只為克莉絲特爾帶來所有基本認知上和感官上的挑戰，她還必須投入大量精力，讓自己看起來一切「正常」。她不斷地克制吸吮手指的衝動，當別人對她說話，她必須強迫自己將注意力集中在他們的話語和臉上。她讀一本書所花的時間是一般人的兩倍。一整天結束後，她唯一有力氣做的就是坐在床上吃炸薯條。然而，克莉絲特爾的母親和祖父並不滿意這個新的解釋。他們說如果她真的一輩子都一直在承受那麼深的傷害，他們早就會有所察覺。

她說：「我真希望我能讓他們明白，自閉症並不是你們想的那樣。」

自閉症的定義

在克莉絲特爾這種女性身上的自閉症經常遭人忽視，原因之一在於專業人士和一般民眾對於何謂自閉症有根本上的誤解。直到現在，大多數人都還認為自閉症很罕見，只有小男孩才會有，而且很容易看出來。想想電影《雨人》中達斯汀．霍夫曼的形象：他小時候被送進收容機構，因為有嚴重障礙，根本就「難以」待在家裡，他從不和人有目光接觸，如果沒有人緊緊盯著就會危險地恍惚遊蕩。他有不可思議的數學天賦，結果讓他那位沒有問題的弟弟占了便宜。我們所有人就是被訓練成如此看待障礙者：一種讓你變得怪異和無助的可怕狀態，只有在你精通的技能對其他人有價值時，你的生命才有價值。

到了一九九〇年代中期、克莉絲特爾還是孩子時，有些人也對於當時所謂的亞斯伯格症候群有了模糊的認識。民眾對於亞斯伯格的刻板印象是：一種「高功能」自閉症，出現在智商高、怪咖、通常很無禮的男性身上，他們在科技等領域工作。在這兩種形式中，自閉症都與笨拙、冷漠（男性）以及對數字著迷有關。人們對自閉症的起因所知甚少，也不了解身為自閉症者的感受，或是這種障礙與其他疾病之間的共同特徵，如癲癇、社交焦慮症、注意力缺陷過動症（ADHD）或創傷後壓力症候群（PTSD）等。

不管人們怎麼想，但自閉症並不是由粗魯、男子氣概或擁有數學技能來界定。在科學文獻中，就連是否應該以明確的行為跡象（例如不懂得解讀社交線索，或猶豫是否要與其他人建立連結）來定義有無障礙，都是帶有爭議的。[8]與其關注其他人可能會察覺的自閉症外在跡象，更重要的是關注神經類型的神經生物學標記，以及自閉症者自己所描述的內在經驗和挑戰。

自閉症是神經系統的問題。它是一種在家族間出現的發展障礙[9]，似乎很大程度上來自遺傳[10]。然而，它也是由多重因素所決定，這意味著它不是單一原因所致：許多不同的基因似乎都與自閉症有關，[11]每個自閉症者的大腦都是獨一無二的，並表現出自己獨特的連結模式（patterns of connectivity）。[12]自閉症是一種發展型障礙，因為相較於神經典型的發展里程碑，自閉症的發展會出現延緩：許多自閉症者的社交和情感能力持續成長的時間會比非自閉症者要晚了許多。[13]（然而，這可能是因為我們自閉症者被迫從頭開始發展自己的社交和情感應對技能，因為教給我們的神經典型方法並不適用於我們處理資訊的方式——稍後會詳細介紹。）自閉症與大腦中特定且廣泛的差異有關，這導致我們在大腦過濾和理解訊息方面，偏離了神經典型的標準。

自閉者和一般人的前扣帶皮質（anterior cingulate cortex）發展有所不同[14]，前扣帶皮質是大腦的一部分，有助於調節注意力、決策、控制衝動和處理情緒。在我們自閉者的大腦中，紡錘體神經元（Von Economo neurons）的發展會延遲，而且數量會減少，這種腦細胞負責快速、直覺地處理複雜情境。[15]同樣地，自閉者的大腦與非自閉者的大腦在興奮程度上也有所差異。[16]簡而言之，我們的神經元很容易被活化，而且不會簡單地區分大腦可能希望忽略的「惱人變數」（例如，另一個房間裡滴水的水龍頭），和值得我們大量關注的重要訊息（例如，一個親人開始在另一個房間裡默默哭泣）。這意味著我們很容易同時被一個小小的刺激分散注意力，並錯過另一個意義重大的刺激。

自閉症者的大腦有獨特的連結模式，不同於我們普遍在神經典型者的大腦觀察到的連結模式。嬰兒出生時，大腦通常高度連結。大部分人類的發展過程都是根據生活經驗和學習，慢慢修剪掉無益的連結，以便能更有效地回應環境。然而，研究人員發現，在自閉症者的大腦中，某些區域在整個生命週期仍然保持高度連結，而其他區域可能（相對而言）連結不足。

這些連結模式很難概括，因為正如魏茨曼科學研究所（Weizmann Institute of Science）神經生物學家的發現所示，每位自閉症者的大腦都表現出不同的連結模式。研究人員認為，自閉症者的大腦迴路實際上似乎比神經典型者的大腦迴路更加多樣化，神經典型者的大腦則具有一致的修剪模式。[17]魏茨曼研究所的研究人員推測，這意味著自閉症者的大腦會對環境做出不同反應。他們認為神經典型者的大腦很容易適應從外在世界接收到的感官和社會輸入，自閉症者的大腦發育和修剪則似乎受到「干擾」。[18]

自閉症者也比較不會有神經科學家所說的整體對局部資訊處理的干擾（global-to-local interference）[19]：我們傾向於關注小細節，即使這些細節與非自閉症者可能看到的「大局」不一致。例如，有一系列研究發現，自閉症者比非自閉症者更善於臨摹現實生活中不可能存在的扭曲 3D 物體圖畫。[20]這種不可思議與不合邏輯的整體圖像，會讓非自閉症者措手不及，然而自閉症者卻可以只專注於構成圖像的各種線條和形狀，並由下到上重新創造那張圖。這種對細節的高度關注也適用於我們處理社交場合的方式：例如，我們關注的是一個人臉上的小特徵，而不是將他們的相似之處或情緒作為整體來考量。[21]這有助於解釋為什麼許多自閉症者有臉盲症（無法辨識臉孔）[22]，也很難從神經典型者的臉上讀出情緒。

總而言之，這一切都意味著自閉症者往往具有以下特質：

- 我們對環境中很小的刺激也會過度反應
- 我們很難區分應該忽略的資訊或感官資料（sensory data）以及應該仔細考慮的資料

- 我們高度關注細節而非「大局」的概念
- 我們會做深入、審慎的分析
- 我們的決策過程是有系統有方法，而不是有效率。我們不依賴心理捷徑或「直覺」
- 相較於神經典型者，處理某種情況需要花費更多的時間和精力

既然我已經解釋了一些與自閉症相關的神經學標記，我認為澄清一個更細微的說法很重要：事實上，當障礙具有一些生物學標記，並不表示比起只能從個人行為觀察的障礙，它就更「真實」，或更具正當性。自閉症的診斷仍然以當事人的行為，以及他們聲稱自己所面對的挑戰為基礎，而不是透過腦部掃描。自閉症具有神經系統特徵的這一事實，並不表示這種疾病要比飲食失調或物質成癮更具有交感功能障礙（sympathetic disability），也也不表示自閉症者注定都會以某種特定的方式運作，或老是運作困難。

雖然了解人類生物學上的差異有諸多幫助，但將一項障礙化約為生理「原因」（causes）確實有風險。它可能導致人們相信我們的生理就是我們的命運，我們以某種無法改變的方式比神經典型者低了一等。事實上，有些研究表明，當人們將憂鬱症和過動症等障礙理解為純粹生物學上的缺陷時，他們實際上會對有這些障礙的人表現出更多帶有污名的行為，而不是減少污名。[23]這些障礙者群體是**不可避免地成**為他們現在的樣子，這種想法不僅是去人化的，也帶著限制，儘管有些人也認為它能夠帶來解放與認可。

當社會剛開始試探性地接受邊緣化群體時，這種接受往往用**天生如此**這種敘事類型來包裝。例如，在二〇〇〇年代初，許多異性戀盟友聲稱支持同性戀，他們的說法是因為同性戀不能選擇，本來就是如此。當時有許多科普文章在尋找「同性戀基因」[24]，並且指出子宮內接觸某些荷爾蒙可能會使胎兒容易成為同性戀。今天，我們不再多談論同性戀的生物學原因。至少在美國，同性戀已經開始被廣泛接受，以至於酷兒人士不用說我們生來如此來證明我們存在的合理性。如果有人選擇成為同性戀，這並不是問題，因為成為同性戀是件好事。同樣地，自閉症者值得被接受，並不是因為我們的大腦就是如此，而是因為帶有自閉特質是件好事。

自閉症與深思熟慮的處理方式有關。在理解世界的時候，有自閉特質的人通常遵循邏輯和推理，而不是情感或直覺。我們深入研究所有利弊，有時甚至過於深入，不知道要在哪裡劃下界線，界定哪些重要，哪些無關緊要。我們往往不像其他人那樣容易習慣熟悉的情況或刺激，因此我們通常會用一種彷彿面對全新情況的方式來思考，即便它並不是。[25]這一切都需要大量的精力、注意力和時間，所以我們很容易疲憊不堪、思考過載。然而，這也使我們不易出錯。實驗研究顯示，自閉症者比較不容易陷入非自閉症者常接受的偏見。[26]舉例來說，想想這個相對簡單的問題：

一支球棒和一個球總共花費一．一〇美元。球棒比球貴一．〇〇美元。這顆球的價格是多少？

實驗研究中，超過八十%的非自閉症者在這個問題都答錯了。他們快速解析問題，憑直覺回答，球必須花費十分。[27]正確答案是這顆球花費五分，球棒多一美元，即一．〇五美元，兩者加起來為一．一〇美元。這需要另外多花一點時間，仔細處理，才能避免「明顯」(錯誤)的答案，並提供正確的解答。對於大多數非自閉症者來說，預設的思考方式是遵循顯而易見的事情。但由於自閉症者無法直覺地處理訊息，因此我們看不到問題的「明顯」答案，必須仔細地分解問題。這使得我們更有可能得到正確的答案。

這種緩慢、深思熟慮的處理方式也有相應的缺點。我們總無法理解人們沒有明確說出口的諷刺或「明顯」的暗示。非自閉症者常常指責我們想太多，或是回應時太慢、太猶豫不決。當我們面對排山倒海而來的資料時，也會不知所措，而神經典型者更容易不理會這些數據。

自閉症者處理世界的方式是由下而上。如果你想要簡要而快速地將自閉症理解為一種障礙，一種人類差異的根源，那麼最好這樣概括：我們以謹慎、有系統、自下而上的方式運作。相較之下，非自閉症者是以一種從上而下的方式來理解世界。當他們進入一個新的環境，例如一家不熟悉的餐廳，會快速環顧四周，然後就迸出有關如何點餐、坐在哪裡、期待什麼樣的服務，甚至說話應該多大聲等等的合理結論。他們的大腦會立即開始過濾聲音、燈光和其他刺激，並做出相應調整。例如，他們可能會注意到角落裡有一台叮噹作響的彈珠台，但很快就會習慣，並直接忽略它。當服務生走過來，他們可能可以毫不費力地閒聊，即使對方說了一些意想不到的事情，或他們要點的菜已經賣完了。他們沒有依賴背下來的對話腳本，也不必仔細解析他們所遇到的每一項資料才能理解。他們可以即興發揮。

另一方面，自閉症者不依賴本能反應的預設或快速的心理捷徑來做決定。我們會刻意把周邊的每個元素分開處理，很少把一切視為理所當然。假如我們不曾到過某一家餐廳，我們可能難以立即理解它的格局或弄清楚如何點餐。我們需要非常明確的指示，說明這間餐廳是一坐下來就有人來餐桌服務，還是你應該到櫃檯點餐。（許多自閉症者在踏入餐廳之前會先徹底研究一番以掩飾這個事實。）我們的感官系統會單獨吸收這個地方的每一盞燈光、笑聲和氣味，而不是混合成一個緊密結合的整體。為了應付不可預測性，我們分析自己的經驗模式，並記住一連串的規則：**如果服務生說X，我就回答Y**。一旦意外發生，我們必須仔細思考如何應對。太多變化可能會讓我們變得非常疲憊，或是感到崩潰。

自閉症涉及自閉症者生活的每一個部分。當然，許多非自閉症者可能會對我剛才描述的情緒和感覺產生共鳴。**非自閉症和完全神經典型**（意味著沒有任何精神疾病或認知障礙）並不一樣。有社交恐懼症的非自閉症者就和自閉症者一樣，也可能會在繁忙的酒吧和餐廳裡感到不知所措。有創傷後壓力症候群的人可能同樣會被吵鬧的彈珠台弄得心煩意亂。然而，自閉症與其他失調之間的差異在於，自閉症是一種影響了生活中每個領域的認知和感覺差異。舉例來說，你並不會預期一個有社交恐懼症的人獨自在家時會因為散熱器運轉的噪音而不知所措（除非他們也是自閉症者，或患有感覺處理功能障礙）。

由於自閉症的神經和認知特徵是如此全面，幾乎會影響到一個人身體和大腦的每一個面向。它與個人的協調性和肌肉張力、看臉色的能力、溝通技巧、反應時間，甚至是如何識別疼痛或飢餓的感覺有關。[28]舉例來說，當我看著一個人的臉，我不會只看見從他們身上散發出來的「快樂」或「悲傷」，我看的是他們的眼睛、額頭、嘴巴、呼吸和姿勢的細微變化，然後我必須費力地將它們拼湊起來，才能好好猜他們的感受。資料通常太亂七八糟，以至於不好理解。當我沒有力氣仔細處理別人表達的情緒，其他人對我來說就變得難以捉摸，會引起我極大的焦慮。

自閉症會影響我們對某項活動的專注程度，以及我們如何感知材質、味道和聲音。自閉症會使人容易產生狂熱的興趣（通常稱為**特殊興趣**）[30]並且讓人一絲不苟地遵循。我們有許多人都分不清諷刺或解讀非語言的訊號。當日常生活規律或預期中斷了，會讓我們感到恐慌。我們學習新技能可能會比其他人花更長的時間。

自閉症是行為（behavioral），與重複的自我刺激行為（stimming）[31]有關，這種行為可能像拍手這樣溫和，也可能嚴重到像咬手指咬到流血。刺激是自我調節的重要手段。當我們焦慮或壓力過大時，它有助於舒緩安撫自己，並幫助我們表達快樂和熱情。刺激的方法有很多，可以利用五感中的任何一種。有些自閉症者會透過**仿說**（echolalia）來刺激，也就是重複單字、聲音或短短幾個字，讓我們的喉嚨感覺良好的振動。有些人的刺激則是透過上下跳躍或原地搖擺來接觸**本體感覺系統**（proprioceptive system，追蹤身體物理運動的神經系統），以此進行自我刺激。吸吮糖果、嗅聞香氛蠟燭、盯著熔岩燈、聆聽下雨和打雷的錄音——這些活動都可以是自我刺激。每個人或多或少都會自我刺激（如果沒有的話，指尖陀螺幾年前就不會如此流行），但自閉症者的自我刺激比神經典型者更加頻繁、更為重複，也更為強烈。

根據《精神疾病診斷與統計手冊》（DSM），重複是自閉症行為的關鍵特徵。確實，我們許多人都渴望重複帶來的穩定性。因為我們發現外在的社會世界如此難料，我們多數人更偏好有一致性的慣例。我們經常一遍又一遍地吃同樣的飯菜，或只吃某幾樣食物（有時在自閉社群中稱之為**相同食物**）。我們過分專注於自己喜歡的活動，並全神貫注，以至於忘記吃飯或休息一下、稍微伸展我們的雙腿。我們重複電影和電視中的句子，因為它們有助於我們模仿「正常」的社會行為，或者是因為我們無法用自己的語言來表達感受，或者僅僅是因為聲音在我們的聲帶中振動令人感覺愉快。擁有特殊興趣甚至也可能被視為重複行為。我們有許多人會一遍又一遍地觀看同一部電影、閱讀和彙編我們最喜歡的主題，遠遠超出非自閉症者會覺得有趣的程度。

然而，對於許多蒙面的自閉症者來說，重複行為是需要被隱藏起來的東西。如果你經常啃手指或不斷哼著同樣的三音調，人們會注意到並嘲笑你。如果你給人的印象是**過度**沉迷於一個古怪的主題（例如，停屍間的科學），人們會對你的熱情覺得反感，並保持距離。我們大多數人都必須想辦法隱藏我們的自我刺激和特殊興趣。例如，我們可能會有一個關於個人興趣的祕密部落格，或者找到社會可接受的方式來釋放自己的精力，好比長跑或玩手機。

自閉症者是處於風險之中的。蒂莫修斯·戈登（Timotheus Gordon Jr.）是一名自閉症研究者兼倡議者，也是「芝加哥自閉症者反對治療自閉症」（Autistics Against Curing Autism Chicago）這個組織的創辦人。他告訴我，對他來說，選擇刺激（或如何刺激）很大程度上取決於他所在的鄰里社區，以及人們可能的反應。

「走進芝加哥一些地方或芝加哥都會區，我不能戴耳機聽音樂。」他說，「否則我可能會遭到搶劫。或者假如我四處走動、擺弄玩具的話，警察或附近的人會覺得我很奇怪，或是在從事不法活動，那我可能會遭到逮捕、殺害，或被人毆打。」

戈登說自己有時會選擇社會更容易接受的方式，掩飾自我刺激的需求，例如拍籃球。身為黑人自閉症者，他經常需要試探周圍環境的溫度，衡量其他人對他行為的反應，並做出相應的調整。做自己的風險太大了，所以不能視為理所當然。

自閉症者面臨高度的暴力風險，也承受負面的心理健康影響。由於我們不能公開自我刺激或從事其他重複行為，有些蒙面自閉症者會採取不好的應對策略來幫忙管理壓力。我們有較高的風險患上飲食失調[32]、酗酒、藥物成癮[33]，並與他人處於不安全的依附關係。[34]我們傾向於維持淡淡的來往，因為擔心人們會討厭認識我們「真實的自己」。我們可能會疏遠他人，導致在情緒和心理上有負面後果。我們愈孤立，社交行動也就愈少，進而陷入社會去權（disempowerment）和羞恥的惡性循環。

自閉症也與身體的症狀息息相關，例如胃腸道問題[35]、結締組織疾病[36]和癲癇[37]，這些主要都是遺傳的因素。它與注意力不足過動症[38]和閱讀障礙等其他障礙同時發生的機率很高。

[39]許多自閉症者都有創傷史和創傷後壓力症狀，正如我在前面所說，一輩子的隱藏掩飾使我們面臨很高的憂鬱和焦慮風險。[40]這些最常與自閉症同時發生，但在本書的後面，我們將討論與自閉症重疊（或被誤認為是自閉症）的其他疾病。

自閉症是一種神經分歧（neurodivergence）。自閉症是一種功能運作形式（或神經類型），與心理學定義的正常或神經典型（neurotypical）不同。自閉症是神經分歧中特別多元化且多變的一種表現方式。我們因偏離正常而遭受的懲罰也是各式各樣。每一個自閉症案例都有點不同，它們的特徵可能會以看似矛盾的方式呈現。有些自閉症者不能說話；另一些自閉症者則從小就非常會說話，詞彙量龐大。有些自閉症者可以輕易讀懂人們的情緒，結果讓自己難以負荷；另一些自閉症者則是會對動物或物體產生共情，卻無法同理別人。還有一些自閉症者沒有任何情感同理心。[41]但我們所有人都是有能力照顧他人並遵守道德行為的完整人類。有些自閉症者沒有「特殊興趣」；有些自閉症者則是對幾十種主題都很狂熱投入。有些自閉症者擁有擅長的技能；另一些自閉症者在生存的各個方面都需要幫助。一般來說，將我們連結在一起的是由下而上的處理方式，它影響著我們生活的方方面面，影響著我們在世上如何過日子，同時也帶來了因為與眾不同而面臨的無數實際和社交挑戰。

由於主流的行為標準非常狹窄，所以一個人可能以各式各樣的方式偏離，並因為出現差異而受到懲罰。頻繁的恐慌發作是一種神經多樣性，飲食失調的跡象也是如此。如果你因為依附創傷或擺脫不了被拒絕的恐懼而在親密關係中陷入困境，那麼你也屬於神經分歧者（你也可能會被貼上特別污名化的標籤，例如邊緣性人格障礙）。

在我們目前將心理疾病醫療化的模式之下，幾乎任何人在生活中特別難熬的時期，好比憂鬱或應對機制崩潰時，都可能會被視為缺陷或異常。如此看來，神經典型性（neurotypicality）更像是一種壓迫性的文化標準，而不是實際上的優越身分。基本上，沒有人能一直符合神經典型的標準，這些標準的僵化會傷害每個人。[42]正如異性戀規範（heteronormativity）會同時傷害異性戀和酷兒人士一樣，神經典型性也會傷人，無論他們的心理健康狀況是好是壞。

自閉症只是我們這個世界中**神經多樣性**的來源之一。**神經多樣性**指的是那些處於廣泛光譜上的人們，他們的思想、情緒或行為被貼上不健康、異常或危險的污名。這個名詞是由社會學家朱迪・辛格（Judy Singer）於一九九九年所創。辛格在畢業論文中探討了理解女兒障礙的艱辛，她女兒的這些特質與辛格的母親在她成長過程中所表現出的特徵非常相似。當辛格撰寫論文時，社會對自閉症所知甚少，而具有自閉症特徵的成年人，例如辛格的母親（和辛格自己）都很少接受診斷。辛格的女兒似乎處於自閉、過動和其他各種障礙的交界處。這三位女性都很難被清楚歸類，而這種無法歸類只是隱蔽了她們在社會有多邊緣化，有多難以界定。不能僅僅因為她們面對的挑戰無法輕易命名，就認為障礙不存在。

她寫道[43]：「身為父母，我的生活是各種信仰體系的戰場，但一切都有個共同點：無法接受人類的變異性。」

辛格和她的家人都有障礙，但沒有人知道如何為障礙命名，所以她為它們創造了一個名稱：她們都是神經多樣者，而她們痛苦的原因是這個世界要求她們要成為神經典型者。這些名詞由記者哈維．布魯姆（Harvey Blume）推廣，幾年後得到障礙倡議者廣泛採用。神經多樣性的標籤囊括了過動症、唐氏症、強迫症，再到邊緣性人格障礙。它也包括患有腦損傷或中風的人，以及被貼上「低智商」標籤者，還有未經過任何正式診斷，但一生都被以病態化的方式打上「瘋狂」或「無能」標籤的人。正如辛格正確觀察到的現象，神經多樣性實際上並不是精神醫學機構針對一種「缺陷」類別的解釋。這種不同是別人難以理解或拒絕接受的不同。

自閉症具有多樣性。儘管許多人都有自閉症的神經和心理特徵，但每個人的表現方式總有點不同。事實上，自閉症的特徵有可能完全矛盾。有時，我可以非常專注於一項任務（例如閱讀或寫作），以至於和世界完全脫節。當我過度專注時，也就無法注意到身邊某些事情，像是有人跟我說話，或是忘記關掉烤箱而造成房間裡充滿煙霧。其他時候，我焦慮，我心煩意亂，因為我的寵物栗鼠在籠子裡跳來跳去，弄得欄杆嘎嘎作響，讓我連書本裡的一個句子都讀不下。這兩種截然不同的反應有著相同的根源：自閉症者的神經元過度興奮，以及我們過濾刺激的方式不一致（至少與非自閉症者相比不一樣）。我們往往很容易受到環境中的聲音干擾，同時又無法辨別出真正值得我們注意的噪音。[44]我經常關閉與外界的接觸，以強迫自己集中注意力。我認為一輩子戴著面具掩飾也可能讓我高度警覺，近乎創傷反應。我的感官系統用來掃視環境，好確定我是否獨自一人，以便能「安全」地做我自己。創傷倖存者常常變得過度警覺，也往往會伴隨著強烈的感官統合失調問題。[45]有些研究人員也認定自閉症者的感官統合失調問題，至少有一部分是由我們所經歷的焦慮和過度警覺所致，因為我們生活在這個不包容我們並經常對我們充滿敵意的世界。[46]

大多數人都聽說過自閉症是一道光譜，而事情確實如此：我們每個人都有著一系列獨一無二的特徵和特點，但強度各不相同。有些人也有亞臨床症狀（subclinically）的自閉症，也就是說，在精神科醫生眼中，他們可能不符合正式診斷，但他們和我們有同樣的掙扎與經驗，都屬於自閉症社群的一分子。例如，我們經常在自閉症確診者的親屬身上看到亞臨床特徵。[47]當然，所謂的「亞臨床」通常更偏向指一個人保住工作和遵守社會規則的能力，而不是反映他們承受痛苦的程度。

「每個人都有點自閉。」是蒙面的自閉症者向別人坦承時經常聽到的說法。這句話聽來有點刺耳，因為感覺我們的經驗遭人低估。這就像雙性戀者被告知「每個人都有一點雙性戀」。當大多數人發表這樣的言論，他們是在暗示我們的差異相當普遍，實際上也就不會因此受到壓迫，所以我們應該對此閉嘴。然而，我確實認為當非自閉症者宣稱每個人都有點自閉，表示他們即將在精神障礙的界定上做出重要突破：為什麼我們會定義有些人是殘缺的，而另一些人則完全正常，即使他們表現出完全相同的特徵？我們究竟在哪裡劃定界限，為什麼還要費心這樣做？如果自閉症者可以從更有彈性的工作以及更有包容性的社交上得到益處，為什麼不將同樣的益處惠及每個人呢？自閉症者是整體人類正常的一部分，我們具有的特質也可以從任何一個非自閉症者身上觀察到。所以，沒錯，每個人都有一點自閉症。這就更有理由擴大我們對於什麼值得尊嚴與接納的定義了。

自閉症可能出現在任何人身上，無論其年齡、階級、性別、種族或其他障礙狀況都有可能。儘管自閉症和自閉症者的多樣性令人難以置信，但普通人（甚至許多心理健康的專業人士）腦海中都對自閉症有單一印象。你有時可能會聽到這叫做「典型的」的自閉症，即使這實在是用詞不當，這更像是**刻板印象中**的自閉症。

「典型的」自閉症

「典型的」自閉症從很小的時候就明顯可見，通常在孩子剛上小學就會被診斷出來。典型的自閉症者不會以社會神經典型者所希望的方式溝通，他們可能不會說話或言語發展遲緩，並且迴避凝視他人或接近他人。他們會做出一些可辨識的重複行為：原地搖晃、拍打自己的頭，或大喊大叫。他們的感官痛苦和社交壓力幾乎持續不斷，也無法隱藏自己所承受的痛苦有多深。他們的父母很難控制他們的崩潰和感官超載，將這些反應視為「行為問題」或「不聽話」。他們可能會抱怨自閉症「偷走」他們那個很乖的孩子。典型的自閉症者可能是男孩、可能是白人，而且很可能來自富裕或中上階級家庭，他們可以獲得診斷和治療的支持（而且他們往往對於什麼是「適當的」公眾行為有相當嚴格的規範）。

事實上，典型的自閉症者並不是那麼典型。絕大多數被診斷出的自閉症者都從不同角度藐視這套極其嚴格的標準。[48]事實上，現有的自閉症診斷工具開發時想的都是有錢的白人、符合性別規範的男孩。當我們考慮到女孩、黑人、原住民、亞洲人和拉丁裔人[49]以及貧困人口[50]與其他群體中的自閉症者未能充分診斷出來，我們就可以看到「典型的」自閉症可能比我們所相信的官方數據還不典型。

「典型」自閉症和「非典型」自閉症之間的那條線可以來去自如，而且往往與一個人在社會中的位置更有關聯，而不是與他們所謂自閉症特徵的嚴重程度有關。克莉絲特爾身上有自閉症所有典型症狀：重複玩耍、缺乏社交參與、自我刺激行為、難以在學校完成學業。但由於克莉絲特爾看起來不像「典型的」自閉症者，所以並不是世界上大多數人眼中的障礙者。儘管她經歷如此多的痛苦，但老師和學校輔導老師再也沒有提出這種可能性。

「成績單顯示我在課堂上很討人喜歡，而且很**敏感**。」她說：「這是一種含蓄的說法，他們認為當同學對我不好時，我太愛哭，太受傷。上數學課時心不在焉並不會被看成是我正退縮到當機狀態的警訊。他們會覺得我只是一個愛做白日夢，有時會哭泣的女孩，而對許多男性老師來說，這很可能正是他們心中的女性理想形象——如果你仔細想想的話。」

當自閉症者受到過度刺激和壓力，無法再處理周圍的環境，就會發生**自閉症關機**（Autistic shutdown）。[51]這類似於自閉症**崩潰**（meltdown），但更安靜、更內在，往往伴隨著更多的哭泣、自殘或攻擊性。關機本質上是一種從周圍環境抽離的方式。它可能看起來像是突然睡著了，變得毫無反應，或者只是有點出神（這就是克莉絲特爾所表現的情況）。克莉絲特爾懷疑，如果她是自閉症男孩，人們會對她的關機有不同的看法。男孩應該有主動性和自信，積極參與世界。如果一個男孩反應遲鈍和憂鬱，可能會促使他人早期干預，而不是像她那樣，演變為不可告人的家庭祕密。相反地，克莉絲特爾的父母告訴她不要「那麼怪」，要她坐直，表現得「看起來有精神點」。當她因為困惑和沮喪而崩潰想哭，旁人同樣會告訴她要抑制內心的衝動。

「把自己變得愈來愈小、什麼都不要求，是我避免被別人說我太敏感的方法。」她說。「還有，如果我不擅長某件事，那是因為我永遠不擅長這件事。最好還是別問了。」

現在，克莉絲特爾知道自己有自閉症，她正試著忘掉那些與自己有關的、根深柢固的信念。她想成為不用為哭泣而道歉的人，也希望自己不用總是以自我封閉來應對壓力。她希望打造自己的生活，而這個生活以一個事實為中心：自己每週最多只能工作二十或三十小時。她想和沒有任何偏見的老師重新學習數學，這位導師會以直接、有耐心的方式向她解釋，不帶有任何暗示或潛在的性別歧視。

「會不會有那麼一天，我可能回頭告訴自己，我厭惡的自我特質實際上是我最大的優勢？」她沉思著。「我不知道。本來應該要有人一直告訴我這點才對。但你只能接受已經發生的事。我真的還做不到。我太生氣了。」

克莉絲特爾就像許多最近才發現自己是自閉症的人一樣，仍然對自己新發現的身分感到震驚，無法停止思考她過去受到多麼不公平的對待。有一大群自閉症者都以這些方式被排斥和疏遠，我們將在接下來的幾章中遇到更多這樣的人。但首先，我們要深入了解究竟為什麼典型自閉症的形象是這樣的。

為什麼提到自閉症就想到喜歡火車的白人男孩？

那些最需要蒙面偽裝的自閉症者，通常是那些因性別、種族或社會經濟地位等因素而未能被診斷出來的群體。即使同樣有自閉特質，這些人往往也會被培養得比白人男性同儕更隨和、更討人喜歡。例如，發展心理學的研究一再指出，女孩即使在遊戲時表現出輕微的攻擊行為，也會因為在老師和家長眼中顯得「不得體」，而受到嚴厲勸阻和懲罰。例如，女孩可能會因為拿玩具互撞而受到警告。比較起來，大多數男孩通常被允許以粗暴，有時甚至是暴力的方式玩耍。[52]由於女孩要遵守的社會規範遠比男孩嚴苛，所以她們老早就學會隱藏任何麻煩的、「暴力的」或有破壞性的自閉症特徵。有色人種的自閉症者、身分多樣的跨性別自閉症者，還有其他蒙面自閉症者，背後也都有著類似的社會互動。[53]

長期以來，自閉症研究者認為，自閉症在有色人種和女孩之中確實沒那麼嚴重，也不是如此普遍。如今，有些人仍然堅信「女性自閉症」較不嚴重，儘管大多數專家都明白，這只不過是因為這些邊緣群體未能獲得充分的社會空間展現個人的怪異及破壞性，而且同樣特質在男孩與女孩身上，人們也會有不同看法。[54]然而，抹除女孩、跨性別、跳脫傳統性別的自閉症者及其他邊緣人群，是歷史遺留下來的問題，至今依然揮之不去。

自閉症是「男孩」的一種失調，這個想法可以一路追溯到二十世紀初人們首次描述這種狀況之時。漢斯．亞斯伯格（Hans Asperger）和其他早期的自閉症研究者也確實研究過自閉光譜上的女孩，但之後發表的研究報告通常把女孩排除在外。[55]亞斯伯格刻意不談自閉症女孩，因為他想將某些特定的高智商、「高功能」自閉症者塑造成對納粹「很有價值」的人，而納粹政權當時已經接手奧地利，並開始消滅身心障礙者。正如希伯曼（Steve Silberman）在《自閉群像》（*Neuro-Tribes*）這本精采的著作中所述，亞斯伯格希望拯救他所遇到的「高功能」自閉症男孩，以免他們被送往納粹集中營。希伯曼描述這項事實的方式帶有一定的同情語調，他認為，亞斯伯格身為科學家，為了盡力挽救少數小孩，除了配合法西斯政權別無他法。然而，最近曝光的文獻清楚顯示，亞斯伯格涉入納粹屠殺身心障礙兒童一事，程度遠比外界原先所想的還要深。[56]儘管亞斯伯格非常重視絕頂聰明、「小教授型」的自閉症者，但也刻意把更多功能明顯較低的自閉症者送到集中營。

優生學認為對社會「有價值」的人才值得享有權利，亞斯伯格受此影響，把焦點放在將自閉症描述為聰明但陷入困境的男孩的一種失調症，而且通常是富裕人家的男孩。身心障礙的女孩更像是用過即丟的東西，根本不在談論範圍之內。[57]至於黑色與棕色人種的自閉症者，亞斯伯格或大多數與他同一時代的研究者都完全沒有提及，甚至在多元種族國家做研究的人（如美國）也是如此。性少數群體（LGBTQ）和未遵循傳統性別的自閉症者也同樣遭到忽略。事實上，第一個開創自閉症「治療法」，亦即應用行為分析療法（Applied Behavioral Analysis therapy, ABA）的羅瓦斯（Ole Ivar Lovaas），也是發明反同性戀轉化療法的人。[58]這項歷史傳統至今仍然困擾著許多LGTBQ自閉症者的生活，他們在主流的酷兒空間和自閉症群體中經常感到格格不入。[59]

由於早期發表的英文和德文研究只描述自閉症男孩，也讓那個時代部分的精神病學家得出結論，認為這種情況源於「極端男性腦」（extremely male brain）。[60]自閉症者被認為是過度分析、過於理性、過度自我中心，因此無法適應這個社會。這種觀點影響了所有診斷指南的內容，並形成一個持續數十載的反饋循環：確診的自閉症者主要是來自富裕家庭的白人男孩，而這些男孩繼續為自閉症的定義以及後續研究對自閉症的理解設下了標準。[61]少數被診斷出有自閉症的白人女孩必須表現出非常顯著的「男性化」特徵。非白人自閉症者則被認定是叛逆、反社會或是思覺失調患者——這些失序的情況都使他們更容易遭到監禁，或是強行被安置到機構中。[62]

這股趨勢開始的百年之後，根據性別和種族來診斷自閉症的明顯差異仍然存在。幾十年來，自閉症者的男孩與女孩比為四比一。[63]像克莉絲特爾這樣的女孩仍然經常被人忽視和拒絕加以評估，因為她們行為得體，討人喜歡，根本不可能「真的」有自閉症。跨性別和有色人種的自閉症者也同樣被排除在外。[64]當我們之中有任何人真的發現自己的身分並決定公開坦承，就要冒著可能被告知我們「看起來不像自閉症者」的風險。

媒體中的自閉症者幾乎都是講話單調、舉止粗魯並迷戀科學的白人男性。想想電視劇《瑞克和莫蒂》（*Rick and Morty*）中脾氣暴躁的天才瑞克，[65] ABC電視台的影集《良醫墨菲》（*The Good Doctor*）中能力不凡但冷漠的墨菲，或是《宅男行不行》裡頭目中無人的書呆子謝爾頓．庫柏。整體的文化氛圍如此，也就沒有太多空間留給那些敏感、情緒豐富、有藝術天賦或對於學術成就不感興趣的自閉症者。由於自閉症與混蛋幾乎快變成同義詞，所以我們之中有很多人一開始討厭與這個字眼有所牽扯，並過度彌補，結果讓自己看起來太過親和、逆來順受。我們大多數人需要經過多年研究，並遇到現實生活中的反例，才能看清自閉症並非如大家所說的那樣如機器人般冷漠。

生活在外界的誤解及膚淺的刻板印象之中，深深影響了自閉症者如何看待自己，也影響了我們想掩蓋哪一種特質。

我希望你可以透過以下練習，思考一下自己小時候所接收的自閉症訊息，這些訊息又如何形塑你的自我認知以及你的蒙面行為。我們將在接下來幾章更深入地討論，形塑自閉症者面具的，往往是他們一直被灌輸要最厭惡或最恐懼的自閉特質。

如今，對於自閉症者確實有各種不同的描述。情境喜劇《廢柴聯盟》（*Community*）中的納迪爾（Abed Nadir）是機智敏銳、熱愛電影的巴勒斯坦裔穆斯林男子，也有某些老套的冷漠神態、不苟言笑。在大受歡迎的多人電玩《鬥陣特攻》（*Overwatch*）中，辛梅塔（*Symmetra*）

自閉症的刻板印象：
這些印象如何影響到你？

1. 請想一下你在電視劇或電影中看到的自閉症者形象。如果可以，說出幾個你在劇中看到的自閉症角色或人物。
2. 挑選幾個自閉症角色（或是影射自閉症的角色），並且用三到五個詞加以描述。比方說，我可以說達斯汀·霍夫曼在電影《雨人》是一個冷漠、不容易親近的天才博學者，並且無法照顧自己。
   性格；____________________ 特質：____________________
   性格；____________________ 特質：____________________
   性格；____________________ 特質：____________________
3. 完成以下句子：在我更了解自閉症者之前，我認為他們是__________、__________與 __________。
4. 你覺得自己與這些自閉症的形象有什麼不同？
5. 有人曾經對你說你「看起來不像自閉症」或者是你「不可能是自閉症」嗎？你覺得他們這樣說是什麼意思？你聽到的感覺如何？

是自信滿滿的自閉症印度女性，用自己發明的砲塔轟炸對手。Netflix影集《后翼棄兵》（*The Queen's Gambit*）的貝絲．哈蒙（Beth Harmon）是美麗、藥物（鎮定劑）成癮的西洋棋棋手，劇中強烈暗示她有自閉症。當我快三十歲、已經知道自己是自閉症者，並在現實生活中遇到各種自閉症者，而且開始尋找痛苦的白人天才以外的自閉症形象，我才開始看到類似的人物。我從不同的角度進一步了解自閉症，這對於了解自己並逐漸愛自己及自我接納，絕對相當重要。對於本書受訪的眾多蒙面自閉症者來說，遇到來自不同背景、打破常規且「非典型」的各種自閉症者，也同樣意義重大。

懷疑自己是自閉症者？

儘管先天特質讓我們在社會上幾乎隱形，但蒙面自閉症者基本上到處都有。你可以在許多與刻板的自閉症行為並不相關的領域發現到我們，像是銷售業務、服務業和藝術。因為我們許多人都以抑制和退縮來掩飾，所以我們在社交上可能不會那麼笨拙，至少不會以任何人都能察覺到的樣子出現。儘管我們之中的許多人都經歷過感官問題、焦慮、崩潰和令人衰弱的心理健康症狀，但我們盡可能把這些痛苦轉移到私人領域。我們精心設計的應對機制和偽裝的面紗，可能會給人一種我們不需要幫助的錯覺。這樣做的代價通常是放棄我們可能需要別人幫助的生活領域。我們可能會迴避人際關係、從累人的學業中半途而廢、避開需要人脈和社交的工作，或是完全脫離那些需要我們使用到身體的活動，因為我們在這些活動中感覺如此脫節、如此不協調。我們大多數人都被生活中那種「不對勁」或「少了什麼」的感覺所困擾——我們為了勉強生存，比其他人犧牲得更多，得到的回報卻更少。

由於自閉症的確診率遭到嚴重低估，我們很難估算這種神經類型實際上有多盛行。但我們確實知道的是，當大眾有更高的自閉症意識，加上診斷程序的偏見逐漸降低，診斷率會不斷上升。截至二〇二〇年，每五十四名兒童中就有一名被診斷為自閉症，相較於四年前的六十八名兒童之中有一個的比率有所提升。在一九九〇年代，每兩千五百名兒童只有一個被診斷出來。[66]這種上升趨勢毫無停止的跡象，所有證據都表明，不論是在女性、跨性別、黑人、棕色人種、窮人以及無法獲得篩檢和治療的人口中，診斷率仍然遠低於實際情況。以美國為例，需要心理健康支持的人有高達五十%得不到幫助，[67]因此我們所談論的是真

美國小孩自閉症診斷率（依年份）

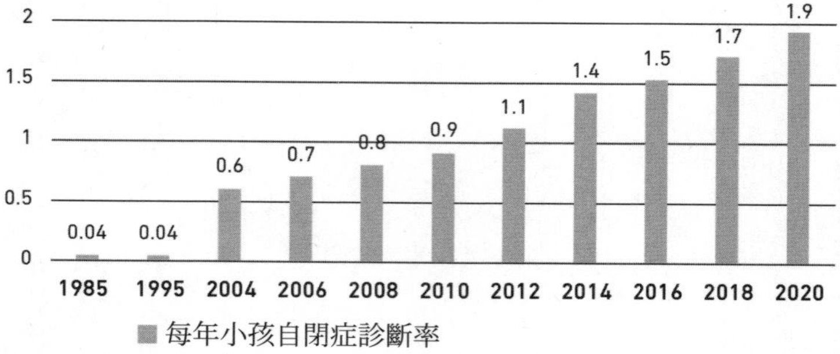

資料來源：疾病控制與預防中心（Centers for Disease Control and Prevention , CDC）

真切切為數龐大的低度診斷率（underdiagnosis rate）。

根據這些數據，我們可以假設美國至少有一半的自閉症者目前未能得到診斷。這是保守的估計，基於以下假設：每個接受治療的自閉症者都能得到準確的診斷，但我們知道事實並非如此。另外，別忘記了，自閉症來自家族遺傳，圖表中每一個被診斷為自閉症的兒童，可能還有幾位親戚表現出自閉症光譜上的特徵。以我自己的家族為例，幾乎每個家人都有一些自閉症特徵，可被視為自閉症社群的一分子，即使有些人可能並不符合正式診斷的標準，或可能不想以障礙者作為身分認同。[68]

如果你正在閱讀本書，你可能會懷疑你或你認識的誰可能是蒙面自閉症者，或其他神經多樣者。多年來，我一直在寫我的自閉症自我發現之旅，每次我在網路上發表相關文章，都會被大量訊息淹沒，傳訊息來的都是那些質疑自己是否在自閉症光譜上的人，他們想要我跟他們說我如何找到答案。通常他們提出的第一個問題是如何接受自閉症光譜障礙測試。我對此的初步回應是向他們提出三個問題：

1. 你的醫療險是否有涵蓋自閉症評估項目？
2. 你能否找到你所在地區的自閉症評估專家，且這位專家有成功處理成人自閉症的良好紀錄？
3. 你希望從正式診斷中得到什麼？

前兩個問題的回答可能會讓人非常沮喪。以美國為例，許多醫療保險並不包含成人自閉症的評估。[69]有資格評估和診斷自閉症的專家人數有限（一般的心理學家無法做到），而且診斷過程通常包含多項測試、篩選調查，甚至會訪談自閉症者的家人和朋友。如果保險不給付，整個診斷過程的費用可能從一千二百美元[70]到五千美元不等。[71]

即使負擔得起評估費用，但要找到一位知道如何診斷成人自閉症的專家，難度可能高到令人卻步。我的朋友賽布（大約二十五歲）在英國做評估，接受的測驗卻明顯是針對兒童設計的。治療師要求賽布將各種玩具放在桌子上，利用玩具編出一些故事（這是常見的診斷工具，稱為自閉症診斷觀察量表，是針對兒童而開發）。[72]其中一份問卷交給賽布的母親填，不允許賽布看她所填寫的內容。整個診斷過程完全剝奪他們的權力。我為本書所訪談過的一些人表示，他們被多位評估者拒於門外，拒絕的原因很簡單，包括性別為女性、穿著得體，或說話的聲音不完全那麼單調無變化。有時，評估者會決定給這些成年人貼上他們眼中不那麼污名化的標籤，例如非語言學習障礙（nonverbal learning disorder），而不是明確地將他們認定為自閉症。

「我不得不去看了兩位專家。」克莉絲特爾告訴我，「第一位專家說的基本上跟我爺爺常說的一樣：女生通常不會有自閉症。妳過得很好，別擔心。」

時至今日，大多數自閉症評估工具仍是依據幾十年前為富裕和中產階級家庭的白人男孩所開發的那一套。[73]有些專家憑藉多年的臨床經驗，學會了認出那些蒙面的自閉症者。例如，他們可能知道，戴著面具隱藏自己的自閉症者可以進行眼神接觸，儘管依照神經典型的標準來看，我們之中許多人的目光都過於銳利或目光停留的時間過長。他們可能明白，自閉症女性和有色人種必須表現友善，這是一種生存手段，因此她們的語氣可能不會完全平板。或許，他們還能意識到自閉症與物質成癮和飲食失調之間的關係，特別是那些整天工作都必須假裝自己是神經典型的人。然而，這些事實並不是訓練評估人員的重點，許多人的整個職業生涯中都在強化舊觀點，也就是性別歧視者、白人至上主義者眼中的障礙者是什麼樣子。

這就帶出我的第三個問題：你希望從正式診斷中得到什麼？根據《美國障礙者法案》（Americans with Disabilities Act）（以及其他國家類似的法律）和世界各地其他反歧視法規，正式診斷可能帶來社會和法律上的福利。你可能希望在精神科醫生證實你的問題之後，人們可以更認真看待這些問題。正式診斷意味著學校或職場會針對你的障礙提供合理調整，如果雇主或房東留下歧視你的證據，你可以提起法律訴訟。在某些地方，確診讓你有資格領用醫用大麻卡或治療性動物（therapy animal）。當那些曾說過你愛發牢騷且懶惰的家人意識到你有發展障礙時，他們終於不再數落你了。治療師或醫療人員可能會根據你的神經類型為你量身訂製治療方案。這些都是許多神經多樣者在追求正式認可時希望獲得的結果。

不幸的是，診斷為自閉症並不能保證你獲得任何好處。在法庭上證明自閉症者受到歧視，需要提出大量文件[74]，而且對於大多數障礙者來說，這些證明的費用有如天價。儘管障礙診斷讓你有資格獲得書面上的合理調整，但許多雇主和教育工作者都拒絕提供，或枉顧提出要求的員工和學生（更多關於《美國障礙者法案》的局限性及執行上的不一致，請參閱第八章）。雖然我很想保證，被正式認定為自閉症者會讓你的朋友和家人不再評判你，但我聽過太多的反例，無法斷言事實確定會如此。一旦得到醫生的確認，你的家人可能會覺得你的障礙更具危害性，或者他們可能會利用這份診斷來低估你的判斷力，或把你幼體化。這並不是要勸阻你尋求診斷，我只是不想讓任何人有這樣的印象：一張由精神科醫生簽署的文件會神奇地開啟一連串的資源和社會尊重。

此外，自閉症診斷並不能讓你獲得任何特定的治療或藥物，因為成人自閉症並沒有任何基於實證的治療方法。大多數治療師並未接受過治療成人自閉症的訓練，他們之中有許多人對神經類型的理解非常膚淺且過時。即使是那些專門研究自閉症的治療師，接受的也通常是治療自閉症兒童的培訓，「幫助」他們以一種更親和、更順服的方式表現自己的行為。在芝加哥，我所知道有能力治療蒙面自閉症成年人的治療師只有一位，而我知道他有這項能力，只是因為其他自閉症者向我保證他可以。我的確知道在其他城市有幾位心理健康服務者，他們私下向我承認自己是自閉症者，並且喜歡與其他自閉症者一起工作。然而，他們每個人都告訴我，他們不能公開承認自己是有自閉症的專業人員。如果他們公開自己是神經多樣者，會過於冒險，同事很可能會認為他們能力不足或不夠專業。

當然，光是「求治」自閉症的想法就是在指我們壞掉了或生病了。神經多樣性運動完全拒絕這種想法。沒有治療自閉症的藥物，也沒有治癒自閉症的方法，更沒有辦法改變一個人的神經類型。作為社群，大多數自閉症者反對「修復」我們的任何嘗試。可以稍微修改現有的治療方法，使它們更適合自閉症成人，但除非服務提供者花時間自我教育，否則他們可能不知道有這些新式療法。在大多數情況下，了解自己是自閉症者是一場自我接納、打造社群和不斷自我倡議的旅程，你可能不需要或不想要透過診斷來走上這條路。

基於上述所有原因，我堅決支持自閉症者的自決。我更偏好「自決」或「自我認知」而非「自我診斷」，因為我相信從社會視角來看待自閉症身分，比從嚴格的醫學視角來看待更加明智。[75]診斷是一個把關的過程，會在任何一位太過貧窮、太過忙碌、膚色太黑、太女性化、太古怪、太不符合性別規範的人面前設下沉重的柵欄。無法獲得公平診斷的自閉症者是我們所有人之中最迫切需要團結和正義的人，我們不能將他們拒於門外。

儘管像克莉絲特爾這樣的人經常會遺憾自己沒能在年輕時接受自閉症評估，但年紀小小就被診斷出自閉症的兒童，除了獲得更多資源，同時也會遭受更強烈的、制度化的污名。正式確診對於障礙者是一把雙面刃。自閉症診斷甚至可能在離婚訴訟或兒童監護權案件中對你不利，或迫使合法成年人接受財務監管。但這並不意味著我建議無論如何都不要尋求診斷。我認識一些蒙面自閉症者的家長，他們很高興家中的自閉症孩子在很小時就得到評估和診斷。對許多自閉症者的父母親而言，孩子的診斷往往開啟了他們對自己自閉症身分的探索。家族中有人確診自閉症，也可確保專業人士更認真地看待你對於自己有自閉症的懷疑（在我的情況來說，確實如此）。

我認識一些在評估中獲得正面經驗的父母，他們在進入診斷過程時才明白需要更努力才能讓孩子的能動性和人性獲得尊重。對那些成功為自己尋求正式診斷的成年人來說也是如此。不幸的是，自閉症者經常被迫要去教育自己的醫療人員。自閉症兒童身邊尤其需要強而有力的倡議者，努力確保他們的界線得到尊重，並確保他們接受的任何治療實際上都符合他們的最佳利益。如果你希望自己或孩子得到診斷，你應該帶著正確的期待踏入診斷過程，盡可能掌握更多的資訊，並準備好在有需要時努力爭取，或多換幾個治療人員。

如果你不想冒險面對漫長、艱苦且通常昂貴的評估過程，不必勉強。病歷並不會讓你的經歷變得更加真實。自我認知有自閉症、但沒有正式診斷的人在我們的圈子裡並非少數。在我經常造訪的大多數自閉症自我倡議空間，我不知道誰有正式診斷，而誰沒有，因為這真的不重要。

我相信自閉症者有權定義我們的身分，而那份自我定義是從那些長期圍堵和控制我們的醫療機構手中奪回權力的一種手段。我們對常規的偏離不必成為我們了解自己的核心部分。我們可以擴大社會規範的邊界，直到自閉症被視為一個人存在的中性事實，就像需要眼鏡或有雀斑一樣。隨著我們在公眾意識和倡議方面取得重大進展，我們在社會中的位置也就沒那麼像個障礙者。但我們仍然是自閉症者。因此，我們不應該讓「自閉症是一種障礙」的觀點形塑我們如何看待自己，或決定誰屬於我們的。

關於專門用語的一些說明

我在本書中將「Autistic」大寫，與聾人社群成員將「Deaf」大寫的原因相同——表示我對於這個身分認同感到自豪，也表明自閉症者有自己的文化、歷史和社群。自一九〇〇年代初，尤金·布魯勒（Eugen Bleuler）首創自閉症一詞以來，這個名詞基本上呈現的是一種負面和非人性化的語境，直到今天，許多家長和教育工作者仍然對此深感恐懼。把「Autistic」大寫，是在凸出它實際上是一個關於「我們是誰」的重要且有意義的面向，我們不需要感到羞恥。

自始至終，我也將自閉症視為一種障礙。障礙並不是不好的詞，因為成為障礙者並不可恥。我們並不是「能力不同」——我們是有障礙的，在一個不是為我們而創造的世界裡被剝奪了權力和能動性。「能力不同」、「殘障」和類似的委婉說法是一九八〇年代由障礙兒童身心健全的父母所創，為的是希望盡量改善自己孩子的邊緣地位。這些用語由政治人物[76]進一步普及[77]，因為他們在承認障礙者的實際受壓迫經歷時，同樣會感到不舒服。這些詞掩蓋了現實，反映出許多人對有障礙的身體和大腦感覺不適。完全失明的人並不是「視力不同」——在由看得見的人為自己所設計的世界中，失明者缺乏其他人所擁有的能力。由於世界未能提供這些障礙者所需要的接納包容，因而主動削弱（disables）他們的能力。直接說出障礙的現實，展現了對障礙者的尊重以及我們對於如何被壓迫的自覺。「能力不同」這個詞想要

自閉症相關用語： 常見與不常見用語	
可使用	**避免使用**
自閉症者 Autistic person 自閉症 Autist 自閉症的 Autistic 在自閉光譜上 On the Autism spectrum	有自閉症的人 Person with Autism
是自閉症的 Is Autistic	被認為有自閉症 Identifies as having autism
是障礙者 Is disabled 有障礙 Has a disability	「特殊需求」Special needs 「能力不同」Differently abled 「能力障礙」Handi-capable
神經典型 Neurotypical (NT) 沒有自閉症 Allistic 非自閉症 Non-Autistic	正常 Normal
具有高度支持性需求 Has high support needs 具有低度支持性需求 Has low support needs	低功能 Low functioning 高功能 High functioning
蒙面自閉症 Masked Autism	女性自閉症 Female Autism 亞斯伯格症候群 Asperger's 高功能自閉症 High-functioning Autism
非語言的 Nonverbal 語言缺失 Loses speech	啞巴 Mute 說不出話 Dumb
智力障礙 Intellectually disabled 發展障礙 Developmentally disabled	遲緩的 R*tarded 愚蠢的 Stupid 「特別的」"Special"
直接描述一個人能做或不能做什麼，以及他們需要什麼樣的支持	用委婉的語言、降低挑釁的語言、貶低或紆尊降貴的語言

用一種矯揉造作的委婉說法抹去這一點，而我們許多人都認為這個詞很冒犯。

同樣地，我幾乎都是使用「自閉症者」而不是「有自閉症的人」。許多自閉症兒童的非障礙父母更偏好使用所謂的「以人為本」(people first)的說法，而不是「障礙優先」或「身分優先」的語言。[78]不是由障礙者負責營運的障礙者服務組織也傾向於倡導以人為本的語言。我還認識許多臨床醫生和社工，他們告訴我，他們還在學校時就被教導要始終以這種方式把一個人的障礙及身分區分開來。

當人們使用以人為本的語言，他們往往會說，這是因為他們不希望障礙者被其障礙狀態所定義。然而，「有自閉症的人」這樣的說法，用一種有可能造成相當傷害的方式把一個人的障礙狀況與人性區分開來。自閉症並不是附加在某個人身上的東西——它是他們生命的一部分，無法從他們身上去除。我們不會稱亞洲人為「具有亞裔性（Asianness）的人」，也不會稱呼同性戀者為「具有同性戀性質的人」，因為我們知道將這些身分視為他們人格的一部分是值得尊重的。諸如「認同自己是自閉症者」之類的語言也可能令人感到疑惑。例如，如果我真的尊重一位跨性別女性的性別，我就不會說「這個人認同自己是女性」。我只會說，「她是女人」，僅止於此。

絕大多數自閉症自我倡議者更喜歡身分優先的語言，不喜歡「特殊」和「能力不同」的委婉說法，所有原因已在此概述。他們也不鼓勵將一個人描述為「高」或「低」功能，而更喜歡「高度支持性需求」(high support needs）之類的說法。下一頁表格總結了一些自閉症社群中最常見的偏好用詞。

然而，自閉症者是一個多樣化的群體，我們不必就自己喜歡和不喜歡使用哪些用語達成共識。如果你是自閉症者，你可以決定哪種用語最適合你。例如，有些人比較喜歡說自己是「在光譜上」，而不是嚴格意義上的自閉症者。其他人則認為自己有亞斯伯格症，儘管這項疾病的標籤已不復存在，又是立基於漢斯・亞斯伯格的優生學研究。[79]我知道過去被貼上這個標籤的人可能會對其產生情感依附，或渴望重新使用它。**雙性戀**這個詞曾經是一種精神疾病的標籤[80]，但我們不會告訴雙性戀者，這個詞由於有冒犯人的歷史，所以他們不能使用。當像民俗學家阿南德・普拉拉德（Anand Prahlad）這樣的人寫出《黑人亞斯人的祕密生活》（*The Secret Life of a Black Aspie*），很顯然，他使用「亞斯伯格症」一詞的用意並不是為了強化該障礙本身舊有的白人至上主義觀念。我認為，比起清除所有過時或有爭議性的用語，更重要的是質疑那些認為「較高功能」的自閉症者人生比其他人更有價值的信念。此外，重要的是障礙者的自我倡議社群能向所有人開放，無論能力高低。這需要我們在面對那些不能完全依照我們所期待的方式進行溝通的人時，抱有更多的寬容和理解。

儘管這個社群中大多數人都不鼓勵使用這些詞，但有些自閉症者確實對認同自己是「低功能」或「重度自閉症」。功能性標籤過度簡化了自閉症的經歷，而且確實是用來暗示我們的價值應該依據自己的生產力和獨立程度來定義。這是一個大問題。同時，功能性標籤有時可能會用來強調以下的事實：我們這些能夠說話、打扮自己或將自己的崩潰隱藏起來的人，擁有其他自閉症者所沒有的社會優勢。我並沒有在生活中的每個領域都表現出「高」功能，但我比許多自閉症者更容易應付生活。我在社會中的接受度取決於我的行為是否得體且具有生產力。這確實是一個徹底的健全主義社會，而我不應該假裝這不是真的。雖然我不得不偽裝成一個令人嚮往、受人尊敬的人，而這可能會讓人身心俱疲，但它確實可以保護我免受身體暴力、被送入精神機構、貧困和孤獨的影響。我可以理解為什麼我的朋友安吉爾（Angel）認為有必要強調，他作為一名無法言語的智力障礙者，他的生活與我的生活確實不同。安吉爾說自己是低功能者，也說他有嚴重的自閉症，而儘管我們圈子裡有些人認為這令人不悅，但我支持他有權利說出自己的親身經歷。

我喜歡每位自閉症者都與這些標籤有獨特的關係，以及他們自己的想法。我們的分歧顯示出自閉症群體是多樣化的，充滿了會形成自己觀點、表達自己想法的人。我們不是單一的群體，我們各自的旅程塑造了我們自己如何向世界表達我們的身分認同。我在本書中盡了自己最大努力，尊重每位自閉症者用來描述自己的用語。這意味著有時我會稱某人為「有自閉症的人」或「低功能」人士，儘管自我倡議團體有充分的理由勸阻自閉症者輕率地使用這些詞。如果有人自認是亞斯人或有亞斯伯格症，我也會準確地反映出這個觀點。我希望即使你對於喜歡或不喜歡的說法有特定的立場，你也可以尊重我的採訪對象有為自己命名的主體能動性，就像我一直努力做到的那樣。

2 誰是蒙面自閉症者？

Who Are the Masked Autistics?

波比（Bobbi）是三十多歲、非二元性別的自閉症者，他[i]說：「我不是被當成自閉症女孩來撫養或進行『社會化』。我是被當成古怪的、性別錯亂的孩子。」

波比說小時候他就對於運動、本地的植物和蘑菇以及職業摔角等很感興趣。他被認為是「男人婆」，在社會裡受到同儕的排斥，因為他笨拙、粗魯，而且不願意表現出「淑女」的舉止。即使波比試著要遵守性別規範，顯然也是徒勞無功。他缺乏細微的四肢控制能力來化妝或寫漂亮的草體字。當其他女孩在吃午飯時取笑他自己剪的短髮，波比無法理解到底發生什麼事。他以為當女孩們大喊「嘿，波比，髮型不錯喔！」時，她們是真心的。

沒有人會指出波比可能是自閉症者，他們當然也不會認為波比可能是跨性別者。「我只是屬於『奇怪、討人厭的孩子』那一邊。」波比這樣告訴我。

在這兩方面，大人很容易輕忽波比的掙扎，認為那只是一種煩人的行為，而不是波比在性別和障礙兩方遭到雙重邊緣化的跡象。蒙面自閉症者和作為未出櫃的性少數者這兩種經歷往往關係密切，而且有很多共同特徵。跨性別者和成年自閉症者的困惑家人往往聲稱他們小時候沒有這些身分的「任何跡象」。[1]事實上，跡象往往很多，但孩子的家人若不是不知道要去注意，[2]就是不希望看到。不合群的跡象很可能會換來警告、以「拉你一把」的高高在上姿態糾正你（「你看起來很不開心，笑一笑吧！」），或者排擠，直到你服從為止。波比經常受到旁人的明褒暗諷，不僅僅是因為頭髮，還有他的舉止、說話方式、想法，以及他為了讓自己舒適、實用而採取的穿著方式。隨著年齡的增長，波比開始弄清楚人們對自己的期望，並讓自己的性別表現更加陰柔，好讓自己可以被當成完整的人。

波比年少時，沒有一個人能夠看出他的真實樣貌。當你的信念體系教導你身體障礙和性別變異是令人難堪又噁心的事，你就很難正視自己的孩子，並認出那些特徵。在一九八〇和一九九〇年代的電影和電視節目中，自閉症者全都是沉默、消極、不起眼的人，跨性別者則是變態的連續殺人狂或是白天垃圾節目的獵奇對象，而這當然無濟於事。

如今，波比身邊都是自閉症者和跨性別者。他是當大兒子在小學接受評估時才首次發現自己的障礙，自此之後數年，他一直試著建立關係，讓自己覺得正常，並且首度覺得想被人看見。他對我說，自己的朋友圈是一堆不合時宜的人。他們都受到主流社會的拒絕，大多數人是以多重方式遭到排擠。即使是對於自閉症的公開討論，很多時候也忽略他們的存在。

他們說：「我們必須從頭開始重新打造這個社會。我們自己迷你的神經酷兒微型社會。因為沒有其他人想過要納入我們。」

我在本章會向你們介紹最常成為蒙面自閉症者的那群人。幾十年來，這些人一直被系統化地剝奪診斷機會，而且在大眾與精神醫學對神經多樣性的討論中仍屢屢遭到忽略。她們是像克莉絲特爾這樣的自閉症女性，像波比這樣的自閉症跨性別者，以及像阿南德・普拉拉德這樣的黑人性別酷兒。有些人因為在貧困中長大，消除了他們的神經多樣性，或是因為他們

i 非二元性別者時常使用「they」作為人稱代名詞，為了閱讀上的便利性，此處仍譯為「他」。編注

有身體疾病，掩蓋了自閉症的特徵。有些人被認為過於「高功能」所以不需要包容，但實際上他們因為缺乏無障礙環境與支持而深受其苦。還有一些人明顯因障礙而疲憊不堪，卻被誤診為邊緣型或自戀型人格障礙，而非自閉症。在他們的故事中，你會看到自閉症群體有多麼多重的面向，而障礙者的刻板印象對我們每個人來說是多麼痛苦的限制。你也可能會在這些故事中看到自己的影子，或認出某個你認識的人。當人們對自閉症的理解愈多、愈是接納它完整、豐富的多樣性，這些以多重方式遭到邊緣化的自閉症者，也就愈不需要把自己隱藏在沉默順從的面具之後。

自閉症女性和性別少數群體

大部分探討自閉症性別差異的文章和研究，都聚焦於對女孩診斷嚴重不足的事實。研究人員、治療師，甚至一些自閉症自我倡議者都在談論「女性自閉症」[3]，並指出，自閉症特質在女孩的表現中，平均來說似乎並不那麼嚴重或明顯。

當自閉症女孩進行自我刺激的行為，對於身體的傷害往往較小：她們比較不會咬手臂，比較多是用手指繞頭髮，或不斷安靜地打開又闔上書本。[4]當自閉症女孩害羞並退縮時，人們比較不會擔憂，但假如一個男孩子表現出同樣的沉默寡言，人們的反應就不是如此。另一方面，當自閉症女孩情緒崩潰時，往往被視為不過是單純的情緒發作，因而遭到忽略。當她們確實表現出侵略性或有攻擊性行為時，更有可能因為不夠淑女而受到嚴厲懲罰，導致她們比大多數的男孩更早就學會審查自己的侵略性。[5]成年人與年輕女孩聊天時，會比和男孩聊天時使用更多感性的用詞[6]，這表示自閉症女孩通常在社交和人際關係技巧上更具優勢。女孩會參與（而且是被鼓勵參與）的許多刻板化遊戲，例如扮家家酒或假裝開店賣東西，都涉及模仿成人的社交互動，[7]因此，許多自閉症女孩比男孩更早學會如何偽裝自己以適應日常對話。

由於這些原因以及其他種種理由，自閉症女孩往往在年紀更大時才接受評估與診斷。[8]許多人在成年時才被診斷出來，或是根本從未被診斷出來。就如克莉絲特爾，許多自閉症女性都發展出一種無害、沉默的性格來支撐自己，抵銷她們的社交劣勢。不幸的是，採取柔順的形象，讓其他人更難把她們的痛苦看成真正的問題。

下表整理了一些最著名的「女性自閉症」特徵，

「女性自閉症」常見的特徵[10]

情感上

- 給人情感上不成熟和敏感的印象。
- 容易情緒爆發或哭泣，有時甚至是為了看似無關緊要的小事。
- 難以辨識或表達自己的感受。
- 忽視或壓抑情緒，直到它們「滿溢」並爆發。
- 當其他人情緒不好時，可能會感到不安或不知所措，但不確定如何回應或提供支持。
- 在長時間的社交活動或過度刺激後，會陷入「放空」或近乎當機狀態。

心理上

- 覺得自己高度焦慮，尤其是社交焦慮。
- 在別人眼中喜怒無常，且容易有憂鬱的情緒波動。
- 在發現為自閉症之前，可能曾被診斷為情緒障礙，如雙向情感障礙或人格障礙，如邊緣型或自戀型人格障礙。
- 極度害怕遭到拒絕，並試圖控制他人的情感以避免被拒絕。
- 自我認知不穩定，可能高度依賴他人的看法。

行為上

- 使用控制來管理壓力：儘管性格打破常規，但仍嚴格遵循自己加在自己身上的規則。
- 通常在家裡或熟悉、可預測的環境感到最為快樂。
- 在外表、穿著、行為或興趣上看起來比實際年齡年輕。
- 容易運動過度、限制熱量或出現其他飲食失調行為。
- 忽視身體健康，直到問題再也無法忽視。
- 自我安撫的方式是持續做一些小動作，例如不斷擺弄東西、不斷聆聽同一首歌、繞頭髮、抓皮膚或指甲的邊緣等。

社交上

- 社交上會見風轉舵；會模仿圈內人的行為和興趣。
- 自學的程度可能很高，但在大學或職場上的社交方面遇到困難。
- 可能非常害羞或沉默，但在討論自己熱衷的話題時高談闊論。
- 參加大型團體或聚會時無法掌握發言時機。
- 不會主動攀談，但有人接近時可能會顯得外向和輕鬆自在。
- 可以社交，但主要是空洞與表面化的互動，可能讓人覺得像一種表演。難以建立更深厚的友誼。
- 聊天的時候，無法讓對方失望，或與對方觀點相左。

修改自最初發布在Help4Asperger's（幫助亞斯伯格）網站上的表格，站長是《亞斯伯格女孩》（*Aspergirls*）一書的作者魯迪・西蒙尼（Rudy Simone）[9]，但網站已經停止更新。這絕不是一份詳盡的清單，也不該當成診斷工具。正如先前所說，將全體女性的自閉症歸為「女性自閉症」是一種簡化的觀點。儘管如此，臨床醫師經常依靠類似的表格來確定成年女性是否為未確診的自閉症者，因此我們有必要了解這些內容。如果有人意識到「女性自閉症」這樣的現象，他們學到的女性自閉症通常看起來像這樣：

我確實從這份清單中看到自己的一些特質，也看到許多我所認識的、成年後才確診的自閉症人士的特質，各種性別都有。晚年才發現自己是自閉症者的人，神經類型往往相當特別。我們的情感通常相當內斂，但是卻相當友善，也有一定的社會適應力。我們是社交變色龍，善於取悅別人，但我們從不展現出真實的自我。我們在生活中建立嚴格的規則來管理壓力，好讓難以捉摸的社交世界感覺不那麼可怕：**眼神交流要多幾秒，在一天中的這個時候吃頓容易準備的飯菜，永遠不要談自己談得太久**。儘管我們盡力表現得和藹可親，但別人仍然會說我們是多麼「過度敏感」或「不成熟」，或者暗示我們難以理解。一旦我們陷入困境，人們會高高在上地對我們說教，或著想要在社交方面「像老媽一樣教導」我們，讓我們的行為更有規範。

這種清單在治療師[11]之中，以及自閉症者和我們家人的網路世界中仍然相當流行。[12]有時候，那些想要自學「女性自閉症」的治療師，會在網路上查到這份清單，參考清單裡的觀點，或把這張表傳給他們的服務對象。這表格提供了一份非常廣泛且性別化的性格清單，反映出許多文化偏見和預設。比方說，「看起來年輕」是什麼意思呢？一個魁梧、喜歡收集Funko pop公仔，但也喜歡混合格鬥（ＭＭＡ）的毛茸茸男性會被認為是年輕人嗎？又或者，這個標籤更適用於一個身材嬌小、穿著洋裝，並以高八度的聲音說自己多喜歡馬的女性？誰被視為天真、害羞的自閉症者，誰又看起來令人毛骨悚然、笨拙且明顯有障礙，更多時候是種族、性別和體型等因素在運作，而非性格或行為的內在差異。到底是什麼讓一個人喜怒無常或成為社交變色龍，其實也同樣沒有客觀的定義。如果你是那種外界一開始就不會有太多懷疑的人，你就更容易在社交上偽裝。

這組特徵通常被稱為「女性自閉症」，但這個標籤忽略一個事實，亦即自閉症者有很大一部分是跨性別或不符合傳統的性別。[13]我是跨性別者和自閉症者，我發現自己的經歷並不能完全套用在「女性」或「男性」自閉症的敘事中。我一直有一些男性自閉症的特徵，例如喜歡說教，或是用一種自信且單調的語氣來表達，但我同時也是個「敏感」、「不成熟」的孩子，十幾歲的時候還拿玩具在玩扮家家酒。把這些特質中的任何一種標記為「男性自閉症」與「女性自閉症」的符號，就像聲稱有天生的「男子氣概」或「女性氣質」人格，一樣都是性別簡化的觀點。

我和波比一樣，從小在成長和社會化的過程中就被當成有點古怪的怪胎，而不是「男孩」或「女孩」。無論是女孩還是男孩，都不把我當成他們的一員，而我也不認同他們。我感覺自己更像是誤闖人間的神祕精靈，而不是「女性」，甚至不是人類。我玩過《薩爾達傳說：時之笛》（*Legend of Zelda: Ocarina of Time*），我在遊戲中那個不發一語、雌雄同體的主角林克（Link）身上第一次認出自己。他不說話，也不屬於他成長的那個小精靈般的孩子團體。他的差異讓他顯得與眾不同，註定要拯救世界。林克勇敢、堅強，同時有一種柔和的美。他在大多數的社交場合中都顯得無知、毫無作用，但這並未妨礙他幹大事，也不妨礙他處處受到感激和愛戴。我非常喜歡林克的一切，多年來，一直以他為榜樣來塑造自己的風格。我穿著類似長袍的洋裝，留著金色長髮，這在其他人看來足夠「女性化」，我也因為正確地扮演有吸引力的女孩而得到讚賞。但實際上，這是一種讓我可以每天偷偷模仿我最喜歡的男性電玩角色而不出事的方法。全家出去露營的時候，到處是蟲、天氣炎熱、還要整天講話社交，這些實在讓我天旋地轉，我會在樹林裡漫步，假裝自己是林克，冒險穿越海拉魯大陸（Hyrule）。我迫切需要一個讓自己感到自在的榜樣，而當沒有其他選擇時，林克就會在那裡。

這其實是一種真的很常見的自閉症經驗。也許是因為許多自閉症者都無法融入主流的神經典型者生活，我們開始認同幻想出來的生物[14]、外星人、機器人[15]或動物，而非我們周圍的人。[16]我們極度字面化的ii、分析性的思維能夠察覺出性別二元規則的武斷性，以及它完全是人為編造[17]，因此，編造我們自己的性別認同和呈現規則看來像公平的遊戲。在二元性

ii 極度字面化（hyperliteral）即為過於注重詞語的字面意義，缺乏對於語境、言外之意、比喻性表達等方面的理解，是某些自閉症者的特徵。編注

別之外（以及人類以外）找到身分認同，也有助於我們許多人清楚表達出自己對社會和身體有多麼疏離。**當然，我很難表現出「淑女」的樣子，我是一個套著人類外衣的機器人！**有一個詞可以形容那些認為自己的神經類型和性別認同密不可分的自閉症跨性別者，那就是：**自閉症性別**（autigender）。[18]

我問波比是否認為自己的自閉症和跨性別有關，他告訴我：「絕對是，沒錯，你不能只有自己的這一面，卻沒有自己的另外一面。我的自閉症是跨性別的，而我的跨性別是自閉症的。由於性別原因，我戴胸罩不舒服，而且我沒辦法穿緊身的衣服。我踢足球和帶式美式足球（flag football）是為了成為『男生的一分子』，也是因為當我跑來跑去時，沒有人能和我說話，或是問我一些社交陷阱題。這一切都密不可分。」

我的感受和波比一模一樣。我喜歡我的自閉症和跨性別緊密相連。日子好的時候，我喜歡當個自閉者，並將其視為我身分認同中自然、中性的一部分，所以我從來不認為它塑造了我的性別會是個問題。我不是「正常」人，也從來沒能成為「正常」人，所以我的認同在性別二元之外，也在主流人類的框架之外，這感覺對我而言就像在家裡一樣自在。

遺憾的是，許多帶著「性別本質主義」的父母和心理健康專家並不這麼認為。恐跨人士經常將性別差異與自閉症之間的密切關聯視為我們並非「真正」的跨性別者的證據，我們「只是」自閉症者，並且對性別感到困惑。[19]他們認為自閉症者沒有自我意識，很容易被操縱，因此不應該允許我們決定自己的身分認同或處理身體的方式。[20]當二〇二〇年夏天《哈利波特》的作者J・K・羅琳在自己的部落格上發表〈排除跨性別者的基進女性主義者之戰〉（TERF Wars, trans exclusionary radical feminist）這篇文章時，特別提到她擔心許多跨性別男性是傳統上不夠陰柔的自閉症女孩，受到了網路上跨性別社運人士的影響，從而認為自己不是女性。[21]羅琳說自己是在捍衛有障礙的「女孩」，並且主張限制年紀還小的跨性別自閉症者找到自我認同，以及獲得必要服務和醫療照護的能力。

羅琳的觀點（她將這份觀點與許多批評跨性別的人分享）對跨性別社群和自閉症社群來說都是非常去人性化的。我們是成熟、複雜的人，有資格像其他人一樣享有身體自主權和自決權。要質疑跨性別的自閉症者若不是天生就有神經多樣性，是否「仍」會是跨性別者，這種問題毫無意義，因為自閉症是我們身分的核心。如果沒有我們的障礙（或我們的性別認同），我們就會是完全不同的人了。這些面向與我們的人格或個性無法分開，都是我們的核心。

蘿拉・戴爾（Laura Kate Dale）是跨性別女性、電玩評論家和作家，她的寫作深入探討自己的神經類型和性別在一生中如何並行。她在回憶錄《不舒服的標籤：一名同性戀自閉症跨性別女性的生活》（*Uncomfortable Labels: My Life as a Gay Autistic Trans Woman*）寫到，雖然自己在成長過程中被視為男孩，但她並沒有傳統的「順性別自閉症男性」的經驗[22]。她有許多明顯的自閉症特徵，例如厭惡鮮豔的顏色和濃烈的味道，並且和實體世界脫節，使她無法弄清楚哪一種天氣下要穿哪一種衣服。然而，當她小時候接受各式各樣的障礙評估時，諮商師並沒有考慮到自閉症。社會認為她是「男孩」，而自閉症「男孩」不應該那麼溫順和甜美。她具有許多「女性自閉症」的特徵，儘管這個世界尚未承認她是女性。

蘿拉寫道：「你看，人們對於出生時就被認定是男性的孩子有刻板印象很少適用於我的成長過程。人們期待男孩魯莽、過度興奮、喧鬧和情緒內斂……我是安靜、內向、很可愛、乖巧的孩子，總是在正確的時間、正確的地點，做出人們期望的事情。」[23]

蘿拉的興趣往往非常女性化，不像男孩。她和克莉絲特爾一樣，不會因情緒崩潰而擾亂課堂，也不會因直率或粗魯而傷害任何人的感情。由於她內心的痛苦並沒有給她的同學或老師帶來任何麻煩，所以就遭到忽略，沒有人注意到——這正是在許多順性別自閉症女孩身上所發生的事。甚至她的一些自閉症特徵也被歸咎於她是一個奇怪或女性化的孩子，而不是一個有障礙的孩子。

蘿拉和波比的經歷充分證明「女性自閉症」一詞為何是誤導的。這個詞顯示蒙面的根源來自於一個人出生時指定的性別或他們的身分，而實際上蒙面的根源是社會期望，是它導致個人的障礙被忽視。蒙面是一種社會經驗，而不是生物體驗。「女性自閉症」實際上並不是這種障礙的亞型，而是人們在自己的神經多樣性未得到重視時，採取的處理方式。一般來說，處於這種位置的是女性。但有許多邊緣化群體也經歷了這種情況，而且這些趨勢尚未得到廣泛承認。黑人和棕色人種自閉症者的低度診斷機率特別高，就像女性一樣，因為種族主義同樣扭曲了人們對這種障礙的認知和評估方式。他們也因為不一致、不順從而付出巨大代價，因此也被期待掩蓋自己的特徵，以求生存。

黑人和棕色人種自閉症者

種族主義從一開始就滲透到心理學和精神醫學中。早期的臨床醫生是歐洲的白人，會以他們文化中的社會規範作為衡量健康的標準。[24]這樣的定義非常狹隘，也帶有壓迫性，預設有禮貌、衣著考究、博學多聞的白人才是人類的標準，任何偏離這個標準的都不算是人，而是需要被馴服的動物。[25]

精神疾病作為一種醫療情境的現代概念，最早形成於英國維多利亞時期，當時克制和尊嚴等同於理智。[26]即使是貧窮的英國人，倘若無法保持富人般優雅的外表和冰冷的禮儀，還是會被認為有些野蠻和病態。情感表達更為直接或是較不掩飾的文化則被視為有病，被認為是不理性、過度性化（oversexualized）和有攻擊性的。白人、有錢人的心理健康需求（以及有錢人家裡的精神病患帶給高地位家庭的麻煩）是早期精神科醫生關注的重點。其他人充其量只在事後才被想到，再糟一點，則會被視為令人不快、該遭到清除的人。

打從一開始，這段歷史就影響了專業人士看待和定義自閉症的方式，而這段歷史遺產至今仍然與我們同在。由於種族主義和偏見[27]，有色人種自閉症者經常遭到忽視。他們不太可能轉介給自閉症專家，[28]也根本找不到能夠理解他們文化的醫療保健機構。[29]儘管黑人占美國總人口的十三．四%，但美國所有的心理健康治療者只有約四%是黑人[30]。當黑人和棕色人種自閉症者看的是白人治療師，正常的情緒表達（例如憤怒）可能會被誤解為過度或「有威脅性」，所以誤診非常普遍。[31]那還是在他們的心理健康被認定有問題時，這種情況才會發生。黑人自閉症者經常覺得有必要掩蓋自己的特徵和任何負面的心理健康症狀，因為（就像女孩和性少數群體一樣）社會要求他們比白人男孩更聽話、更友善。

喜劇演員克里斯・洛克（Chris Rock）最近公開承認自己有自閉症類群障礙。具體來說，他被診斷出有非語言學習障礙。接受《好萊塢報導》（*The Hollywood Reporter*）採訪時，他提到自己身上那些清楚的跡象（例如不懂得看場合，往往從字面上去理解每一句話）如何在五十多年來都遭人漠視。因為他是外向的黑人喜劇演員，似乎很難想像他面臨的社會和情感挑戰能以自閉症來解釋。[32]洛克說自己也低估了心理健康需求，因為他已經把白人才會去看治療師的想法內化。

這是一個系統性、影響深遠的問題。白人自閉症者被診斷出來的可能性比黑人自閉症者高十九％，比拉丁裔自閉症者高了六十五％。[33]黑人和拉丁裔自閉症者確診的年齡也比較大，反映出他們更晚獲得評估服務的機會。[34]原住民自閉症者未能確診和延遲診斷的比例則更為嚴重。[35]

由於各種原因，這些長期的種族和文化差距仍然持續存在。家庭的社經地位愈低，也就愈不可能獲得任何種類的醫療，不過自閉症檢測尤其難，因為保險很少給付高達數千美金的檢測費用。此外，種族歧視影響了教師和專家如何看待和篩選黑人和棕色人種兒童的自閉症特徵。當白人孩子不聽指示、在房間裡扔積木，可能只會受到稍稍懲罰或安撫。當黑人或棕色人種的孩子做出一模一樣的事，則會被更加凶悍地「糾正」，甚至可能被當成未來的罪犯。[36]

作家卡蒂娜・伯克特（Catina Burkett）是黑人自閉症女性，她敏銳地意識到外界對她障礙的看法受到厭黑女情結（misogynoir，即刻意壓迫黑人女性）影響。[37]

卡蒂娜寫道：「許多自閉症者面對新環境也會表現得倔強或反應遲緩。當我不夠有彈性，有時就會被說我不友好、不服從、懶惰、好鬥或無法控制。」

我認識不少白人自閉症男性，正如卡蒂娜所說的，他們工作時很固執己見。如果這位白人頂著高學位或擁有受歡迎的技能，例如寫程式的能力，那麼，沒那麼好相處的特質並不一定會妨礙到他。事實上，對於科技業裡的一些自閉症男性來說，有點傲慢或冷漠可能對他們有利。他們的冷漠顯示他們一定是受苦的天才，是華生辦公室裡的夏洛克・福爾摩斯。然而，黑人自閉症女性在表達情緒方面即使只是稍微冷淡，都得擔心別人說她在「生氣」或「不專業」。

「有一位白人女性主管抱怨我，說我應該學會用不同儀態與不同人士相處。」卡蒂娜寫道。「（她）對我愈來愈尖刻，工作環境也處處充滿敵意。最終，我不得不辭職。」

基本上，卡蒂娜的老闆是要求她做**語碼轉換**（code switch），並視情境呈現出不同的語言和社交方式。許多美國黑人都熟悉語碼轉換，當他們在不同圈子中走動，必須在非裔美國英語[38]和標準英語之間轉換，並調整自己的外表、舉止和音量，以避免被貼上負面刻板印象。

因此，語碼轉換類似於自閉症者的蒙面行為，是一個費力的過程，發出訊號表示你「屬於」某個空間，並知道何時要將自己會受到多數人壓迫的那一面隱藏起來。語碼轉換要求較高的認知能力，在一個人處理充滿挑戰或艱鉅的任務時，可能會妨礙他的表現[40]，它與心理壓力、感覺不真實以及社會孤立有關。[41]《哈佛商業評論》(*Harvard Business Review*) 報告指出，許多黑人語碼轉換者描述這是一種過度警惕的狀態，他們無時無刻都要監管自己的言行，以便盡量減少白人的不適或敵意。[42]

黑人自閉症者和蒙面行為及語碼轉換之間可能有各種錯綜複雜的關係。依照一種文化規則假裝自己是神經典型者已經夠令人厭煩了，還必須以不同的方式，視情境使用不同的方言和習性來偽裝，這是一種完全不同層次的社會表演。自閉症研究者和組織者戈登告訴我，學習以他的說話方式做語碼轉換，實際上只是讓他變成一個在社會上更受排斥的自閉兒，而非更不受排斥。

他說：「因為我是非裔美國人，所以我說的英語不一樣，就是非裔美國人的英語。所以我被安排去做語言治療，在我看來，就是讓自己說話聽起來像一個說標準美式英語的人。」

在語言治療中，戈登接受的溝通訓練更像白人中產階級的溝通方式。基本上，這是在告訴他要隱藏自己的文化。但因為他就讀的是一所黑人占多數的學校，這種訓練並沒有幫助他融入學校，反而讓他顯得與眾不同。

「我上的學校裡大多是非裔美國人或非裔美國人的後裔。結果適得其反，我受到嘲笑，因為我的說話方式不同，或講起話來像來自英國。」

漸漸地，戈登為了融入同儕，必須學會掩飾自己的講話風格，但在與白人和白人的學校互動時，就會改回所謂的標準美式英語。心理學研究顯示，即使對神經典型的人來說，語碼轉換也需要大量的認知資源。[43]我訪談過的一名蒙面自閉症女性瑪麗亞（Mariah）告訴我，她認為多年來的語碼轉換讓自己筋疲力盡。不過，她最終發現，真正讓她疲憊不堪的是隱藏自己、偽裝成為神經典型者。對於像卡蒂娜這樣的黑人自閉症者來說，兼顧這兩項任務可能非常困難。由於她無法隨心所欲轉變成開朗、熱情的性格，老闆就認為她難以共事。

對於自閉症的有色人種來說，被視為充滿敵意或難以相處可能非常危險。黑人和棕色人種自閉症者若不遵守醫囑或治療師的指示，經常會被送入精神機構，並剝奪法律自主權。[44]他們還必須擔心被警察監禁或殺害。二〇一七年，芝加哥警官哈利勒・穆罕默德（Khalil Muhammad）槍殺了一名手無寸鐵的黑人自閉症青少年里卡多・海耶斯（Ricardo Hayes）。穆罕默德聲稱他感受到海耶斯的威脅，但根據調查顯示，海耶斯一直在路邊慢跑，沒有任何傷人的舉止，也沒有對穆罕默德表現出任何攻擊行為。[45]喬治・弗洛伊德（George Floyd）被警方殺害的五天之後，耶路撒冷有一名以色列警察槍殺了巴勒斯坦的自閉症男子埃亞德・哈拉克（Eyad Hallaq），他有嚴重智力障礙，無法說話或理解指令。[46]二〇二一年四月，一名芝加哥警察開槍殺死了十三歲的亞當・托萊多（Adam Toledo），警察開槍時他已經將雙手高舉。亞當接受過特殊教育，是神經多樣者。[47]警察殺害的人之中約有五成是障礙者，[48]黑人和棕色人種自閉症者面臨的風險特別高。[49]無論種族為何，對女性或性別少數族群來說，被認定為自閉症者可能帶來社交上和情感上的危險；對於黑人和棕色人種自閉症者來說，表現出明顯的障礙可能相當致命。

◆ ◆ ◆

在《黑人亞斯人的祕密生活》一書中，民俗學家阿南德詳細描繪出隱藏自己的自閉症、表現出神經典型的舉止以及對世界無害的外表是何感受：

「我學會戴著面具上學。我在學校裡要相當小心。不過，掩飾就像是一種本能。就像一隻棕色竹節蟲放在葉子上會變成綠色。注意……注意手、注意嘴唇、注意眉毛。」[50]

阿南德成長於一九五〇年代的一個種植園，距離奴隸制劃下句點還有兩個世代。他與家人（其中許多人有自閉症特徵）生活在農村，他在大自然中找到了慰藉。然而，進入學校體制後，他必須隱藏自己。阿南德除了是黑人和自閉症者之外，也是性別酷兒，所以當他進入公立學校，就不得不開始隱藏自己的神經多樣性，以及溫柔而女性化的一面。

在整本書中，阿南德描述不同的社會環境如何要求他呈現不同版本的面貌。在全黑人的小學裡，別人認為他很奇怪，不夠陽剛，但大多數時候都不怎麼理他。在綜合中學裡，白人給他很大的壓力，要求他成為受人尊敬的種族正義先鋒。成年後，阿南德成為教授。在學院裡，他必須隱藏所有情感上的脆弱，自我審查所有隨意的語言和俚語，並將任何在白人同事眼中顯得「不專業」的事情隱藏起來。自閉症者通常相當坦誠，而美國黑人文化也往往珍惜在人際關係問題上直接的「真實對話」。[51]但在白人占多數、以神經典型功能為主的學校中，公開表達自己的意思或抱怨任何事情，都會嚇到他人。阿南德不得不適應環境，隱藏了自己開放、脆弱和真實的部分。[52]

阿南德在回憶錄中描述了建立一個虛假的自己是多麼有必要，但這也讓他難以與他人建立真正的連結。我知道這是許多蒙面自閉症者都能理解的經驗。我們必須與其他人保持一定的距離，因為讓他們看到我們的固著、崩潰、對事物的痴迷和情緒爆發，可能意味著失去他們的尊重。但把自己封閉起來就表示我們永遠無法完整被愛。

阿南德寫道：「假如按照神經典型的規則運作，我永遠無法生存，但我的規則不見得是人際關係中應該遵循的最好規則。例如，我的規則是，當我情緒強烈到無法承受時就立刻切斷連結。別再聽了……將我的祕密藏起來。」

阿南德在終於被診斷為自閉症之前經歷了分手和幾次離婚。他沒有與伴侶分享自己的感受，而是逃離，無論是身體上的逃跑，還是逃入內心深處。當第三任妻子提出這可能是由某種障礙所引起的問題時，阿南德才終於走上了自我接納的道路。

當你沒有其他工具可用，蒙面是一種明智的生存策略。但當你愈是偏離社會價值，你的掩飾就必須愈精細。要將你的自閉症、你的黑人文化，還有你的酷兒或女性特質都隱藏起來，可能太難以承受了。有時，唯一可行的方向就是封閉自我，深深壓抑。如果你只是與背景融為一體，你就不會冒犯到任何人。

卡蒂娜和阿南德都提到這種策略，就是變得沉默和壓抑，低下頭，以免引起白人對黑人自信人格的恐懼。其他黑人自閉症者也像喜劇演員洛克一樣生活，努力讓自己表現出開朗、有趣和極其討人喜歡的模樣。就如許多自閉症女性和跨性別者為了適應環境，把自己變得不具威脅性和渺小一般，黑人自閉症者經常必須戴上笑臉自保。

善於言詞和外向的自閉症者

一九一一年，精神科醫生尤金・布魯勒創造了**自閉症**一詞。[53]字面上的意思是「孤立的自我」。這與**非自閉症者**（Allistic）一詞形成鮮明對比，後者意味著他人導向的自我（other-self）或是有連結的自我。[54]無數電視和電影對自閉症的描述都把重點放在我們是多麼疏離，多麼沉浸在自己的世界裡。想想影集《波城杏話》（*St. Elsewhere*）的結局，自閉症男孩的情節裡那最有名的一幕反轉：整部劇情以及所有的角色，都是他獨自坐在一旁，凝視著一顆雪花水晶球時想像出來的。[55]另一個更晚近的例子是希雅（Sia）那部廣受批評[56]的電影《音樂》（*Music*）中的同名主角，一位不善言語的自閉症女孩，在影片中，她幾乎沒注意到祖母就在自己面前過世。在這部電影裡，女主角**音樂**不會說話，也幾乎無法使用別人給她的輔助溝通設備，只能透過精心設計的夢境場景與其他角色聯繫。[57]她封閉在一個自己打造的世界中，是一個孤立、反社會的自我。

儘管大多數確診的自閉症者都提到自己有內向的性格特徵[58]，但有些自閉症者其實相當外向和開朗。[59]實驗研究表明，在外向的自閉症者身上，一些與自閉症相關的社交技能缺陷（例如難以辨識臉孔）會減輕。[60]如果個人尋求大量的社交接觸，就會獲得更多與人互動的練習，因此外向的自閉症者也將逐漸學會更輕鬆地融入社會，此事不難理解。相較於內向的同類，外向的自閉症者往往有更多更外放的情感，讓神經典型者更容易理解他們。

自閉症者可以擁有強烈而開朗的個性，也能夠輕易就顯得冷漠和退縮。當有人提出自閉症者感興趣的話題時，許多人可以進行密切的眼神接觸、積極傾聽，並興奮地加入討論。外向的自閉症者可能會笨拙地摸索社交禮儀，經常打斷別人，顯得「太過熱情」，甚至被指責為矯揉造作，但是與他人往來的強烈興趣一般而言確實有益於他們的心理狀態和社交關係。[61]

不幸的是，由於自閉症被單方面地描繪為一種讓人變得冷漠和機械化的障礙，外向的自閉症者很少能在兒童時期就獲得正確的識別和診斷。老師和家長認為他們健談、善於社交，或把他們當成擾亂課堂的小丑角色。人們甚至可能把他們的大量情緒表現和能量爆發視為「有意操縱」或「尋求關注」。時間一久，這些標籤可能會成為他們生存面具的一部分。這也可能使自閉症者難以擁有自己所需要的獨處時間，或是在其他人際界線獲得尊重。例如，戈登告訴我，由於他給人的印象是和藹可親的「派對焦點」類型，所以他的朋友和家人很難理解他有時也需要獨自一人充電。

「我的祖父母最初來自很深的南方（deep South），因此從文化上來說，不能冷漠排除任何人是很重要的。」他解釋道。「如果你感到悲傷，那麼最好加入團體。但就我自己來說，我需要一個人獨處。可是，如果**我需要獨處時間，他們會說不不不，你不能耍孤僻**。不管怎麼做，我都會有麻煩。」

偽裝成外向和善於交際的樣子，在許多方面可能會導致自閉症者受的苦遭到低估或抹去。我的朋友貝西（Bethy）精力充沛，穿著許多引人注目的鮮豔衣服，身上還有我見過最酷的刺青。他[iii]多年來一直活躍於芝加哥的劇院和馬戲藝術圈，當他興奮時會高興到手舞足蹈。貝西也喜歡當模特兒，他對自己的身體和感官特質都非常敏感，能將其充分而協調地表現出來。他將自己的個人風格和身型特徵視為自我的完整延伸。對許多人來說，在自閉症者身上看到這些特質會有點驚訝。我們之中有許多人的協調性很差，感覺與自己的身體格格不入[62]，而且我們給別人的刻板印象是不酷的書呆子，缺乏時尚感。貝西明顯是自閉症者，但他也非常迷人。如果我沒有那麼了解他的話，我會認為他陽光、優雅的個性意味著他比退縮而害羞的自閉症者更能輕鬆與人交際。

但因為我很了解貝西，所以我清楚這一切都不是真的。雖然他在過去工作的酒吧很容易認識一些泛泛之交，但他也說，要與人建立更深厚的親密關係非常困難。他會在事後自我反思，並不斷在腦中演練，思考別人會如何看待自己的行為和言語。他對於別人怎麼看自己想得很多，在任何群體中都很少感受到自在的歸屬感。他完美的風格也是在努力讓自己的人格和個體性得到他人的認可。他總是被誤解，每天都是傳達真實自我的戰鬥。貝西目前正戴著面具，並投入了大量精力來偽裝——就像一個壓抑、安靜版本的我。

正如有些自閉症者渴望大量社交，也有些自閉症者追求高度的刺激和感官輸入。與普遍看法相反，自閉症並不會讓他們的聽力變得超級敏銳，或者讓他們的眼睛對光線超級敏感。自閉症實際上影響的是大腦如何過濾感官所接收的訊息，以及我們如何將所有資料組合成協調一致的整體。這件事可以體現在我們可能是**感官尋求者**（有時稱為感官注意力不集中型）[63]，或是**感官迴避者**——而我們大多數人都兩者兼具，至於何時尋求、何時迴避，則依感官類型而定。

由於我在第一章中概述的各種原因，神經典型者的大腦傾向於忽略小細節，因為可能有損他們大腦相信自己所看到的「大局」。[64]打個比方，當神經典型者看到一片「森林」，他們會開始在腦中掩蓋那些讓視野變得複雜的枯死、光禿禿的樹木和樹籬。[65]相反地，自閉症者會感知到每一棵樹木、樹樁和腐爛的動物屍體。對我們來說，成千上萬個小特徵並不能輕鬆地組合成更大的整體[66]，因此我們必須分開處理一個個細節，這讓人筋疲力盡。

當我晚上走進公寓，我會受到一波不和諧的感官訊息襲擊。如果我已經度過了充滿壓

iii 由於貝西是是非二元性別者，原文使用的代稱為they，此處譯為「他」，但以注解說明原文。編注

力或情緒沉重的一天，而我的精力已經耗盡，那就特別麻煩了。鄰居們瘋狂喋喋不休，走廊裡到處都是混亂的關門聲。我可以聽到電梯往下發出的雜音，鄰居的音樂在我腳下嗡嗡作響，而救護車在遠處轟鳴。每一條感官訊息都在爭奪我的注意力，並不會融入統一的背景噪音中。事實上，我被迫忍受的時間愈長，我就愈生氣。我應對這種情況的一種方法是與外界隔絕，抑制所有分散我注意力的刺激。但另一種因應感官挑戰同樣有效的方法是尋找真正強烈、極為鮮明的感官刺激來壓過所有的白噪音。

當自閉症者是感官尋求者，他們可能會渴望大聲的音樂、辛辣的食物、鮮豔的色彩或大量的活動和運動。他們在公共場合戴耳機並不是為了掩蓋其他人撲天蓋地的噪音，而是因為震撼的合成流行音樂有助於他們保持專注和保持理智。這兩種情況的目標都是一樣的——理解那些大量難以處理的資料。追求感官、愛玩的性格是隱藏自閉症非常有效的方式，如果你經常周遊世界並在當地酒吧的重金屬之夜隨著音樂跳動，那就沒有人會認為你是「過於敏感」的障礙者。它甚至可能是一副令人愉快的面具，儘管需要不斷尋找刺激可能會讓生活受到限制。作家潔西．梅多斯（Jesse Meadows）在她[iv]的文章〈自閉症者也參加派對〉（"Autistic People Party, Too"）描述了酗酒、吸毒的跑趴女孩性格如何幫助她融入其他人，並找到了一定程度的感官慰藉。[67]但最終，事實證明這種生活方式無法持續，她必須學會以更健康的方式尋求新奇和刺激。

洛根．喬伊納（Logan Joiner）這名青少年從八歲起就不斷與全世界分享他對雲霄飛車的熱情。他經營兩個YouTube頻道（Koaster Kids和Thrills United），訂閱總數逼近三萬五千人。他分享了自己從橋上高空彈跳、從懸崖跳入開闊水域以及去無數遊樂園玩的影片。洛根是自閉症者，喜歡搭乘雲霄飛車，因為這可以幫助他調節大腦處理感官訊息的方式。

洛根解釋說：「我不太喜歡意外驚喜。[68]但如果你仔細想想，雲霄飛車其實並不是那樣的……所以它們並不可怕，因為它們可以預測。」

儘管遊樂園可能混亂和吵鬧，但實際上對自閉症者來說可能還是相當舒適的地方。遊樂園提供可預測的社交互動，以及變化不大、事前包裝好的體驗。遊樂園的設計路線清晰醒目，食物乏味但容易填飽肚子，每個景點在幾分鐘內就結束了，標誌又大又清楚。一旦你習慣了雲霄飛車，它就會在預期的時間點提供完全一致的刺激。對於感官尋求型的自閉症者來說，奔馳的疾風和軌道的振動提供了讓人放鬆的身體輸入，就像重量毯（weighted blanket）或紓壓方塊一樣，只是更為有力。還有可供記憶的數據、可供了解的發展和啟動的歷史，以及一整群怪咖創客在網路上集體分享雲霄飛車和景點的知識。另外，在雲霄飛車上可以大喊大叫、揮舞手臂而不會引來怪異的表情。由於我們有許多人都難以控制說話音量，而且喜歡揮動手臂，因此，雲霄飛車、音樂會和其他嘈雜喧鬧的空間，都可能意外地成為我們逃避社會評判的避難所。

iv 潔西是非二元性別者，原文使用的代稱為they，此處譯為「她」，但以注解說明原文。編注我認識的自閉症者有ＤＪ、業務、團隊經理、非營利組織的募款人和高空特技演員。我們當中比較外向、尋求感官體驗的人喜歡動漫展、家庭派對、政治競選活動和競技運動。然而，對於這些類型的自閉症者來說，因為他們是如此直率和迷人，要別人認真看待他們的障礙通常非常困難。當他們確實在社交方面遇到難題，或在工作上落後，他們的親人可能會指責他們「假裝」過得很辛苦，因為在親人眼中，他們前一天晚上出去參加豔舞表演時還毫不費力。對於障礙者來說，這種經驗實在太常見了——別人說你在這個領域表現傑出，就證明了你在另一個領域的表現「不夠努力」。

很少有人會猜到這些直言不諱、精力充沛的人是自閉症，尤其是在他們吵鬧的童年時期。如果說他們有什麼不尋常的地方，人們很可能會猜是注意力不足過動症。順便說一句，自閉症和過動症同時發生的機率非常高，而且在診斷上很難分清楚。[69]心理學家經常稱呼它們為「姊妹病」(sister conditions)，因為兩者都有注意力分散、尋求感官刺激，以及因為被社會排斥而深感痛苦等問題。這讓我想到了下一組經常被忽視的自閉症者：那些有共病症（co-morbid）和重疊病症的人。

有其他病症的自閉症者

談到精神疾病和身心障礙，診斷分類本質上是一種有缺陷的工具。一種障礙是某些症狀和特徵的集合，但未必總是如此，而且這些集合的組織方式往往會隨時間改變。舉例來說，幾十年來，心理學家一直在爭論焦慮和憂鬱是否應該被視為同一疾患的不同組成部分，還是只看成相關的兩種不同狀況。[70]一九四〇年代的精神病學家曾認為自閉症是兒童思覺失調症的一種形式[71]，但他們現在肯定不再這樣想了。我們對於這些標籤的理解不斷在變化，被某個特定標籤所困的人，也會隨著時間和文化背景的不同而有所轉變。

一個人往往位於多種疾患的光譜之間，或是呈現多種狀況特徵的獨特組合。例如，如果你一生曾經歷過一次躁狂發作，你可能會被診斷為雙向情感障礙而不是重度憂鬱症，即使鬱症發作的次數遠遠多於躁症發作的次數。另一方面，如果你不符合厭食症體重過低的條件，無論它給你的生活帶來多大的痛苦，你可能永遠不會被認定有厭食症。對於有自閉症特徵的人來說，這種診斷動態特別具有挑戰性，因為我們的神經類型是如此多樣，如此容易被誤認為是其他疾病。

例如，患有創傷後壓力症候群的人看起來可能與自閉症者非常相似。他們往往害怕人群，容易被巨大的噪音驚擾，而且一旦被放到難以理解的情境，就會變得更加保守。創傷後壓力症候群引發的高度警覺可能看起來很像蒙面行為：你會不斷掃視自己的環境以尋找威脅的來源，並調整你的自我表現，這樣就可以維持安全。更複雜化的是，許多自閉症者很小的時候就經歷創傷，並從此出現了創傷後壓力症候群的症狀。自閉症者很常受到父母和照顧者的虐待，被同學霸凌，或被施虐者視為「容易下手的目標」。兒童自閉症的主要治療方法是應用行為分析療法（簡稱ＡＢＡ），但這套方法在自閉症者之間已廣受批評，認為它造成難以忍受的創傷。

由以上種種原因得知，想要分清一個人有哪些特徵是來自自閉症本身，哪些是身為神經多樣者在神經典型世界中受到的創傷所引起，未必總是有可能（或有幫助）。達安（Daan）是居住在荷蘭的四十歲男子，除了自閉症外，他還受到父母虐待。他跟我說，他被診斷為複雜性創傷後壓力症候群，而這有效掩蓋了他的神經多樣性，掩蓋了非常多年。

「我總認定每個人都在背後說我，並且很可能會情緒爆發，說我是個糟糕的人。」他說道。「這是因為自閉症，導致我沒有一套比較好的理論說明別人怎麼想嗎？或者是因為如果我將海綿放在錯的水槽位置，我媽就會辱罵我？這沒有答案。」

達安的第一位創傷治療師試著告訴他，他的恐懼毫無理性可言。她跟他說，他的母親早已過世，再也不會傷害他。治療師相信她可以幫助達安質疑內心認為他人不安全這個「不合邏輯的信念」。但達安幾乎每天都仍因為他是自閉症者而受到攻擊與拒絕。他認為社會有威脅的看法是符合現實的，而非不合邏輯的。

「我會做一些單純的客觀事實觀察，比如說：**嘿，你剪了頭髮**。但人們會認為我在取笑他們。」他告訴我。「我的老闆為此對我咆哮。女孩們會和我約會，然後斥責我沒有按照她們期望的成年男子方式來行事。這就和我的母親一再攻擊我一樣。然後我去找治療師，她會說我正在重新經歷我與母親有關的創傷，並在別人身上看到了她的影子。這真的太可怕了、太瘋狂了。」

臨床研究顯示，達安的經歷絕非特例。以對抗「非理性信念」為目標的治療方式，如認知行為療法，對於自閉症者遠不如對神經典型者來得有效。[72]原因之一是自閉症者的諸多恐懼和抑制往往是完全合理的，是源自於一生的痛苦經驗。我們往往是非常理性的人，許多自閉症者傾向於非常仔細地分析自己的想法和感受（有時甚至是過度）。自閉症者不需要認知行為訓練來幫助自己不受情緒操控。事實上，我們大多數人都已被威嚇到過度忽視自己的感受。

最近，達安換了治療師。這位新的女治療師在整個職業生涯中只參加過一門關於成人自閉症者的進修課程，但這仍然使她比大部分的治療師更了解情況。她讓達安接受評估，並開始研究如何改變她的治療方式，以更適合達安的需求。

「我的新治療師承認，幫助自閉症者克服創傷的研究並不多。」他解釋。「但她至少對我做了評估。這為我開啟一個理解的世界，因為它幫助我在網路上與其他自閉症者交流。」

自閉症看起來也很像焦慮症。畢竟，我們大多數人在與他人相處時幾乎隨時都感到焦慮。過度刺激、無法預測的環境往往會啟動我們的「戰或逃」反應。我們為了因應壓力而發展的儀式和重複性行為看起來很像強迫症。自閉症的倦怠表現與重度憂鬱症發作非常相似。然而，很多時候，治療師認知到的，是掩飾自閉症所帶來的負面心理後果，而不是導致這種後果的、未經治療的障礙。

有些未經確診的自閉症者（尤其是女性）被認為是「高敏感人」。[73]高敏感人在外人眼中通常是憑直覺、情感敏銳且容易情緒強烈到無法承受的人。這個詞的創造者伊蓮·艾倫（Elaine N. Aron）也透露，她筆下一些高敏感的家庭成員後來發現自己是自閉症者。[74]自閉症（及其非常男性化、冷漠的聯想）所帶來的污名，可能是許多在自閉光譜上的女性認為焦慮和高敏感等標籤更能引起共鳴的部分原因。

在某些案例中，遭到邊緣化的自閉症者會困在比自閉症引來更具污名和更受誤解的心理健康診斷。舉例來說，我們常見到成年自閉症女性被人錯誤地貼上邊緣型人格障礙的標籤。[75]這是一種非常災難性的診斷結果。邊緣型人格障礙是許多治療師最不喜歡處理的情況。[76]這個群體往往被認為過於戲劇化、需求很多、尋求關注、不太可靠，甚至有虐待傾向。[77]當我在做心理治療師的培訓，許多學員對我說，他們的督導教他們要像躲避瘟疫一樣避開邊緣型人格障礙，甚至永遠不要與具有邊緣型人格障礙特質的人成為朋友。

雖然邊緣型人格障礙被稱為是一種「人格」的障礙，但更正確的說法或許是一種依附和情緒處理障礙。[78]邊緣型人格障礙者非常害怕遭到拒絕。他們的自我意識不穩定，因此高度依賴他人的接納。他們在親人和治療師的口中，經常有看似不恰當或操控性的極端情緒。[79]如果這些聽起來與本章前面表格中的「女性自閉症特徵」出奇相似，其實也並非巧合。許多因自閉症而一再被拒絕和受創的女性（和其他LGBTQ群體），會產生一種不安全的自我認知，（合理）恐懼別人的拒絕，並產生「過度敏感」的強烈情緒，這些情緒反映出她們一直感受到的痛苦。

妮拉（Nylah）正是這樣的女性，她被錯誤地貼上邊緣型人格障礙的標籤，最終才被診斷為自閉症。她身上有一切與邊緣型人格障礙重疊的特徵：脆弱的自尊、害怕被拋棄而導致的情緒崩潰，以及對自己是誰有不穩定的感覺。

「我過去時常假裝成我男友想要的那種人，這樣他們就不會離開我了。而那就被認為是我在操控，我很邪惡。」她說。

事實上，妮拉是在拚命不要孤單一人。如果伴侶迷曲棍球，她的衣櫃裡就會裝滿曲棍球球衣。如果某個男人喜歡打扮得漂漂亮亮的女人，她就開始每週接受美甲療程。雖然這樣的效果不太好，但她只知道這些方法。

「活得如此虛假讓我產生自殺的念頭，而且你知道嗎，當你有邊緣型人格障礙，你試圖自殺意味著你在操縱別人以博取注意力。」她說。「我就是那個經常害我自己被利用的人，但因為邊緣型人格障礙的標籤讓我成為眾矢之的，我在他人眼中是歇斯底里的壞蛋。」

一直到有位親戚被診斷出自閉症，妮拉才開始質疑關於自己的敘事。她的母親在六十五歲時接受評估——幾十年來，她一直承受著同樣具有污名的自戀型人格障礙診斷。

妮拉說：「我的母親非常自我中心，但那是因為她根本無法理解別人的大腦裡頭發生了什麼，也就有可能困在自己的觀點中。她的行為可能看來自私，因為自閉症妨礙了她的同理心。我確實有非常強烈的同理心，幾乎令人痛苦，而她在另一個極端。她就是沒有同理心。」

但這算邪惡嗎？她確實無法控制。」

妮拉告訴我，雖然自己的母親不體貼又固執，但她也深深關心這個世界。任何阻礙她積極行動的事情，都是必須從生活中去除的威脅。看清母親這一點，並欣賞她熱情奉獻的一面，也讓妮拉更能平靜看待兩人的關係。

「她非常關心女性主義和保護環境。她古道熱腸，很容易受傷。她為了做到最好，會變得六親不認，一九七〇年代，在尋求治療的黑人女性身上有這些特質，顯然意味著妳是自戀者。」

精神科醫生賴孟泉（Meng-Chuan Lai）和西蒙．拜科恩（Simon Baron-Cohen）在醫學雜誌《刺胳針》（*The Lancet*）上發表的文章提出，有整整一個世代的自閉症者都被誤診為有人格障礙。[80]不出所料，他們指出大多數遭到誤診的人都是受到邊緣化的女性。一般來說，我會在拜科恩的研究中發現許多問題，他長期以來一直主張的觀點是最好將自閉症理解為「極端的男性腦」。[81]然而，在這項研究中，他似乎承認許多女性未能診斷出自閉症，正是因為她們被貼上了邊緣型、做作型（Histrionic）或自戀型人格障礙的標籤。陷入人格障礙的診斷也導致自閉症者很難找到尊重人的、富有同情心的心理健康照護，尤其是這些污名又與性別歧視或厭女情結交織在一起。[82]

正如我前面簡單提到的，自閉症和過動症會同時發生，並且有很多特徵重疊。這兩種障礙都和一個人的「執行功能」有關，也就是他們提前計畫、把大目標分解為多個小步驟、安排合理的任務順序，以及自我激勵完成任務的能力。然而，即使我們難以執行這些活動，也與脈絡和文化背景有關：在一個徹底的個人主義（rugged individualism）未被優先考慮的世界裡，需要有人幫忙找車鑰匙可能不是一種障礙。自閉症和過動症者都很容易因刺激而分心，但也容易過度關注自己眼中有趣的活動，全神貫注幾個小時而忘了上廁所或吃飯。一般來說，自閉症者往往認為自己比過動症者更能控制自己過度關注的事物。過動症者更有可能形容無聊和刺激不足是一種痛苦，但有些自閉症者則是真的享受靜止不動和安靜。這兩種神經類型在女性和有色人種中都會有低度診斷的情形，而那些在小時候沒有被診斷出來的人，在釐清自己的身分認同之前，通常要戴上幾十年的面具。[83]

雖然專家並不認為過動症會直接影響情緒處理和社交技巧的發展，但過動症者最顯著的經驗是**拒絕敏感性焦慮**（rejection sensitive dysphoria, RSD），當接收到其他人負面（甚至是中性）的社交反饋，會感到強烈的恐慌和痛苦。因為過動症者覺得被拒絕非常可怕和痛苦，所以他們在社會上的行為可能就像蒙面自閉症者一樣壓抑和討好他人。自閉症者可能很難猜測其他人的感受，或是難以理解沒有明說的社會規範，但過動症者也可能被指控為「忘我」，自己長篇大論，卻沒有注意到別人並不感興趣，或者極度沉迷在電子遊戲或最喜歡的嗜好裡面，忽略他們的室友沮喪地做完了所有清掃工作。換句話說，兩種障礙的潛在機制可能不同，但他們的許多掙扎卻是相似的。

過動症處理訊息的方式似乎不像自閉症者那般是自下而上，但不可思議的是，與這種神經類型相關的高能量和焦慮，看起來可能與自閉症者回應感官訊息超載的情況非常相似。[84]雖然有一些蒙面自閉症者比一般的過動症者更能堅持任務、維持一致的時間表、保持條理，但許多自閉症者長期處於筋疲力竭和倦怠狀態，我們在日常生活中經歷了與過動症者相同的困境。另外，許多未蒙面的自閉症者需要日常生活上的協助，所以說自閉症是一種功能性更強或更有組織的神經類型並不公平——然而，自閉症經常呈現出「秩序」的刻板印象，就好比過動症的刻板印象是「混亂」。

儘管我們有許多共同的經歷，但過動症者和自閉症者之間還是有些差異值得注意。首先，成人過動症的診斷更容易被接受，儘管伴隨而來的結果非常污名化，預設過動症者的大腦「損壞」，需要接受興奮劑的藥物治療。[85]其次，許多過動症者需要的配套措施與自閉症者所需要的不相容。身為沒有過動症的自閉症者，我需要安靜、私密、乾淨的空間，才能感到平靜和專注。我也需要安靜和黑暗才能入睡。反之，許多過動症者需要刺激、新奇和感官輸入。例如，他們在學習時可能需要開著電視，或可能沒有音樂就無法入睡。吵雜和混亂會讓許多自閉症者感覺到壓倒性的難以承受，但對於許多過動症者來說，「視覺噪音」很容易忽略，因此混亂可以「消失」在他們的視野中。我的過動症朋友經常請我幫忙尋找手機和鑰匙，因為他們無法從自己堆積如山的東西裡找到它們。對他們來說，這只是一堆白噪音，但我一眼就能立即找到那個物品。

我認識的許多過動症者都描述自己是「時間盲」（time blind），或覺得時間是螺旋，如波浪般前進。我對時間的感覺則相當線性、極為嚴格，我這輩子跟人家約會不曾遲到或超過最後期限。有過動症的作家和創意工作者往往會在深夜激情奔放地工作，並用一種聯想的、宏觀的方式將他們的作品組合起來。而我是按照固定的時間表工作，分析來源，並將它們一點一滴組合在一起。但我也有衝動和混亂的傾向，如果我年輕時沒有好好地隱藏起來，可能就會讓我被貼上過動症（或邊緣型人格障礙或其他）的標籤。

我為本書進行訪談的許多自閉症者也有過動症，而我引用的許多作家、心理健康服務者和社運人士同樣是如此。在自閉症自我倡議的社群中，有過動症的人通常被默認是榮譽成員。當我們對這兩種神經類型了解得愈多，兩者看起來的差異也就愈小。不論如何，他們都是同譜系的障礙，兩種高度相似的群體都共屬於同一社群。[86]

除了與許多精神障礙和疾病重疊外，自閉症也經常伴隨著身體障礙，例如埃勒斯–當洛斯症候群（Ehlers-Danlos syndrome, EDS，又稱鬆皮症）[87]、胃腸道疾病[88]和癲癇[89]。摩根本人就有身體障礙和自閉症，她說我們可以將某些狀況視為與自閉症共有的基因標記。

「我認為自閉症者中有這種情況的人一定比我們認知到的還要多，有障礙的人可能不是典型的自閉，但其基因序列中有自閉症的特徵。」她對我說。

當自閉症與其他疾病或障礙交會，其特徵可能會出現新的形式或完全隱藏。我和安吉爾（Angel）的家人是好友，這位自閉症青少年腦部受過創傷，並且有智能障礙。假如安吉爾在車禍造成大腦損傷前沒有被診斷出自閉症，醫生可能根本不會認出他的自閉特質。例如，他們可能會認為他無法說話是因為車禍造成神經損傷所致。若是如此，安吉爾就不會獲得輔助溝通設備，也不會得到他用來在社群媒體上與朋友聊天的iPad。值得慶幸的是，安吉爾的家人和照護者發現，他缺乏語言溝通能力並不是因為無法表達，而是因為自閉症者需要非語言的自我表達方式。

安吉爾是少見的蒙面自閉症者，身邊的人並不認為他「高功能」或高智商。當然，覺得某種自閉症者的功能就是高於其他人，或認為自閉症者的功能狀態（functioning status）能夠一目了然地二分為高或低，這種想法本身就有問題。這麼想會導致許多自閉症者的障礙遭到抹除，讓我們可以公開「正常發揮功能」，但私下承受的苦痛卻遭到忽視。它也延續了一種觀點，亦即只有在障礙者仍能以某種傳統方式展現生產力或令人欽佩時，才算是有價值的生命。

「高功能」自閉症者

神經典型者對於功能等級有深刻的執念。如果你對非障礙者說你是自閉症者，但你能夠與人進行對話或保住工作，他們會馬上滔滔不絕地說你的功能有多強。一般來說，這句話暗示你並不算真正的障礙者，因為你可以偽裝成非障礙者（哪怕只是暫時的）。當我為自己第一本書宣傳時，我在YouTube直播中收到的許多評論都像下面這樣[90]：

「如果普萊斯博士是自閉症，那他的功能一定非常高。大多數自閉症者一輩子幾乎都無法保住一份工作，因為他們無法與別人進行有意義或適當的互動，也無法長時間專注於任何事情，如果他們辦得到，那一定也是極其瑣碎且無關緊要的事。」

這條評論中有很多需要解釋。首先是評論者假定，由於我看似「高」功能，所以他有點懷疑我是否是自閉症者。他說「如果」我是自閉症者，那麼我一定是高功能的，而不是承認我是自閉症者，而且有能力或有成就。他認為這兩件事無法共存。此外，他似乎認為我並不算是真正的自閉症者，因為在長達一小時的談話中，我可以成功地假裝正常。另一件值得注意的事情是，他認為保有一份工作就等同於過著有價值的生活。在這位評論者眼中，我之所以是高功能自閉症者，是因為我可以全神貫注在一些能賺錢的事。至於那些不能賺錢的自閉症者，如他所說，他們的熱情所在「極其瑣碎」且「無關緊要」。「無關緊要」這個詞也特別引人注目——就好像自閉症者自己的感受和快樂根本不重要，重要的是別人如何看待他們的生活。

當神經典型者把「發揮功能」等同於障礙程度較低時，也就無法看清那些為了表現正常必須默默付出的巨大努力。它也忽略了必須看起來正常這件事本身是多麼具有壓迫性。這就好比我看到一個胖子驕傲地說自己是胖子，卻被一個瘦子不屑一顧地糾正：「你不胖！你是有曲線美！你很漂亮！」這種反應暴露了對肥胖和以肥胖為傲的不適，並揭示了一種潛在的信念：一個人不可能又胖又美。但是一個人是可以又胖又漂亮的，這兩種特質是完全獨立的。最重要的是，如果一個人的美麗成為衡量其價值的一部分，這就是一種侮辱。相反地，自閉症者有可能在一個（或多個）公共生活領域發揮功能，但在其他領域卻嚴重失能。此外，還有些人可能根本無法在生活中的任何領域獨立「運作」，這也不應該減損他們的價值及應得的尊重。

IG帳號「我的自閉症護理師」（@MyAutisticNurse）記錄了一位「高功能」自閉症者的生活，一位暱稱小布（Boo）的護理師。[91]大家都說小布是出色的護理師，她的大腦如同醫學寶庫，可以隨意從記憶中調取醫學事實。她非常擅長與兒科病人打交道，並讓他們放鬆下來。然而，她也有完全無法開口說話的時候。在醫院經歷了一次壓力特別大的輪班之後，她會在地上坐幾個小時，一遍又一遍排列她最喜歡的玩具。她和其他自閉症者一樣，也會有情緒崩潰、能量低落的時候，但因為她聰明又能幹，所以她的自閉症並不符合「典型」的模式。

在二〇一三年前，《精神疾病診斷與統計手冊》仍將自閉症和亞斯伯格症區分開來。自閉症被認為會導致更嚴重的功能損害，並與嚴重的溝通缺陷和智力挑戰有關。另一方面，亞斯伯格症則發生在高智商的人身上，通常與能言善辯、情感冷漠的數學天才和電腦怪咖連在一起。二〇一三年版的《精神疾病診斷與統計手冊》將這兩個標籤合併為一個：自閉症譜系障礙。如今，臨床醫生不再討論自閉症與亞斯伯格症有何不同，而是討論某人是「高功能還是低功能」，或者他們的「支持需求」程度是高還是低。

自閉症自我倡議網絡（Autistic Self Advocacy Network，ASAN）以及其他由自閉症者所領導的組織都拒絕使用**高功能**和**低功能**這類用語。這些用詞過於簡化了障礙如何影響一個人的生活，並將他們的生產力與他們作為人類的價值畫上等號。[92]一個能夠說話、進行社交和保住工作的人，可能會給外部的觀察者留下非常「高功能」的印象，但私底下，同一個人可能需要有人幫忙穿衣打扮，或者可能需要人們提醒他們該吃飯了。例如，小布的丈夫建立了一個易於閱讀的圖表，列出家裡所有的零食，幫助小布處理她肚子餓和疲憊時該做什麼。他還幫忙激勵她去做刷牙或洗頭這類必要但對她而言很痛苦的事。

相反地，一個不能說話或自己穿衣服、看似「低功能」的自閉症者，只要得到協助措施，也許就能夠在學校有出色表現，或解決複雜的數學方程式。作家兼社運人士伊多．凱達爾（Ido Kedar）早年生活的大多數時候都無法與任何人溝通。他無法用言語表達，而且運動控制能力也讓他難以書寫。之後他學會了在iPad上打字，他的部落格「自閉島上的伊多」（Ido in Autismland）於焉誕生。伊多寫了兩本書，接受過無數次的採訪，並持續在他的部落格上定期發布有關自閉症和障礙者正義的文章。他還以平均三．九分的成績從中學畢業，目前正努力讀完大學。伊多在學術表現上和智力上的功能都非常高，這是因為他得到了支持，才能使這一切成為可能。然而，由於他不會說話，而且長期以來都缺乏這些支持，過去有許多年他都處於社會的「低功能」位置。

伊多和小布這樣的個案確實凸顯了功能這個標籤有多膚淺。儘管如此，這些標籤仍然影響著精神科醫生、教師和家長對自閉症的看法，而確實往往是那些別人眼中的「高功能」者最容易戴上面具，因此錯過了診斷。一般來說，如果一名自閉症者從小就能以言詞溝通，而且能夠假裝某些社交禮儀，他們很可能在小時候就被視為「高功能」自閉症，或者根本不會被認為是自閉症者。這有點諷刺，因為很小的時候就學會說話是亞斯伯格症的初期指標。[93]我媽說我在六個月大的時候就說出了第一個字，我一歲的時候就可以講出句子。據稱，我一歲時曾向一位百貨公司店員打招呼，並且說出「我相信我聞到香水的味道」，讓店員嚇了一跳。我整個家族有很多這類故事可說。許多在一九九〇年代被貼上亞斯伯格的標籤或現在被認為是「高功能」自閉症的人，都有類似的幼兒期語言能力超級發達的故事。這些經歷常常讓我們被篩選進資優班而不是特殊教育班，這樣做既帶來了一些優勢，但也讓我們遭遇相當多界線不清和受到物化的經驗。

對我以及無數的「高功能」自閉症者來說，溝通能力和智力成了我們面具中不可或缺的一部分。我永遠無法融入其他孩子，但我可以掌握高難度的字彙，並用聽來很世故的觀點讓老師留下深刻的印象。雖然我的語言能力非常發達，但我的社交和情感生活並非如此。我因為講了太多其他孩子不感興趣的話題而惹人厭。我緊緊貼著那些覺得我「令人印象深刻」的成年人，並以為表現良好等同於成熟、值得他們尊重。我也吸收了許多「天才」孩子共同的想法：一個人的才智潛力屬於這個社會，而不是他們自己。他們要以偉大的成就來回報世界，自己的古怪才具有正當性。中學時期，英文老師很喜歡我的文章，我在辯論隊表現傑出，但我很難相處、刻意和朋友保持距離，還做出各種魯莽不顧後果的個人決定（例如去商店偷東西，並蹺掉我不喜歡的課），誇張到差點被逮捕及退學。我太過依戀自己聰明、有成就的形象，以至於在追求成功的過程中也忽略了自己的身體健康。直到我二十五歲左右並意識到自己是自閉症者之前，我基本上是徹徹底底的屁孩，為了被讚揚而表演自己有多聰明，卻不會管理個人生活，也沒有與任何人有更深的交情。

妮拉也有類似經驗。「當我生活幾乎停擺的時候，我卻是出色的女業務。」她告訴我。「只要大家都不了解我、不真正了解我，沒看到我為了維持生活喝了多少酒、撒了多少謊，我就能吸引所有人。」

把自我毀滅隱藏在龐大如山的成就背後，並不是真正的功能。「功能狀態」這個概念本身就是基於資本主義的邏輯和新教工作倫理的傳統，兩者都在訓練我們相信人的生產力決定他們的價值。[94]沒有人比那些根本無法工作和創造價值的障礙者被這種世界觀傷害得更深，而且他們最有可能最後會因此受到虐待、強制送到精神機構，或無家可歸。可悲的是，把一個人的社會價值（甚至他們的生存權）等同於個人生產力的想法是一種普遍的觀點，但這也是一種極度異化和歧視障礙者的觀點。它傷害了那些能夠「遵守遊戲規則」並偽裝成有生產力和值得尊重的自閉症者；對於那些無法配合規則的自閉症者而言，這場遊戲很快就會變得危險，甚至致命。

遇見隱藏的自閉症者，並找到你在社群中的位置

「自閉症者自我倡議網絡」（ASAN）和「自閉症者反對治療自閉症」這樣的網路空間，會接受自我認同為自閉症者的人加入，因為社群理解不是每個人都有機會獲得公平或負擔得起的評估。此外，許多有亞臨床自閉症特徵的人可能與我們有著一樣的困境及目標，應該加入我們的行列。這包括了家中有小孩確診自閉症，並逐漸意識到自己也在自閉症光譜上的家長和親戚，以及有過動症或創傷後壓力症候群等「同譜系障礙」的人。

我希望自閉症者能對自己的身分少一點羞恥感，並學會摘下束縛我們數十年的面具。卸下面具的第一步就是接受真實的自己，並找到有類似經驗的人。你不需要評估人員的一紙證明就能開始這樣做。

如果你懷疑自己是自閉症者，我鼓勵你去找當地的自閉症自我倡議網絡分會，並開始閱讀觀看自閉症者在網路上發布的文章和影片，了解一下我們的經歷和身分有多麼不同。隨著你了解更多，你可能會發現跟我們在一起很自在。或者你可能會發現其他社群更適合你，例如過動症社群，或更廣泛的「以瘋為傲」（Mad Pride）運動。兩種結果都是完全可以接受的。即使你斷定自己不是自閉症者，這趟自我探索也意味著你已更加了解一個需要更多理解的盟友團體。

我第一次探索自己的自閉症身分時，查看了自閉症創作者和社運人士的影片，他們向我

展示了自閉症者在性格和興趣方面的多樣性。當我讀到和聽到愈多自閉症者的心聲，就愈不會感覺自閉症是一種詛咒。我對自己身分的羞恥感開始消退，逐漸取而代之的是對自己身分的驕傲。

一旦我有足夠的信心說我對自閉症者的經歷感同身受，我就努力與自閉症者見面。我在戈登發起的當地團體「自閉症者反對治療自閉症」認識了一些自閉症的朋友。我也參加了當地的一個性別酷兒支持團體，其中有將近一半的參與者都是神經多樣者。我在網路上的自閉症支持團體發文，例如 reddit 論壇上的 r/AutismTranslated 討論區，透過這些方式認識跟我一樣的人。我與這些自閉症自我倡議世界的連結，最終對我的影響遠遠超過心理機構。尋求官方承認我的障礙是一件充滿挑戰與官僚程序的工作，而且最終會覺得非常空虛，毫無意義——就像要讓我的性別獲得法律認可一樣。早在任何專業人士承認我是自閉症者之前，我就已經是自閉症者，就好比早在政府承認跨性別之前，我就已經是跨性別者。無論如何，沒有什麼比找到我的「同類人」，並看到我們根本毫無問題的證據更能幫助我接受自己，並卸下面具。

如果你懷疑自己可能是自閉症者，我希望你能為自己尋找類似的空間和資源。自閉症自我倡議網絡在許多大城市都設有分會，網路上的自閉症團體也充滿了許多喜歡回答問題並分享自己故事的支持者。只要在大多數社交媒體網站上，尋找 #ActuallyAutistic 和 #AdultAutistic 等標籤，就會找到各種實用的文章。你可能也想尋找由自閉症者為自閉症者創造的工具。例如，Stimtastic網站上販售的重量毯或紓壓玩具可能有助於緩解你的焦慮。或者像RealSocialSkills.org在部落格上提供的社交技能工具包，可以強化你與其他人（無論是障礙人士或是神經典型者）互動的信心。嘗試這些工具並不是文化挪用或「假裝有障礙」。如果自閉症友善的資源和調整證明對你有所幫助，這是你屬於我們這個空間的另一個關鍵訊號，或至少證明我們有很多共同點。

最終，我無法跟你說你是否為自閉症者，而且我也不認為我們必須以二分或涇渭分明的方式來討論這個問題。自閉症是一段光譜，可以看成是一道有著不同陰影與色彩的彩虹，當它們美麗地結合在一塊，就會大放光芒。長期以來，我們一直藏住自己與眾不同的獨特之處，擔心自己是壞掉的或不討喜的。擁抱自閉症意味著擺脫面具，找到安全的方式與世界分享我們絢麗繽紛的色彩。

在下一章，我會解釋早期的自閉症研究所潛藏的健全主義、性別歧視和白人至上主義如何給我們許多人帶來「蒙面」的壓力。我會整理自閉症者早期生活中逐步發展的蒙面過程，並討論蒙面的科學，以及支撐蒙面的心理過程。我將提供一些工具和練習，調查你自己的蒙面行為，以及它從何而來的可能原因。我們也將反思蒙面行為的心理和情感代價。接下來的章節中，我將介紹那些逐漸擺脫自閉症污名並摘下面具的自閉症者，並提供一些自閉症的導師、諮詢師和社運人士開發的技巧和訣竅。我們也將討論公共政策的改變，了解這些政策如何幫助自閉症和神經多樣性群體獲得正義。正如本書下一部分所說，蒙面行為就與自閉症一樣普遍。這不僅僅是假裝微笑——它影響了我們的身分認同、穿著方式、職涯選擇、人際關係，甚至是居家布置的方式。當我們卸下面具，我們可以重新審視自己為了「融入」所做的每一項選擇，並開始建立更真實、更具肯定性的生活。一個更能包容差異的世界，對每個人來說都更安全、更有養分。只要質疑我們被迫採取的生活方式，並選擇驕傲地挺直身子做自己，我們從今天就可以開始建立這樣的世界。

3 剖析蒙面
The Anatomy of the Mask

克莉絲特爾小時候一直沒接受診斷，也不清楚自己面臨這麼多挑戰，背後原因為何，整個童年都只能默默承受痛苦。正如祖父的觀察，克莉絲特爾是個乖巧、可愛的孩子，簡直就是老師的寵兒。然而在她的笑臉、親和的表相之下，她一直在處理從未間斷過的社交混亂和孤獨。她在那些教學指示並不總是很清楚的課堂上感到力不從心，例如自然課和數學課。她在學校會與其他女生互動，但很少受邀到同學家過夜、外出逛街或是去溜冰場。她在人前老低著頭，在家經常提出自己胃痛，或是因壓力而「亂發脾氣」。到了中學，她再也無法忽視自己日常生活中面臨的困難。

「一旦上了中學，你就必須遵守學校讓人眼花撩亂的課表。這一切的轉變，鈴聲響起，每個人每小時換一次教室，放學後的活動，忙、忙、忙。我不善於快速適應變化，即使是現在，這也會耗掉我大量精力，而當時我突然整天都必須要這樣做。」

許多自閉症者都覺得在各項活動之間轉換非常艱難。每一次改變都需要心理學家所說的執行功能（executive functioning），一種和計畫與啟動行為有關的技能。[1]大部分自閉症者都認為持續專注在一件自己喜歡的任務相對容易，但切換狀態卻相當困難。克莉絲特爾可以持續坐著看書，幾個小時都不中斷，但在中學要一直更換班級教室，而等她適應了新教室，安頓下來並準備專心上課，又要換教室了。中學的社交也有太多刺激：從原本和十五名從小就認識的小孩共用一間教室，變成突然間必須記住幾十個陌生的名字、新面孔和緊密交織的人際互動。

對前青春期孩子來說，友誼變得更複雜、令人焦慮，所有放在你身上的期望也是如此。大人不再像以往那樣寬容、溫柔。如果你花了很長時間才弄清楚某件事，他們會認為是因為青少年什麼都不在乎的性格導致你拖拖拉拉，而非執行功能有差異。如果你在交友方面遇到問題，那是因為你是喜怒無常的青少年，而不是因為你難以理解神經典型者的說話規則。對克莉絲特爾和許多蒙面自閉症者來說，中學是許多掙扎真正浮出檯面的時期。接著，青春期到來，你不得不適應不斷變化且陌生的身體，還有隨之而來的一連串全新干擾。

當時，克莉絲特爾只知道學校的鈴聲會使她倍感壓力，每一件事的節奏都太快。她覺得自己只用半速前進，而周遭每個人的身影看來都很模糊。她很難記住自己對哪個人假裝有哪一種興趣，以及她採用了哪一種性格來贏得每位老師的好感。她整個人精疲力盡，因此認知和社交功能進一步下降。[2]現在她甚至無法勉強自己撐過一天的學校生活。她唯一想要的，就是找個隱密的地方躺平，茫然度日。當時，還沒有人注意到她需要幫助。於是她開始拜託媽媽讓她蹺課。

克莉絲特爾說：「要說服我媽讓我待在家裡實在很難，最後，我請病假的天數達到上限，再請下去就有麻煩了。但只要可以，我就會假裝『胃痛』待在家裡，這讓我得以保持頭腦清醒。」

對克莉絲特爾來說，假裝生病是她的蒙面行為中不可或缺的一環。這可以讓她擺脫過度刺激的課堂，獲得她極為需要的休息。模仿其他女同學並假裝喜歡她們喜歡的事物也是一種蒙面行為。隨著上學變得愈來愈有挑戰性，克莉絲特爾開始以新的方式掩飾，例如假裝她不在乎科學和數學等「男孩的」學科。

克莉絲特爾說：「我身邊有一些女孩對化妝和時尚、跟男孩約會、名人八卦感興趣。我也可以參與……那些膚淺的酷女孩氛圍是我的盾牌，掩飾了我對代數中所有隨機符號的困惑，而沒有老師向我解釋那些符號，只是認定我會弄懂。與其承認我不明白到底是怎麼回事，我寧願甩甩頭髮說：**這太無聊了，讓我們談些有意義的事，比如瑪麗亞・凱莉和阿姆約會。**」

克莉絲特爾已經觀察到，如果她要人協助的是神經典型者認為「很明顯」的事情，就沒有人會拉她一把。他們只會覺得她很累，或認為她提出問題只是為了拖時間。但克莉絲特爾確實不知道X在線性方程式裡扮演什麼角色。她不明白「寫出解題過程」（show your work）在數學裡意味著什麼，所以她會長篇大論，用文字解釋她的思考過程，並準確描述她按下計算機上的哪幾顆按鍵。她的老師認為這是在侮辱人，為此給她記了過。她在課後加強班的教室裡一直哭，完全不明白自己為了展示出整個解答過程已經用盡全力，卻不知怎地被認為不禮貌。

還有關於中學生應該如何行事的複雜規則，但克莉絲特爾只有在嚴重違反規則時才發現有這些規則。就像有一次，她穿著一件從傑西潘尼百貨買的、看起來有點土氣的紮染T恤上學，其他女孩忍不住一直笑她。

克莉絲特爾說：「我不得不走一種傻里傻氣的女孩卡通路線，才能解釋為什麼我無法進入狀況。我不擅長做人，但我可以擅長當**女孩**。我的少女氣質可以解釋為什麼我在數學方面無法開竅，以及與人相處時會如此糟糕。她只是個笨女孩。」

戈登則告訴我，當他還小的時候，必須學會掩飾自己青春的敏感，隱藏自己書呆子的興趣，表現得比自己內心真正感受到的更堅強、更冷酷。

「在我們那個圈子，哭泣代表軟弱，我可能會因為軟弱而成為被攻擊的目標，所以我很早就必須用攻擊性來掩飾自己的悲傷，並且學習打架。」他說。「聊到一些像社會科學、歷史，還有更宅的興趣，比如說寶可夢，我就不得不隱藏，因為這被認為不酷，也是一種弱點。」

正如克莉絲特爾的例子，性別角色和障礙歧視共同發揮了作用，迫使戈登隱藏一部分的自我，因為這部分會被周遭神經典型的同儕蔑視和懲罰。他可以大肆強調自己更符合性別規範的興趣，例如他對足球的熱愛（包括記住所有統計數據和球員的瑣事），但任何讓他顯得過於敏感的、奇怪的或不夠陽剛的東西都有風險。

然而，不同於克莉絲特爾，戈登作為蒙面自閉症者，他的經驗也與反黑人的種族歧視息息相關。儘管他現在擁有許多基於志同道合以及共同的書呆子興趣而建立的真實人際關係，但他仍然需要擔心在日常生活行動時會受到不公平的對待。他不僅和小時候一樣需要擔心被看成弱者，在白人社群和白人機構中，還要擔心被視為太有攻擊性。

「即便我的態度就是直言不諱、坦白，或就事論事，但我仍然必須掩飾自己，因為我想說實話。但這與我所說的內容無關，與別人如何解讀有關。而我由於別人的解讀而陷入麻煩。」

我想，對大多數蒙面自閉症者來說，在童年或青春期，都有某些關鍵時刻讓我們發現自己很尷尬或哪裡有問題。我們說錯話、誤解情況，或沒辦法跟上神經典型者的笑話。我們的差異突然就暴露在眾人面前。神經典型者可能不知道我們有障礙，但他們在我們身上發現了一些跟障礙有關的關鍵缺陷：我們很幼稚、充滿怨氣、自私，或太「憤怒」，或者，也許我們只是笨拙到讓人感到難為情。避免被人這麼看待，成了我們生活的核心動力，每天都像在重型盔甲以及盔甲試圖掩蓋的尷尬特徵之間戰鬥。

對我來說，蒙面一直是為了不要看起來太幼稚。當我還是孩子的時候，總是因為表現得像個嬰兒而被糾正，這讓我感到羞恥。當我因為宿營裡不熟悉的食物口感而覺得噁心，並徹底崩潰哭泣，別人罵我挑食和愛哭鬼，我被迫整晚都坐在餐桌旁，直到我吞下一些涼掉的義大利餃。當我由於平衡感不佳和運動控制能力差，沒辦法在「正確」的年齡學會騎自行車，我的父親為了我稚氣未脫的笨拙而羞辱我（也許這讓他想起了他自己掩飾的運動障礙）。作為成年人，我晚上會抱著絨毛動物玩具，拉低百葉窗，將臥室的門上兩道鎖，擔心有人經過房子或進入我的房間時會發現一個可怕的事實，那就是抱著柔軟可愛的東西可以給我慰藉。

害怕看起來太幼稚深深傷害了我，也傷害了很多自閉症者。歧視障礙者的社會中，將障礙者去人性化的主要方式之一就是質疑他們的成熟度。社會認為「成年人」應該獨立自主，但實際上當然沒有人是真正獨立的。我們每天都依賴許多人的辛勤工作和社會情感支持。如果你需要的幫助會破壞自立的幻象，你只會被視為不像成年人，甚至不配稱為人[3]。

例如，需要他人協助如廁會提醒非障礙者自己也曾穿過尿布，有一天可能也需要再次穿上尿布。需要別人協助如廁的人不但脆弱，而且依賴他人。這個事實讓非障礙者感到痛苦和厭惡，他們把穿尿布的人說得與自己本質上截然不同，藉此處理自己的痛苦情緒。障礙者被視為永遠長不大的孩子、不像人的無能者、不值得同理的人。我自己的「幼稚」提醒了那些非自閉症者，我們所謂的成熟很大程度上只是一場愚蠢的啞劇，表演著獨立和冷漠，而非一種真正堅不可摧的品質。非障礙者討厭看到我笨拙的柔弱，也討厭面對他們自己同樣會敏感，還有他們以自己的方式需要關懷的事實。所以他們表現得有如我是隱形的，或是我孩子氣的種種習慣並不正常。我理解到，假裝成熟是我唯一的解救之道，也是確保我的人性獲得認可的唯一方法。

隨著年齡增長，我過度糾正自己內心的「幼稚」和「笨拙」，表現出一副厭世和過度獨立的模樣。儘管我的表現方式與戈登略有不同，但我的目標是讓自己始終看來很堅強。我取笑朋友，經常翻白眼，表現得好像我很酷所以對任何事情都漠不關心。我貶低其他人喜歡「幼稚」的東西，像是男孩樂團和卡通。我不願在人前哭泣，也討厭任何會公開表達情感的人。我告訴自己再也不要讓人看到我表現得像個長不大的嬰兒。這種決心意味著永遠不會尋求他人的協助。

◆　◆　◆

反思自己為何需要蒙面：
你的面具保護你不受哪些事情傷害？

1. 試著回想一下你早年感到強烈尷尬或羞恥的時刻。請在這裡描述那種情況。
2. 當你回想起這段經歷時，你有什麼感受？
3. 根據需要勾選你喜歡的形容詞，完成以下的句子：
「那一刻，每個人都可以看出我是__________。」
____ 自私的 ____ 呆板的 ____ 笨拙的
____ 不成熟的 ____ 幼稚的 ____ 令人反感的
____ 自戀的 ____ 令人尷尬的 ____ 冷酷的
____ 無知的 ____ 愚蠢的 ____ 刻薄的
____ 軟弱的 ____ 可悲的
其他：______________________________
4. 在上面列出的形容詞中，哪一個與你有關聯時最讓你痛苦？
5. 列出一些你與這個形容詞相關的行為或習慣。
6. 完成這句話：我假裝自己是____________，好讓人們容忍我，但內心深處我知道我不是。
____ 獨立的 ____ 快樂的 ____ 冷靜的
____ 自信的 ____ 慷慨的 ____ 關懷的
____ 成熟的 ____ 有條理的 ____ 溫暖的
____ 聰明的 ____ 令人印象深刻的
____ 強大的 ____ 樂於助人的 ____ 值得欽佩的
其他：______________________________
7. 完成這個句子：「如果我想讓人們喜歡我，我就不能讓他們發現我 __________。」

如果你是蒙面自閉症者，或懷疑自己是，你可能也能回想起克莉絲特爾、戈登和我的經歷。我認為，檢視自己那張面具的起源，可以幫助你辨識出驅使你戴上它的那股根深柢固的恐懼。你害怕顯得愚蠢嗎？還是幼稚？你小的時候是否有人指責過你很刻薄？你是否因而開始相信自己很挑剔，或是自私？

人們對自閉症者常有不成熟、無知、冷漠或脫離現實的刻板印象。我們的每一張面具都有助於掩蓋我們覺得最需要抵抗的自閉症刻板印象。每張面具背後都隱藏著深深的痛苦，以及一連串關於你是誰以及你絕對不允許自己做什麼的痛苦信念。因此，卸下面具很大一部分意味著直面自己最討厭的那些特質，並努力將它們視為中性無害的，甚至視為優勢。

以下的練習會讓你思考你蒙面的動機。我們在這裡探討了許多與自閉症相關的負面特質，後面的段落會再次出現，這些練習的重點是重新審視你的自我概念，並練習卸下面具。我們已經探索過自閉症的真正本質，有機會認識了一些蒙面自閉症者，反思造成這些人需要蒙面的社會和結構性力量，現在讓我們深入了解蒙面背後的科學。

什麼是蒙面？

根據與這個主題相關的心理學文獻，自閉症的蒙面包含兩種行為[4]：

偽裝：試圖隱藏或掩蓋自閉症特徵，以便「融入」神經典型者。偽裝的主要目的是避免被人發現自己是障礙者。

補償：使用特定策略來「克服」與障礙相關的困難和功能損害。補償的主要目的是維持高功能與獨立運作的表象。

當克莉絲特爾讓自己變得友善和被動，試圖藉此隱身在社交背景中，她是在掩蓋自己有多麼的困惑及不知所措。當她研究名人八卦以便與朋友討論，她正在做的，是補償自己相對缺乏的神經典型者談話技巧。克莉絲特爾有一些蒙面行為是偽裝和補償的結合：假裝生病讓克莉絲特爾能夠隱藏自己有多疲憊和感官超載（換句話說，蒙面行為隱瞞了這些需求），但這也為她提供了神經典型者認可的藉口，獲得她所需的休息時間（這使她能夠補償自己的疲憊）。偽裝的重點是掩蓋一個人的獨特性和身為障礙者的掙扎；補償的重點則是設計一些小技巧和欺騙手段來幫你滿足自己的需求，因為你無法提出自己所需要的合理調整。舉例來說，由於足球屬於社會可以接受並符合性別規範的運動，戈登便誇大了對足球的興趣，這是一種有助於他的補償策略。

所有蒙面自閉症者都會採取補償和偽裝策略幫自己度過難關，並把這些方式應用在他們眼中充滿挑戰的各種任務。比方說，有人可能在口頭上掩飾，強迫自己不要提太多自己的特殊興趣[5]，或是在和朋友見面之前先研究朋友的臉書貼文作為社交補償，這樣就知道碰面時應該聊什麼[6]。有些人可能會忍痛咬緊牙關且從不抱怨，藉此掩飾自己的聽覺敏感，或者可能會戴上精巧的、看起來不引人注目的降噪耳塞來彌補這一點。

當我向神經典型者介紹自閉症者的「蒙面」概念，他們通常將其理解為一種社交過程或表演。蒙面確實包含了記住社會規則和假裝友善等事情，但這實際上只是最明顯的形式。我們大部分的自閉症者必須掩飾每一件事，從我們的資訊處理方式到我們的缺乏協調性，從我們挑食的情況再到我們需要的休息比神經典型者更多。蒙面影響了我們的工作領域、我們的打扮與舉止、我們居住的地方。

許多蒙面者選擇了那些可以隱瞞自己的執行功能有問題的職業。或是他們意識到自己別無選擇，只能當自由工作者，因為他們無法跟上所有的會議或滿足全職工作的社交需求。我最初被學術界所吸引，是因為我相信這是一個可以憑自己喜好穿衣服、安排自己時間，並可以當怪人而無需承擔任何後果的地方。我知道我永遠沒有精力或耐心按照公司的標準假裝專業，所以我透過發展各種技能和學歷證書來補償，讓別人重視我的想法，而不是我的外表或姿態。許多自閉症者都被吸引到科技領域，因為自閉症光譜的特徵在這個領域基本上已經常態化了。許多從事性工作的神經多樣者向我描述，這份職業彈性上班，而且只要工作幾天就能賺到房租，實在非常適合他們。

蒙面自閉症者往往根據自己的限制和需求安排生活，犧牲一切可能太消耗能量的事。一份令人印象深刻的簡歷或成績單可能掩蓋了以下事實：我們的家裡一團亂、我們的頭髮沒梳，還有我們已經好幾個月沒有與任何人進行娛樂性社交。我們在一些關鍵之處展現高功能，但為了這些表面要求，我們生活的其他面向卻崩解了。

我的朋友傑西（Jess）曾經這樣描述自己的補償行為：「這就像走進一家雜貨店，但只能在無人注意的時候才能把偷偷塞進口袋的東西帶回家。其他人都可以去結帳，想買多少就買多少，所以不明白為什麼你覺得購物有壓力。」

傑西有過動症，但他[i]說到，當你少了自己所需要的特殊照護時，想要光靠著說謊、欺騙和偷竊就過上一種神經典型者的生活是多麼有挑戰性，這些描述同樣適用於蒙面自閉症者。相較於神經典型者，神經多樣者的日常生活在認知上和情感上都更為費力，但我們每天都必須向其他人隱瞞這件事實。為了支撐我們「高功能」的表象，我們用自己有缺陷的應對機制搭建了一個凌亂、不穩定的鷹架，難怪我們焦慮[7]和憂鬱[8]的比例逐漸升高。如果你唯一能吃的食物都是偷來的東西，那你一定會營養不良，活得戰戰兢兢。

儘管蒙面非常消耗身心，並給我們帶來許多存在上的混亂，但神經典型者會獎勵和加速你這麼做。蒙面讓自閉症者更容易「應付」。它使我們順從、沉默，也讓我們陷入困境。一旦你證明自己有能力默默忍受痛苦，那麼神經典型者往往會期望你永遠這樣做，不管你為此付出了多少代價。身為表現良好的自閉症者，我們確實有兩難困境，逼得我們許多人持續蒙面的時間遠比我們想要的更久（而且更普遍）。

「行為良好」的兩難困境

精神科醫師和心理學家一直都是根據障礙如何影響神經典型者來定義自閉症。比較「嚴重」的自閉症者未必是有更多內心折磨的人，而是以一種破壞性更強、更令人厭煩或不安的方式表現出來的人。最麻煩的自閉症兒童最有可能被轉介到服務機構，而那些能夠隱藏自己苦苦掙扎的兒童會獲得暫時的赦免，但有可能冒著永遠不被理解或同情的風險。

扎布洛斯基（Zablotsky）、布拉姆雷特（Bramlett）和布倫伯格（Blumberg）等三名研究者致力於了解父母如何看待家中自閉兒症狀的「嚴重程度」。[9]他們調查了近千個撫養自閉兒的家庭，也測量了孩子自閉症狀的嚴重程度。研究人員發現，父母並沒有準確地感知到孩子有多痛苦。相反地，父母對自閉症「嚴重程度」的評分是根據孩子的行為對他們造成多少干擾，以及需要他們投入多少時間和注意力。許多被父母描述為「高功能」的孩子正默默地自己處理使人衰弱的感官痛苦，或在學業或社交方面嚴重落後。這種情形也延伸到人們對自閉症成人的看法，以及神經典型的機構對我們表現出「正常」的期望。

應用行為分析療法成為兒童自閉症流行治療方法的一大原因，就是希望自閉症者變得順從且不造成干擾。應用行為分析療法的重點在於訓練自閉症兒童假裝有神經典型的人格。這

i 原文使用「they」作為人稱代名詞，此處譯為「他」。編注

是一種行為療法，而非認知或情緒療法。對於應用行為分析療法的治療師來說，只要自閉症兒童的外在行為發生變化，變得不那麼「有破壞性」或更「正常」，孩子的內心發生了什麼事並不重要。

應用行為分析療法的治療師使用獎懲系統訓練孩子偽裝他們的自閉症特徵。當個案未能做眼神交流，或者過度談論自己的特殊興趣，就會被噴水（或在舌頭上滴醋）。如果孩子出現仿說現象（重複短語）、咬自己的手指，或拍打自己的手，就會受到懲罰，即使他們覺得抑制這些衝動非常痛苦。個案也被迫演練補償策略。他們可能被要求一動不動地坐幾個小時，直到像鸚鵡一樣正確背誦出對話腳本，並且在他們做到「足夠」的眼神交流之前，不得起身玩耍。[10]他們可能被治療師要求一遍又一遍地重複「請」和「謝謝」等客氣的對話，直到說出正確的語氣，或者在治療師彈手指頭發出聲音時，不斷起立和坐下，就像是訓練有素的狗一樣。當自閉症兒童表現不滿或需要關注，應用行為分析療法的治療師會退出、離開房間或無視他們的痛苦。這教會了自閉症孩子不要期望外界的任何幫助。

應用行為分析療法的治療師也藉由電擊來懲罰孩子。[11]美國食藥署曾於二〇二〇年短暫禁止在應用行為分析療法中使用電擊設備，[12]但隨後於二〇二一年恢復使用。[13]行為分析協會（Association for Behavior Analysis）如今仍公開支持使用這類「厭惡療法」（aversives）來阻止明顯的自閉症行為。二〇一二年，一位接受應用行為分析療法培訓的特教老師受到撻伐，因為他在年幼學生的蠟筆上塗辣醬以阻止學生咀嚼粉筆。[14]這起個案並不是隨機的暴力行為，而是反映了應用行為分析療法的核心理念。應用行為分析療法的創辦人奧勒・洛瓦斯（Ole Ivar Lovaas）會經拿糖果給孩子，迫使他們擁抱和親吻治療師。[15]

在兒童時期接受過應用行為分析治療的成人自閉症者之中，有四十六%的人表示因為這種經歷而引發了創傷後壓力症候群。[16]許多人甚至在談起自己所熱衷的主題時會感到深深的羞恥，因為他們曾經為了自己的特殊興趣而遭到懲罰。有些人無法體會手癢時不停撥弄小玩具或自我刺激給情緒和心理帶來的好處，因為「安靜的手」有多麼重要已經深深烙印在他們心中。

他們之中有許多人不知道如何拒絕不合理的要求，也不知道如何表達憤怒或恐懼等情緒。有一位應用行為分析療法的前治療師在匿名的部落格坦承，擔心自己的療法會讓個案變得容易受到操縱與虐待。

「你不滿自己被當成馬戲團的動物嗎？這不是我的問題，孩子。」她寫道。「我來這裡是為了用糖果引誘你，以便操縱你聽話，不准有任何疑問。這將使你在以後的生活中成為絕佳獵物，被侵犯以及虐待人的教師、照顧者和伴侶鎖定。」[17]

儘管自閉症者非常厭惡應用行為分析療法，但自閉兒的父母和老師卻很喜歡，而且研究普遍認為它「有效」。原因在於，整套計畫的效果取決於神經典型者的凝視，而不是自閉症兒童的感受。應用行為分析療法確實能教導自閉兒安靜下來，減少煩人和「怪異」的行為。問題是，這之所以辦得到，是透過訓練他們討厭自己，並服從所有大人。這類似於詢問憂鬱症患者的主管患者的表現如何，以此評估憂鬱症治療的「有效性」，而不是由憂鬱症患者本人來評估效果。遺憾的是，神經典型的教師和家長的舒適和便利總是列在優先考量，因此應用行為分析療法仍然是大多數保險計畫唯一給付的自閉症「實證」療法。變成「行為良好」的人比心理健康更重要。

對許多自閉症兒童來說，學會掩蓋自己的痛苦往往是主要的生存策略；對蒙面的自閉症者而言，這不是在應用行為分析療法中學習到的，而是日常生活的一部分。我沒有接受過應用行為分析療法，但朋友的父母確實會因為我在座位上坐立不安、扭來扭去而吼我。沒有人強迫我演練「正常」的對話腳本，但當我用不恰當的大音量說話，或引用電影台詞來表達我的感受時，其他孩子會大笑並轉身離開。多年來，我在女童軍時，小隊長總在全隊面前羞辱我，因為我坐著時老把膝蓋壓在胸前。我的身體渴望在坐著時能蜷縮起來壓著自己（許多自閉症者喜歡這樣坐著），就像是哥德式建築中的「滴水嘴獸」，但小隊長覺得這太令人惱火了，每次看到我這樣坐，都會忍不住在全隊面前罵我。

自閉症教育工作者及社會公平顧問克里斯蒂安娜・薩姆納（ChrisTiana ObeySumner）曾寫過一段類似的經驗，描述她的自閉症特質讓她在女童軍公開遭到羞辱。[18]

她寫道：「我的其中一種自我刺激行為是吮吸拇指，並把前臂放在臉上，可以聞到自己的自然氣味，也能感覺到柔軟的汗毛拂過我的鼻子。當時我大約七、八歲，不知道為什麼，這種行為讓我的小隊長感到很不舒服。她把其他小孩都叫過來圍住我，大聲辱罵我。」

每個蒙面自閉症者都有一長串這樣的經驗。大多數蒙面者都躲過了應用行為分析療法這枚巨大的心理學子彈，但我們仍然受到無止盡的制約，說我們未經掩飾的自我過於煩人、太不尋常、笨拙、不合格、冷漠到不合群。我們也親眼見證了其他不合格的身體與心靈是如何被對待的。當全世界都有人因為喜歡「幼稚」的事、舉止怪異或只是令人惱火而受到羞辱，你不需要應用行為分析療法來教你遵守規則，你身邊的每一個人都已經這樣做了。

我仍然記得第一次有意識地把自己和另一名更「典型」的自閉症者相比，並從此意識到我需要隱藏真實自我。那是中學的時候，我坐在大提琴區，離打擊樂手[19]克里斯（Chris）幾英呎遠。克里斯和我都在上同一個特殊教育的體育課。我之所以在那裡，是因為我的協調能力不佳，反應速度異常緩慢，而且我的肌肉弱到令人難以置信，儘管沒有人知道這是自閉症造成的。但克里斯則相反，他在很小的時候就被診斷出是自閉症。

克里斯很聰明也很健談。他喜歡與人們分享二戰時期的瑣事。他會在課堂上提出一些天外飛來的問題，有時會不由自主地伸直手臂往外揮來自我刺激，那動作被解讀成納粹的敬禮姿勢（因為他對二戰很痴迷）。孩子們嘲笑他，老師以居高臨下的態度對待他，學校行政人員則將他視為需要遏止的問題。他是我認識的第一個自閉症者，他得到的待遇對我深具警示。

那天在管弦樂課堂上，我已經被每個人的吵雜聲音搞得緊張又惱火。打擊樂手敲打著鼓棒；中提琴手正在閒聊、大笑；小提琴手正在調音，空氣中充滿了刺耳尖銳的聲音。我應對的方式是將雙臂緊緊抱在胸前，臉上露出氣炸的表情。有自閉症的氣候變遷社運人士格蕾塔・桑伯格（Greta Thunberg）如今以臉部扭曲並略顯惱怒的表情聞名[20]，而這與我過去對噪音和社交混亂的反應非常相似。我當時已經開始在塑造一種暴躁、哥德式的形象，以免自己看起來很軟弱。我沒有透露出自己的心理壓力大到無法承受，而是戴上面具、告訴其他人離我遠一點。

克里斯沒有這個選項。他無法掩飾自己對管弦樂教室的吵鬧有多麼不滿。他很緊張、焦躁不安，把樂譜架往地板上摔，試圖擺脫內心的焦慮。其他人嘲笑他的不安，還故意問一些他絕對不會理解的問題來挑釁他。

「嘿，克里斯！」一個年長的男孩喊道。「你是吐掉了還是吞下去？」

克里斯不停摔著樂譜架，眼睛望向天花板，沉思了一會兒。「我想我都做了。」他真誠地回答，並沒有理解其中的性暗示。他直接從字面解釋這個問題，以為是在問他是否吐過或吞過口水。大家咯咯笑著移開了目光。克里斯全身緊繃，知道自己踩到那些大男孩埋下的談話地雷。

接著某個惡作劇的人拉響了火災警報，本來就很吵的教室充滿了叮噹作響的鈴聲和孩子們的叫喊聲。全場一片笑聲和混亂，大家都擠向門口。我感到噁心不適、非常生氣，但我還是能隱藏在皺著眉頭、非常憤怒的面具後面。另一方面，克里斯以最快的速度衝出了教室。學校行政人員發現他在外面的操場跑道上繞圈圈，一路衝撞、氣喘吁吁。我們從窗戶望出去，看到有大人設法向他保證沒有火災，他很安全。但困擾他的並不是火災，而是噪音和人群。

他們花了一個小時才把克里斯哄回來。

儘管學校裡的每個人都知道克里斯是障礙者，但他們對他的行為並沒有耐心。管理人員一邊試著讓他冷靜下來，一邊抱怨；當他笨拙地繞著跑道轉時，我和我的同學開他玩笑。我們都認為他非常不成熟，造成大家的尷尬。我在克里斯身上認出我深深埋藏在內心深處那個令人厭惡的自己，而我因此恨他。我覺得自己比克里斯好，我可以「保持鎮定」。我感到自豪，因為沒有人會發現我的緊張和虛弱。我記得我對克里斯是既厭惡又著迷。此後的每一堂管弦樂課，我的注意力都集中在他身上，從中挑出他身上每一個我需要隱藏的特質。我開始把自己更徹底地包裹在冷漠和憤怒的偽裝之中。

蒙面是過度校正

對許多蒙面自閉症者來說，如果要掩飾自己身上不受社會歡迎的特質，最好的方法就是反彈到完全相反的方向，跟自己有關的任何事，只要神經典型者和學校教我們要討厭，就進行過度糾正。比方說，某個自閉症者小時候因需求和緊張而遭到嘲笑，他可能會偽裝成極其獨立和迴避情緒的人。反過來說，假如某個自閉症者一再被告知他很自我中心、像個機器人，那麼他可能會戴上樂於助人的友善面具，成為強迫自己取悅他人的人，或老師的寵兒。我們會內化身處在這個健全主義社會中的許多價值，並將這些價值投射到其他障礙者和自己身上。[21]

克里斯事件發生之後，我耗費過多心力來隱藏一切可能會暴露我是障礙者的事情。我避免表現出熱情或強烈的情緒，因為擔心看起來「令人尷尬」和不成熟。我絕口不提自己沉迷於果蝠和電玩這兩種興趣。當我在公共場所時會戴上耳機和墨鏡，避看任何人的臉。我的機智讓老師留下深刻的印象，並獲得了辯論賽獎盃和優秀獎學金，這讓我感覺自己比其他人優秀，而我孤單的真正原因是我的聰明才智。我表現出如此強烈的社交攻擊性，沒有人想過要挑戰我。在那時的舊家庭錄影帶裡，我因為我的朋友表現出興奮或天真無知的樣子而嘲笑他們。這是一種殘酷的行為，只會讓我更難去愛，但我卻表現得完美至極。最終，我就像許多蒙面自閉症者一樣，意識到這張面具對自己弊大於利，如果我想活下去，我就需要卸下面具。

在以下的表格中，我列出了一些對自閉症者最常見的負面刻板印象，以及經常用來掩飾和過度補償這些刻板印象的相反特質。當你閱讀這份清單時，可以反思自己兒時受到鼓勵的是哪些特質，以及你極力避免的又是哪些特質。我還列出伴隨每一種掩飾策略而來的常見行為，並留下了一些空白，好讓你填寫自己的實際經驗。你可能想要回顧本章一開頭所做的練習，這有助於你反思是哪些需求和恐懼讓你選擇戴上面具。

採用這樣的策略帶來龐大的心理後果，遠遠超出我們已經討論過的焦慮、憂鬱和倦怠。為了維持自己的面具，並彌補所面臨的困難，許多自閉症者求助於一系列破壞性和強迫性的應對機制，包括藥物濫用、熱量限制、過度運動、情感依賴，甚至加入邪教。我想，如果我

我被教導說 這是不好的	所以我必須 假裝自己是	我是這樣做的： （在空白處填上你自己的經驗）
笨拙	很酷	• 退出任何自己不擅長的活動 • 假裝超然、漠不關心 • 在腦海中演練假想對話，以便與人交談時顯得毫不費力 •
傲慢	謙虛	• 假裝我不知道問題的答案 • 當人們說話不實時保持沉默 • 使用「如果這合理的話」或「也許」等比較軟性的陳述，讓自己的話聽起來不那麼篤定 •
冷漠跟無情	溫暖跟友善	• 無論我感覺如何，始終保持微笑 • 詢問別人的感受，而不是談我自己 • 當其他人感到不安時照顧他們 •
惱人的跟 喧鬧的	愉快跟 安靜的	• 只在私底下讓自己體驗強烈情緒 • 自己解決問題 • 不要對任何事情表現得「太興奮」，包括好事 •

幼稚	成熟	• 成為成年人和權威人物的親信 • 以克制、「適當」的方式表現自己 • 表現得像「老師的寵兒」或「小教授」，與自己的同儕保持距離 •
笨拙	很酷	• 退出任何自己不擅長的活動 • 假裝超然、漠不關心 • 在腦海中演練假想對話，以便與人交談時顯得毫不費力 •
無知、懦弱的	獨立的	• 點頭或大笑，即使我不在狀況內 • 培養獨特的、私人的習慣和「竅門」，好讓自己能夠維持生活 • 確保我的生活在形式上看起來「完整」，即使是犧牲我的健康或幸福 •
敏感的	堅強的	• 不表達自己的需求 • 每當我想哭泣或表達憤怒時就感到羞恥 • 每次感受到「破壞性的」情緒都在內心與它對抗 •

軟弱的	強硬的	• 嘲笑或攻擊他人 • 認為自己比別人優越 • 對社會上認為女性化、柔軟或溫柔的事物表現出厭惡 •
奇怪的	正常的	• 透過系統性、分析性的方式研究他人的喜好 • 模仿人們的舉止、穿著風格、語氣等 • 嘲笑那些顯然比自己更「奇怪」的人 •

們想要真正面對這副面具在生活中所扮演的角色，並努力拋開面具，重點在於，我們必須正視蒙面是多麼難以持續，並且代價高昂。我們為了看起來「正常」，犧牲了許多的幸福和自己的個體性。在下一章中，我將回顧一項研究，說明這種偽裝帶來多大的傷害，並分享一些成人自閉症者的故事，他們已經開始質疑自己在補償和偽裝上付出的一切努力是否真的值得。

4 蒙面的代價
The Cost of Masking

「我很確定父親是自閉症者。」湯瑪斯（Thomas）告訴我。「我認為他吸毒是一種讓世界不那麼難以忍受的方式。」

湯瑪斯是程式設計師，幾年前診斷出自閉症。在此之前，他一生大部分時間都靠酒精度日，就如同他的父親依賴毒品。只有喝醉，他才能在這個世界上活得稍微自在。

「當我十幾歲的時候，我發現喝幾杯酒可以讓我對自己有不同的認識。我變得更有自信，覺得更能與人來往。但更重要的是，酒磨掉現實的稜角，如此一來我才能待在擁擠的喧鬧區域。假如沒有酒精，我真的無法做到這一點。」

對於神經典型者來說，湯瑪斯看起來是「高功能」的人。但表面之下，他的內心始終醞釀著巨大的動盪。讀大學時，他的GPA幾乎達到四．〇，接下來卻突然退學，因為他無法處理在校的人際關係。幾年後，他找到一份好工作，每週工作六十個小時，但他偷偷喝酒，帶著宿醉上班。他有一個伴侶，但彼此幾乎不說話。他的家庭生活一團糟。儘管經歷了這一切，他仍然堅信酒精是唯一讓他保持理智的東西。他沒有酒精就無法入睡，也迫切需要酒精的支撐，否則就無法繼續過著偽裝成神經典型者的生活。不久，生活的一切都開始崩潰，他最終被迫面對為什麼他（和他的父親）總是要依靠藥物才能讓生活變得勉強能忍受。

研究顯示，蒙面的自閉症者往往有嚴重的社交焦慮[1]，我們有些人學會自己用藥物或酒精治療這種焦慮。我們也可能尋求其他物質來幫忙緩解感官問題，或是幫自己假裝得更有自信。酒精、大麻和其他鎮靜劑也是一種有吸引力且為社會所接受的方式，在我們結束不斷盤算自己的一舉一動能否被他人接受的一整天後，放鬆我們緊繃的身心。

為了放鬆、抑制我們最具破壞性的行為，或符合神經典型者的標準，蒙面自閉症者求助於各種錯誤的策略。有些人會藉由強迫運動或節食，讓他們緊張不安、難以控制的自閉症身體安定下來，或是瘦成比較合適的身材。有些人自殘是為了調節自己的焦慮或感官超載。另外有些人變得太過孤獨，所以在高度管控的團體和邪教中尋求認可，或陷入無法逃離的家暴關係之中。甚至有許多心理健康專家也並未意識到，這些失序狀態和自我毀滅的行為與自閉症有強烈的共病現象。自閉症者是孤僻的「失敗者」，整天坐在家裡對著電腦，這種刻板印象太過根深柢固，妨礙了很多人去認識自己、理解自己苦苦掙扎的根源。許多蒙面自閉症者很難認知到，他們身為經常陷入虐待關係、酗

撐起面具：
不良的應對策略
以及蒙面自閉症者採取這類策略的原因

酗酒或物質濫用

- 抑制感官敏感度
- 為令人害怕的社交場合提供「酒膽」
- 卸下壓抑和矜持
- 提供能量以應付過度要求的世界
- 刺激感官
- 從焦慮不安或心事重重的狀態解脫
- 壓抑內心的批評

飲食失調行為 • 藉由日常目標和儀式來穩定生活 • 透過飢餓、運動、淨化等方式提供身體刺激 • 藉由關注身體來分散對社交困境的注意力 • 根據行為或外表來定義「善良」和「價值」 • 賦予自閉症者自我控制感或紀律感 • 減輕性別焦慮或身體分離的感覺
分離和解離 • 先離開以避免被拒絕 • 減輕痛苦的情緒，如哀痛、悲傷和悔恨 • 讓自閉症者只需專注於自己天生「擅長」的事情 • 消除學習具有挑戰性的情緒技能或社交技能的壓力 • 壓抑其他人認為煩人的需求和情緒 • 保存有限的能量
遵守嚴格的規則和信仰體系 • 使令人困惑的現實更容易理解、更明確 • 將模糊的社會規範轉化為具體的期望 • 創造一個自閉症者有歸屬感的內部群體（in-group） • 提供日常結構和舒緩的儀式 • 緩解自我懷疑和對成為「壞人」的恐懼 • 從目前不正義的世界中得到救贖的承諾
「討好」與強迫性的人際取悅行為 • 贏得自閉症者的讚揚 • 提供被他人所接受的虛假承諾 • 簡化複雜的人際關係互動 • 將社交互動簡化為一條簡單的規則：永遠說「好」 • 證明「自閉症者應該忽略自己的感受和需求」是對的 • 盡量減少衝突與憤怒

酒的派對動物，可能意味著自己正在與一種尚未識別出來的障礙搏鬥。當我們以這些方式做補償，我們通常會認為這是因為自己只是個給人帶來壓力、意志薄弱的人。

以下這張表列出了研究指出的蒙面自閉症者不良應對策略，同時解釋我們為何往往採取這些策略。

當你查看這份行為清單，請記住，應對策略中「好」與「壞」的界線通常相當模糊，為了生存而使用不完美的策略並不可恥。原本可能在一段時間內非常有效的方法，例如和朋友出去前先喝杯啤酒，有時可能會演變得更具強迫性質，像是上班時偷偷喝酒。或者，只有在壓力很大的時候，喝酒才可能成為一個問題。過度運動既可能是讓你在崩潰邊緣平靜下來的有效方式，也可能是損害關節的強迫性習慣。這些事情都不是截然二分，非黑即白。有時，境遇迫使我們忽略身心健康，因為保住我們的工作或房子是最迫切的事情。當我們對自身的障礙沒有清晰認識，身邊又沒有人認為我們是障礙者，我們就會盡己所能地去做。

我們在本章中會遇到各種蒙面自閉症者，他們使用精心設計但有時錯誤的策略來撐住自己的面具。他們藉由過度運動或藥物依賴來獲得社會接納；有些人多年來一直疏遠他人，或加入極端保守的團體。這些人已經意識到，戴上掩飾的面具雖然保護自己不被社會排斥，卻也妨礙他們去過真實、幸福的生活。他們也開始重新審視自己的應對機制，目的是確定可以透過更適當的障礙調整措施，滿足自己未能滿足的需求，而不是採取自我毀滅和否認。

酗酒和藥物濫用問題

隨著年紀漸大，湯瑪斯愈來愈依賴酒精來「保持理智」，生活開始失控。他對伴侶愈來愈不滿，兩人考慮分手。大約同一時間，湯瑪斯辭去了工作，試圖自殺。然後他為了另一份工作搬到美國另一頭，但不久後又辭職了。他一直幻想著死亡，把這個看成是唯一出路，可以擺脫自己已然失控的存在。這段期間，湯瑪斯看的治療師診斷他患有雙相情緒障礙和邊緣型人格障礙，因為他的人際關係不穩定，有時會情緒爆發，此外還長期處於憂鬱。他一直設法戒酒，但就是做不到。

「坦白說，我花了六個月才獲得我（在匿名戒酒協會）的第一個三十天硬幣[i]。」他說。「即便如此，我仍然相當不快樂。在那個瘋狂的夏天，當我的病情反覆發作，並策劃著自己的死亡時，我的前任介紹我一位新的治療師。」

湯瑪斯的前任伴侶是社工，最近在一次會議上參加了關於自閉症光譜障礙的小組討論。有一名小組成員對自閉症的描述強烈反映出他與湯瑪斯在一起的經歷，這讓他十分震驚。原來這位小組成員是治療師，而湯瑪斯的前任伴侶讓兩人取得聯繫。這位治療師是真的了解自閉症與酗酒的共病關係，在他的幫助下，湯瑪斯終於在處理酒癮方面有了改善。

「我這才發現，自己一輩子都有嚴重的社交焦慮和感官問題，而我一直用酒精來麻痺它。」湯瑪斯解釋。

自閉症者之所以感到疲憊衰弱，最常見、最難察覺的原因之一是感官超載。我已經描述過自閉症感官處理由下而上的特質、這種特質如何導致我們受到過度刺激，並且容易被環境噪音和雜亂視覺分散注意力。自閉症還有另一個神經學上的特徵，造成我們的感官問題和明顯的崩潰，那就是，我們很難隨著時間適應刺激。

神經典型者的大腦會進行感覺適應和習慣化：他們面對聲音、氣味、質地或視覺提示的時間愈長，大腦就愈能學會慢慢忽略這些，並使其淡出，退到背景中。他們的神經元在某個感官刺激周圍停留的時間愈長，就愈難活化。自閉症者的情況恰恰相反：我們在刺激物周圍的時間愈長，它愈困擾我們。正如我前面提過的，我們的神經元也會「過度興奮」，[2]這意味著我們的感官更容易被神經典型者幾乎不會注意到的微小輸入所觸發，例如掉到我們臉上的一根頭髮，或留在我們桌上的一堆信件。[3]我們更善於注意到小細節和環境的變化，[4]這對於精細的工作（例如湯瑪斯的職業：程式設計師）來說是一項真正的優勢，但我們也更容易受到驚嚇或分心。[5]

當自閉症者淹沒在令人不安的感官資訊太久，就會進入感官超載的狀態。感官超載可能看起來像在發脾氣或哭泣，也可能表現得像關機或崩潰，又或者我們會表現得很困惑，並用一種像例行公事般或無意義的方式回答問題。感官超載使人難以完成複雜的任務、理性地思

i 戒酒協會成員成功在某天或某幾天不喝酒時，協會就會頒發給當事人一枚「清醒硬幣」。編注

考事情或管理情緒。當我們超載時，會變得煩躁或充滿絕望感，甚至可能開始自殘，以便讓腦內啡激增或讓自己平靜下來。我們的身體明顯因焦慮而緊張，這時我們也很難與人互動。非自閉症者通常無法理解，自閉症者所體驗到的強烈感官輸入就像身體上的疼痛一樣。[6]

不幸的是，當自閉症者抱怨自己所經歷的感官痛苦，人們會認為他們過於戲劇化、太想受到關心，甚至是徹頭徹尾「瘋了」。我無法完全表達出自己為了一個連男友也聽不見的持續噪音而深感痛苦時，有多麼令人沮喪。當我發現自己焦急地在房子裡跺腳，用掃帚敲打地板，想讓鄰居關掉音樂時，我覺得自己「瘋了」。我的伴侶知道這不是我自己瞎編的，他盡力表現出包容和耐心。但在我大部分的生命裡，人們對我因感官痛苦而發出來的抱怨毫不同情。他們表現得彷彿是我自己每天都選擇要心煩意亂和憤怒。

為了應付感官超載，我會大喊大叫、大哭、需要有人抱住我；我試過捶打枕頭、拿梳子敲打自己的手臂和腿、逃離人群、打自己的頭。這些反應很少是社會能接受的，因此我大多私下才這樣做。近年來，我學會如何在感官崩潰前先採取預防措施，也就是給自己完全安靜的獨處時間，並在壓力讓我陷入焦慮前，先讓自己從壓力中抽身。只要我感到自己正在壓抑不值得表達出來的挫折感，就知道自己需要離開這地方。然而，一旦真正的崩潰襲來，我就無能為力了——我需要逃離這種情境，不然就是找出一個能發洩我所有精力的出口。喝酒實際上是神經典型者唯一尊重的減壓閥——只要你表現得像是把喝酒當成有趣的習慣，而不是強迫行為。

許多成人自閉症者都提到自己有不良的飲酒習慣或物質濫用，[7]而這種連結的關鍵原因之一，是這些物質能降低我們的感官敏感度。[8]另一個原因是，這些物質可以幫我們符合社會規範。當你已經習慣無時無刻小心翼翼地監控和調節自己的行為，一杯烈酒可以幫你放下警戒，短暫放鬆。[9]人們一旦喝醉，社會規範就放寬了。非自閉症者喝醉酒時講起話來也滔滔不絕，還會互相打斷！如果你在派對上說出一些奇怪的話，喝醉的人可能根本不記得有過這件事。和其他喝醉的人混在一起的輕鬆感本身就使人陶醉。不幸的是，靠著物質來放鬆，或與他人連結，可能很快就會變成自我毀滅。

二〇二〇年的Netflix影集《后翼棄兵》講述的是二十世紀中葉虛構的西洋棋神童貝絲・哈蒙的生活。劇中貝絲明顯具有自閉症特徵。[10]她直來直往、善於分析，對他人的感受幾乎無動於衷。她以一種冷酷、近乎爬蟲類的目光盯著挑戰對手。她喋喋不休地講述西洋棋的各種事實和棋局，用的是一種渾然忘我、呆板沉悶的語調，許多自閉症觀眾一眼就能認出。她有鎮定劑成癮，還會酗酒。不同於電視上大多數的自閉症角色，貝絲不僅是能力超凡的怪咖，也是狂野、隨心所欲的人，有強迫性用藥的行為、會入店行竊，並藉由性行為來刺激自己。她自我毀滅的習慣也是面具的一部分：她靠著冷靜和狂野的外表，征服大沙文主義的男性對手和膚淺的同學。

我從未像認同貝絲一般如此認同一個自閉症角色。我和她（還有湯瑪斯）同樣把青少年與青年時期花在追求成就上，同時也徹底摧毀了個人生活。我還在讀中學時，有時白天就喝得醉醺醺，或是會在中學停車場把伏特加倒進我的運動飲料開特力來贏得朋友的認可。我蹺課、偽造早退的假條，以此逃過管弦樂練習，還經常到店裡順手牽羊。有一次我差點就被退學，但學校一位同情我的職員使個眼色，把我的退學文件「弄丟了」，我才倖免於難。

我並沒有因為自己的荒誕行徑而惹上太多麻煩，因為我的成績全是A，而且是全美排名頗前面的辯論隊成員。同一種滿不在乎、聰明但自我毀滅的能量陪我度過了我的二十到二十五歲。剛成年的時候，我陷入許多混亂、毀滅性的人際關係，並以尼古丁、厭食症和隨意的性關係來傷害自己。我從中學就已戴上令人疲憊、「成熟」的面具，而以上一切，都是那副面具的一部分。當時我想，如果自己成績出色，過著又酷又光鮮亮麗的生活，就不可能有人說我「幼稚」或「可悲」。如果我在發展心理學的課堂上將杏仁酒倒進咖啡裡喝下去，以此隱藏我的感官問題，就沒有人會指責我太敏感。我從來沒有成為癮君子的酒量（我太容易嘔吐了），若非如此，我可能很容易就步上與湯瑪斯相同的道路。

最終，貝絲的酗酒狀態從刺激迷人變成令人擔憂。她與一些最親密的男性朋友發生性關係，然後甩掉他們；她與自己的整個支持網絡漸行漸遠，因宿醉而搞砸了幾場關鍵的西洋棋比賽，放自己醉醺醺地在骯髒的家裡走來走去，一邊描畫眼影，一邊從酒瓶灌酒。派對和自我毀滅曾經是她的社交支撐，現在卻從她的腳下滑落，就如同湯瑪斯和我。然而，貝絲與我們的不同之處在於，她這個虛構角色的惡性循環並沒有導向尋求治療，或是獲得自閉症診斷。她是生活在一九五〇年代的女人，美麗、有成就卻不快樂。當時還沒有人知道她遭遇的問題有何名稱。

了解你一直想藉由物質濫用來滿足的生理、感官、情緒或心理需求，可能有助於你找出其他更有益的應對策略。一項針對五百多名成人自閉症者、發表在《成人自閉症》（*Autism in Adulthood*）期刊的調查發現，最常被提及的酗酒原因是社交因素和提升正面感受。[11]酗酒和物質濫用可以非常有效地掩蓋自閉症，因為大多數人仍然認為自閉症者是喜歡窩在家裡、不吐露內心想法及情緒的書呆子怪人。如果你長期以來未曾意識到自己的障礙，或者一直處於否認狀態，那麼，你可能會用吸毒或喝醉來掩蓋自己的痛苦，或以此提供自己社交能量。例如，你可能認為，如果沒有這些物質的幫助，你就無法變得有趣或快樂。如果你已經因為身為蒙面自閉症者（或其他原因）而受到傷害，導致有心理創傷，你也可能會藉由物質濫用來治療創傷後壓力症候群。

研究顯示，當物質濫用障礙疾患與其他心理健康問題（如創傷後壓力症候群或憂鬱症）同時發生，大多數患者更喜歡綜合性療法，也更能從中受益，因為這種方法能同時解決相互交織的多個問題。[12]自閉症並不是一種需要治療的障礙，但大多數自閉症者確實生活在一個不接納他們的神經典型世界，並因此出現相關的心理健康問題。對那些確實有物質成癮的自閉症者而言，探索綜合性治療方案可能是個不錯的選擇。

假如你懷疑自己和藥物或酒精的關係不健康，那麼有些事情將非常重要，就是找到適合你神經類型的治療方法，或找到有自閉症治療經驗的心理健康服務者。由於愈來愈多的研究顯示，認知行為療法對自閉症者的療效不如對神經典型者來得好，[13]以認知行為療法為基礎的成癮治療可能不太合適——至少在毫無調整的情況下是如此。二〇一九年，一項探索性臨床研究確實發現，一旦心理健康服務者學會了如何與自閉症者有效溝通（大多數服務者缺乏這種技能），他們提供的認知行為療法的確能幫助成人自閉症者處理物質使用失調的問題。[14]

不幸的是，大多數醫療提供者都不太了解自閉症者的思考和溝通方式，而且很少有研究說明哪些成癮治療方案最適合成人自閉症者。許多有效的治療計畫確實幫助了成人自閉症者，除了確保我們的醫療、住房和其他物質需求獲得滿足，也確保我們有人際網絡的支持。一般來說，認知行為療法的治療師會訓練個案把一些恐懼視為不理性（**例如：如果我說錯話，我就會丟掉工作，最後流落街頭！**），但這些恐懼對於自閉症者來說是全然合理的，完全是源於真實的經驗。

以湯瑪斯為例，減少飲酒這件事暴露了潛藏在他背後的感官敏感和焦慮。他也很快就發現自己無法維持一份高壓力、高刺激的工作，因為那樣更可能促使他酗酒。如今，他使用抗噪耳機來解決感官問題，並強迫自己定期休假以遠離繁忙、嘈雜的環境。他在家工作，學會辨識自己何時因焦慮或噪音過載而不堪負荷。他現在不再需要掩飾自己的自閉症特徵，因此也減少了喝酒的欲望。如今，他已經完全戒除酒癮好幾年了。

對於許多自閉症者來說，要緩解自己和物質依賴的緊張關係，可能需要更為坦然自在地接受自己有清楚可見的自閉症表現，而這可能是一段非常緩慢的過程。傑西．梅朵斯（Jesse Meadows）在〈酒精：自閉症的蒙面工具？〉（“Alcohol: An Autistic Masking Tool?”）這篇文章中，[15]如此描述卸下面具跟戒除酒癮的關係：

「我靠喝酒交朋友。酒精給了我約會、冒險和性愛的機會。少了酒，萬事都變得更加困難，有些根本不可能辦到。我現在很少出門了。從許多方面來說，我戒酒之後變得更像自閉症者。」

反過來看，有時也可能是對的。為了不喝醉，你有時必須願意變得更自閉。

飲食失調行為

多里安．布里奇斯（Dorian Bridges）是恐怖小說作家兼YouTuber，他的頻道「草藥與祭壇」（Of Herbs and Altars）主要在討論二十一世紀初期的另類時尚與文化、飲食失調和戒除藥物成癮，也討論自閉症和亞斯伯格社群的問題。二〇〇〇年代初，多里安是個尚未被診斷為亞斯[16]的青少年，不論是在社會上和學校裡都遇到困難。在一段特別令人心酸的影片中，多里安說到在未接受診斷的情況下長大如何徹底改變了他ii的一生。[17]

ii 此處作者的代稱為they，但中譯為「他」。編注

他說：「我從很小的時候就憑直覺知道自己的生活比其他人更艱難。但從來沒有任何理由可以解釋。一直都只會聽到你是懶惰，你太懶了。」

布里奇斯說他有許多明顯的亞斯伯格症特徵。在家庭聚會上，他埋頭看書，獨自坐在角落。他說起話來「像本辭典」，在智力測驗中表現出色，但卻發現每天的課堂作業都很難跟上。然而就像許多蒙面自閉症者一樣，他被視為「女孩」，被認為有天賦、有點奇怪，但不是障礙。

「他們對我父母說，你的孩子沒有任何問題……你的孩子將會很有出息！沒有任何事情會妨礙這孩子。」

許多蒙面自閉症者從小就被送去接受天才教育，而不是被轉介到障礙服務機構。[18]我們外顯的高智商讓我們陷入了雙重困境：他人期待我們幹一番大事業好證明我們的古怪是合理的，並且因為我們擁有令人羨慕的、受到社會認可的特質，所以人們也認定我們需要的幫助比其他人更少。布里奇斯無法應付如此高的期望或缺乏同情，於是他開始自我傷害。十三歲時，他偶然在雜誌上看到一篇文章報導一名有厭食症的女孩，對此感到無比羨慕。這位外表看起來明顯生病的女孩受到旁人滿滿的關愛和照顧。人們只期望她活著，而不用有任何有傑出的表現。

「我從這篇文章中了解到，這個女孩把自己逼到絕境，所以她的家人擔心會失去她，而現在她身邊有這麼多的愛和支持。她不需要有任何成就，因為她差點就死了。」布里奇斯說。

布里奇斯多年來一直留著這篇文章，一讀再讀，幾乎要背起來了。他開始讓自己挨餓，希望如果自己看起來快要死了，別人最終會寬待他。他也開始參加支持厭食症（pro-anorexia或pro Ana）的論壇，和其他飲食失調的青少年成為朋友，並交換減肥策略及「激勵人變瘦」的照片。最後他們開始面對面聚會，舉辦暴飲暴食派對。布里奇斯說這個社群都是自我毀滅的人，經常對彼此產生不良影響，但這也是他們唯一能進入的不帶評判的地方，是他們可以真正表達痛苦的唯一空間。[19]

我自己飲食失調的動機與布里奇斯不同，但與自閉症同樣脫不了關係。從十五歲到大約二十五歲左右，我不讓自己吃東西，因為我想看起來「雌雄同體」，我相信這表示要看起來很纖瘦。我運動過度，因為我認為這證明了我很強壯。空著肚子的痛苦於我而言是一種生理上的滿足。我以熱量計算模式玩上兩小時的「勁舞革命」（Dance Dance Revolution）之後，雙腿感到一陣陣抽痛，讓我覺得自己終於控制住失控的身體。不同於布里奇斯，我不想讓人們知道我過得很辛苦。有一段時間，我想成為超凡脫俗的生物，擺脫愚蠢的人類需求。我常熬夜，認為熬夜運動比休息更能利用我的時間。當辯論隊的隊友對我說我看起來像個「機器人」，因為我似乎從不睡覺、吃飯，也不喜歡別人，我感覺到一種巨大的勝利感。我的面具如鋼鐵般堅硬。

自閉症和飲食失調有很高的關聯，尤其是在女性[20]、跨性別者[21]和晚年才診斷出來的蒙面自閉症者身上，而這背後的因素很多。有些蒙面自閉症者認為，變成傳統意義上的漂亮和苗條有助於她們融入社會。其他人則忽視身體需求，因為他們在心理上已經與自己的身體脫節。催瀉可用來自我傷害，或控制紊亂的感官系統。它使身體充滿腦內啡，會使人鎮靜和上癮。在一段影片中，布里奇斯說到一名支持厭食症論壇上的朋友每天晚上會在走廊上踱步，拚命燃燒熱量。除了催瀉之外，這聽起來很像是一種反覆的自我刺激行為。[22]我強迫自己玩「勁舞革命」遊戲絕對是一種神不知鬼不覺的自我刺激方式，也是一種努力減肥的方式。

有些蒙面自閉症者受到飲食失調所提供的結構及控制感所吸引。我們經常為好的行為尋找明確的「規則」，然後嚴格遵守這些規則，希望它們能夠讓我們維持安全的社交關係，最終，還讓我們變得有價值。[23]當我還是未診斷出自閉症的青少年，大腦裡總是充滿模模糊糊的焦慮。卡路里、仔細審視鏡子裡自己的身體、測量體重都是我可以專注的具體事項，藉此取代早期的恐懼。我所身處的懼胖社會教導我：瘦比胖好，我狂熱地遵循這些規則。運動讓自己疲憊不堪，但也表示我最終睡得著了。網路上飲食失調的社群提供了飲食計畫，讓我得以安排日常作息。

這完全就是一種準宗教。我不相信上帝，但我可以每天晚上在「勁舞革命」的祭壇前敬拜、大汗淋漓、大口喝冰水，而我的大腦則漂浮在我上方營養不良的雲霧中。運動暴食症（Exercise bulimia）也讓我和周遭其他女孩有所連結。想要變苗條是我少數符合性別特徵的其中一項表現。

臨床研究發現，被診斷出神經性厭食症的患者中有二十%至三十七%是自閉症者。[24]由於在最有可能被診斷出飲食失調的族群（女性、變性人和男同志）裡頭，自閉症未被充分診斷出來，因此實際上兩者共同發生的比例可能更高。在傳統的飲食失調治療裡，自閉症者的結果更糟：他們住院的時間更長，更不可能降低飲食失調行為，並且在復原團體中經歷更多的憂鬱和社交孤立。[25]然而，飲食失調診所和住院計畫已開始採取措施來照顧自閉症者，也取得一些充滿希望的結果。以下是桑圖里亞等人（Tchanturia 2002）[26]說到他們新成立的自閉症飲食失調友善病房：

我們投資了必要的資源，打造更友善的（自閉症）病房環境，包括重新裝修病房並採用中性的配色，開發了一種包含重量毯和感官玩具等物品的「感官箱」，而且我們開始與不同學科團隊的成員一起為自閉症者和沒有自閉症特徵的患者舉辦身心健康小組，為感官困難提供支持，並加強社交溝通（例如，引入溝通護照和其他策略）。

桑圖里亞和同事發現，在這種無障礙病房裡，自閉症者的住院時間明顯縮短，後續研究也表明，考量自閉症者需求的飲食失調治療確實會帶來更好的結果。[27]對許多自閉症者來說，由於飲食失調行為至少有部分原因是來自社交動機，所以採取感覺不那麼戲劇性和最真實的新方式來尋求歸屬感和社交結構，也可能會有所助益。多里安在他的影片中說到，當他想讓自己看起來像個正常的、活潑的、穿著考究的女性時，身體的健康狀況最糟。[28]表現出一個跨性別偏陽剛的哥德人形象，搭配鮮豔花俏的服裝、濃妝豔抹，讓他的身體感覺更自在。與其他「奇怪」而另類的人玩在一塊，也給了他曾想在支持厭食症團體中尋求的那種歸屬感。現在，他知道自己是自閉症，也更容易了解自己何時及為何陷入困境，因此不必再透過共同的強迫症與他人建立連結。

抽離與解離

許多自閉症者為了應對蒙面的壓力，會消失在自己的大腦中。我記不得自己聽到自閉症者說過多少次，他們希望自己只是一個漂浮在罐子裡的大腦，或是一團有知覺而沒有形體的黑暗薄霧。這是一種神經多樣者常見的幻想，因為我們的身體似乎與世界想要的樣子非常格格不入。解離也是一種手段，用來控制我們接收的社交和感官資料，並忽視那些變得過於強烈的訊息輸入。舉例而言，我的朋友安吉爾說，當周遭的人太多，他的大腦會躲進「安吉爾的世界」，而此時周圍的每個人都變得模糊。他有一些親戚，他從未見過他們的臉，因為他只在大型家庭聚會上見過他們，那時每個人都融成了一片泥濘、模糊的人影。當他解離時，他仍然可以照常吃飯、洗澡並到處走動，但精神上，他並不真正在場。

唯一能將安吉爾帶回來的方式是有足夠時間休息和脫離干擾。對於我認識的其他自閉症患來說，也包括我自己，必須戴著面具長時間社交，會提高我們解離或關機的可能性。當我無法承受時，雖然其他人在我眼中並不是真的變「模糊」，但我確實不會再盯著別人的臉，而且常常無法認出我認識的人或聽到他們的聲音，除非他們就站在我面前、向我揮手。不再投入那麼多認知努力在蒙面行為上會有所幫助，而同樣有所助益的，是逃離讓我一開始就過載、導致我抽離的情境。

短期來看，精神上的分離效果很好。它釋放大量的精力和注意力，讓我們可以專注於自己擅長的活動，或只考慮那些引起我們興趣的想法。但從長遠來看，向內退縮會讓我們與自己的需求更加疏離。有些研究表明，自閉症者的能動感較弱。換句話說，比起非自閉症者，我們覺得比較無法控制自己和身體。[29]一輩子都因為無能和幼稚而被糾正，會影響我們的自我概念（self-concept），使我們很難發展出自我倡議或自信的基本技能。

在一項針對自閉症者能動性的研究中，研究人員要求自閉症者和非自閉症者在打電玩時操縱螢幕上的游標。[30]遊戲中加入了隨機的時間延遲和移動故障，因此玩家無法完全控制滑鼠。玩家被告知要設法贏得比賽，也被要求在自認有辦法與沒辦法控制滑鼠的時候回報。神經典型者在控制滑鼠時判斷得相當準確，可以分辨何時是因為時間延遲或故障，而不是自己的手造成滑鼠移動。相反地，自閉症玩家很難分辨箇中差異。他們往往相信當自己贏的時候，他們是更能控制滑鼠的，而輸的時候則無法控制，即便這兩者毫無關聯。具體來說，這個結果似乎是自閉症者較不信任內心的感覺所造成的：他們不相信自己對控制與否的內在感受，而是更相信贏得比賽這種外部標準。

這可能是有點刻意設計的實驗範例，但它指出了一點：許多自閉症者都將自己視為無能的人，並且從根本上脫離了自己的身體和更廣闊的外部世界。我們依賴成功的外在信號（贏得比賽、得到別人誇獎）來引導，而不是相信我們的感知和洞察力。

不幸的是，當我們脫離身體，也就錯過了許多珍貴的、自我保護的身體訊號。研究顯示，大多數自閉症者對身體警訊的感知或內心感受會變弱[31]。我們多數自閉症者往往覺得身體不是長在自己身上，很難建立外在世界和內心感受的連結。[32]舉例來說，神經典型者可能會注意到同事要外出吃午餐，然後摸摸自己的肚子，發現自己也餓了。而自閉症者則可能會沉沒在自己的思緒中，無法把同事的離開與確認自己是否餓了連結起來。我們目前還不太清楚，這有多少是由自閉症的神經學特徵所引起，又有多少是蒙面和社會壓力的副作用。畢竟，蒙面自閉症者受到社會條件影響，會壓抑自己確實注意到的身體需求。如果我必須抑制在房間裡踱步以及對自己唱歌的欲望，因為這樣做會讓我看起來像個「怪胎」，那我怎麼知道傾聽飢餓或疲倦的聲音是可以的呢？

雖然自閉症者往往對感官輸入高度敏感，但大多數人對身體疼痛卻相對遲鈍。[33]這聽起來可能難免矛盾，但當你回想一下，研究指出自閉症者的大腦通常是細節導向與過度興奮的，一切就不難理解。當我的襯衫沒有紮進褲頭，我無法忍受陣陣冷風吹到我的肚子。這是一種持續的微小刺激，煩人到無法忽視。然而，我曾在腳上有一道傷口流著血時走了好幾英哩，卻幾乎感覺不到什麼疼痛。蒙面往往也包含吞下你的痛苦，讓你身邊的神經典型者開心。

對別人不會經歷過的不適喃喃抱怨，會讓你顯得「瘋了」或「要求很多」。許多自閉症者變得愈來愈會忽視痛苦，正如同我們忽視自己的飢餓或口渴一樣。

很不幸，這種忽視不僅限於身體的疼痛，也延伸到情感上的痛苦。心理學家傑夫・伯德（Geoff Bird）的研究指出，大約一半的自閉症者有述情障礙（Alexithymia），[34]或是無法辨識及指稱情緒。[35]對我們這些有述情障礙的人來說，我們或許隱約知道自己很痛苦，但可能無法說出具體的感覺是什麼，像是嫉妒或怨恨。我們也很難弄清楚為什麼我們會感受到情緒。這種特徵也是神經典型者對我們的刻板印象是無情與冷漠的另一個原因。

述情障礙之所以出現，部分原因可能是自閉症者未能獲得工具，去了解我們身體的情緒與感受，也因為我們被教導要優先考慮他人的感受，而非自己的。在成長過程中，我們得知神經典型者的情緒和感受是什麼樣子，被鼓勵去留意其他人是否有不適或不滿的跡象，從而改變自己的行為，變得更能取悅或順從他人。我們自己的面部表情、非語言訊號，以及對我們身體和周圍環境的感知都不相同，但神經典型者經常忽略它們。所以，當我們感到沮喪或不舒服，常常無法意識到自己的感受，直到我們幾乎徹底崩潰為止。隨著我們開始卸下面具，停止隨時高度警戒、緊盯其他人的反應，這使我們更常注意到自己的身體。我們反射性的自我審查也可能會逐漸減弱，讓我們能夠察覺到自己的不適，並予以尊重。然而，許多自閉症者（包括我自己）仍然需要獨處的時間來反思自己的感受，因為其他人釋出的社交訊息常會令人分心。例如，現在有時我會在情緒激動時注意到，自己對正在進行的話題感到不適，或是有人強迫我做我不想做的事情，而我可以要求他們停止。也有一些時候，我只是感到恐慌和快要發狂，直到幾個小時或幾天後才弄清楚出了什麼問題。

由於自閉症者時常無法顧好自己的身體，或是難以認清並為自己的需求發聲，所以工作、學校和其他社交環境對我們而言可能會非常痛苦。有一項經常獲得引用的統計數據聲稱，八十五％的成人自閉症者失業，[36]儘管品質更好的橫向比較研究顯示這個數字是接近四十％。[37]有項研究顯示，在職場上透露自己有障礙的自閉症者通常會後悔，因為他們並不會因此得到有用的安排措施，還可能會被瞧不起或面臨差別待遇。[38]由於多種原因，自閉症者通常別無選擇，只能在家工作。因此，我們這群人在數位產業當自雇者的比例很高。[39]不論在家工作或是從事顧問職，報酬通常過低，也會工作過量，但這類工作更大程度提供了固定上下班所缺乏的靈活和隱私。

除了在家工作或從事數位工作得到補償之外，許多蒙面自閉症者還靠著網路和遊戲脫離現實。[40]數位工作和電腦遊戲深深吸引自閉症者的大腦。不論是網路還是遊戲，虛擬世界的因果關係都比「現實」生活中更清楚。[41]自閉症者能輕鬆忽略潛台詞或非語言的線索，只專注於共同的任務以及清晰、可測量的結果。在網路上溝通，自閉症者會有更充分的時間仔細處理訊息，搜尋任何不熟悉的詞語，並仔細思考要如何回答。

靠著網路滿足你對社交和結構的需求本身沒有錯。幾十年來，障礙者一直在網路上尋找社群及共享資源。然而，過度或強迫性地從事網路和遊戲活動，可能會對自閉症者造成傷害，抑制我們的社交聯繫和發展。[42] 當我們花太多時間在網路上，就會限制自己在現實世界的互動和溝通，導致孤獨和憂鬱，並進一步加深我們許多人對自己身體的疏離感。把我們的掙扎藏在遠離現實世界之處，並不是獲得接納的有效手段，用網路來培養流暢性和能力感，與因為感覺自己別無選擇而只能退回到網路世界中是不同的。

湯瑪斯告訴我，隨著他逐漸了解自己的自閉症，並努力卸下面具，也更能注意到自己的感受並學會如何自我照顧。多年來，尤其是在診斷為自閉症之前，他只能將自己的情感和欲望拋開。

他說：「這週我注意到自己沒辦法再補充能量。我無法專注於處理資料，而這通常是我的愛好之一。我寫了幾篇日記，發現女朋友最近比較常在家。我愛她，但整天待在她身邊讓我感覺到過度刺激。隔天的天氣很好，我只是坐在外面看書。這感覺很棒，沒有那些過度刺激我的事物。」

湯瑪斯仍然背負著完全蒙面和未確診的心理包袱，認為自己只是難相處或易怒的人。不過，多年來，他學著超越文化的灌輸（cultural programming），真正構築起真實的生活。建立這種自我認識與自我接納，對於他的幸福和戒酒極其重要。

「我喜歡在火車站前的廣場閒逛，學習大量無用的知識，我寧願玩拼圖遊戲也不想看電視。因為現在我的生活與我的人終於有一致性了，也就不太需要喝酒。復原的前提是你的生活與你的價值觀保持一致，除非你知道自己是誰，否則你無法達成這種一致性。」

對本能地脫離現實的自閉症者來說，事情也是如此，因為他們太習慣偽裝自己的每一種感覺和需求。如果你不知道自己是誰，或者你的自我形象完全是由別人強加給你的規則所塑造的，你就無法創造一種舒適或有價值的生活。值得慶幸的是，擺脫從他人的認可和遵守社會規則而來的自我定義是可能的。在後面的章節中，我們將探討這段過程的可能樣貌，並聽取一些人的想法，他們已經脫離了尋求認可和面具生活的困擾。

遵守嚴格的規則和信念體系

蒙面自閉症者有時候會在「高度管控」的團體中找到生活結構與歸屬感，例如激進的政治團體、信念非常嚴格的宗教團體與邪教組織。眾所皆知，這些高度管控的團體會獵捕那些寂寞及急於尋找方向感的人。他們的重複儀式、看似緊密的社會紐帶，還有誰「好」誰「壞」的鐵律，吸引了渴望關係與生活結構的孤獨者。

我和各種蒙面的成人自閉症者聊過，而有超過十幾個人跟我分享了他們曾屬於某個非主流的宗教組織、陰謀論團體、多層次傳銷與其他高度管控組織的故事。我找不到任何實證研究來說明這種情況在我們的族群中有多普遍。但是，葛瑞非斯（Griffiths）等人在二〇一九年的研究的確提到成人自閉症者在財務剝削、家庭暴力、關係暴力還有情緒勒索上具有更高的脆弱性。[43]這些正是邪教的特質——也是這些地方如此吸引我們的部分原因。

自閉症者容易受到操縱的原因數之不盡。成人自閉症者的社會經濟地位往往搖搖欲墜，也就使得我們很難從虐待者身邊逃脫。當你沒有工作，或是有一餐沒一餐，出於需要，你會更願意和另一半同居，或是很快就依賴極端宗教團體。自閉症者渴望得到接納、經常淡化自己的感受，這也讓我們容易受到傷害。應用行為療法和蒙面行為讓我們變得更順從地奉行社會規範。教條及規則告訴我們應該怎麼做，則讓我們覺得自己的行動有依據，「合情合理」。

安德魯（Andrew）是美國西部鄉下長大的自閉症者，他發現自己受到一個高度管控的宗教團體所吸引。他說那裡的教友早就確定他是潛在的目標。

「我自己一個人住，顯然也是這個非常小的白人城鎮僅有的有色人種之一，隨時都很沮喪、焦慮，整天都在餐館裡喝咖啡，他們開始與我攀談，說只是想要認識我。」

他受到「愛的轟炸」，這是邪教團體常用的一種技巧，新來的朋友會沉浸在無微不至的關懷中，受到特別的注意。[44]愛的轟炸會讓一個人逐漸卸下心防，並且放寬他們與新團體之間的界線。對那些一輩子都活在社會邊緣的自閉症者來說，突然間獲得旁人莫名其妙的愛讓人非常興奮。

安德魯決定要上教堂後，事情開始有了變化。教友一直打電話來聊到深夜，不斷問到他的家人，還有他跟家人為何不親密的問題。教會裡的領袖還質問他的雙性戀問題，還有他要如何調和性向與信仰的教義。安德魯決定不再和男性約會，因為這樣就不會再有人提出問題。但是，教友們的期望愈來愈高——他自願幫教友帶小孩，一開始是每週一次，後來則是每天晚上都要到。

「我還是怪自己竟然中了這些招數，他們又沒拿槍頂住我的頭。」他說。但是，他也解釋，儘管如此，這仍是一種控制行為。「他們今天會抱抱你，跟你開玩笑，但是隔天就連瞧都不瞧你一眼，久而久之，就影響了你的想法與行為。」

高度管控與教條化的團體許諾你充滿意義的生活，一個永遠不會離你而去的新家庭。事實上，他們把人困在複雜的網絡，網絡上交織著有時互不相容的期待，且永遠籠罩著被拒絕的陰影。由於這類組織有許多都是倚賴成員的奉獻、義務勞動與捐款才能運作，因此會極力讓成員覺得自己的努力永遠不夠，組織才能獲得源源不絕的利益。

安德魯說他花了幾年的時間才終於弄清楚自己被耍了。待在教會的壓力開始讓他恐慌發作，但是教友們認為他尋找團體治療是對「家人」的背叛。這也使得他開始質疑教會的信仰，與此同時，他也才搞清楚自己有自閉症。

和我聊過的一些自閉症者沒有那麼戲劇性的經驗，但也還是受到了傷害。例如，研究生對導師的不健康依附關係，或是投入數年光陰到一些非營利或社運團體，雖然自己實實在在相信對方的目標，但是這些團體的界線往往並不健康，或是存在一種有毒的、工作狂式的文化。我訪談的其他自閉症者則是未受任何人的影響，堅守一套自己創造出來的嚴格信念，想要讓自己的世界變得可以預測、容易理解，而且簡單。一開始，這種方式是用來掌控自己的生活，直到他們遵循、強加的規則數量逐漸失控為止。

有些自閉症者最終因極右派的線上社群而變得激進，這些團體會特意迎合孤單、消沉的男性。[44]極右派陰謀論團體「匿名Q」（QAnon）、「驕傲男孩」（Proud Boys）還有「男人走自己的路」（Men Going Their Own Way）提供那些一直有疏離感的男性一種歸屬感。他們提供了友情，還有空間，讓他們可以放心問一些禁忌問題或說一些冒犯人的話，不用害怕有任何社會後果。這些社群還利用了自閉症者只關注狹窄主題的特質，不斷用宣傳話語轟炸他們，教他們講一些團體外的人無法理解的艱澀語言，並用笑話和迷因來讓他們對偏見不那麼敏銳。一旦與這些次文化緊密相連，自閉症者就難以脫身。他們的極端信念和超級特定的溝通方式也讓他們比以往更難找到工作或交到朋友。

具有神經多樣性的女性還有非常規性別的人同樣會受到「性別批判」團體與恐跨群體所利用，而他們使用的思想控制策略有許多都一樣。曾經參加這類團體的作家凱伊·史奇佛（Ky Schevers）說，基本上，他們就是被這類團體施加了反跨性別治療（anti-trans conversion therapy）。[46]他們教導她要審查自己內心的性別不安，並把想要轉換性別的欲望視為對團體或所謂女人身分（womanhood）的背叛。多年以來，我詳細研究各個團體的情況，追蹤許多「性別批判」的匿名帳號，讓我驚訝的是，這裡面竟然有那麼多成員是自閉症者。他們聲稱要防止自閉症女性遭人引誘到「跨性別邪教」，這甚至已成為他們意識形態的一部分。事實上，他們才是邪教，到處尋找脆弱、性別焦慮的人，並試圖讓他們與更廣大的跨性別社群隔離開來。

我在底下列出了高度管控的團體有哪些共同特質，這部分最早是精神科醫師羅伯特·

李夫頓（Robert Lifton）在他的《思想改造與極權主義心理學》（*Thought Reform and the Psychology of Totalism*）這部經典作品中提出的觀察。[47]李夫頓的研究焦點是操縱政治犯和戰俘的技術，但是後續的研究也發現，美國極端主義團體同樣會採取類似過程，[48]還有那些構不上真正的邪教，但依然對其成員有很大影響的團體，例如許多福音教派的信仰社群。[49]多層次傳銷體系[50]、剝削性的職場，甚至是自詡進步的「自由思想堡壘」社群（如學術界），都可以見到規模比較小的暴力與操控。[51]對於自閉症者來說，最重要的是意識到心理操縱的警訊，因為我們愈來愈有可能被採用這套方法的組織（或非正式的社會團體）鎖定。

高度管控團體的警訊

1. 這個團體會鼓吹人們敵視外部的世界與非團體成員，聲稱「這是我們與世界的戰爭」。
2. 團體成員老是對於自己在團體中的地位感到不安；成員可能因為任何一點小錯或失敗而受到懲罰。
3. 人與人之間最好不要有界線；期待成員將團體視為「家庭」，並盡可能為團體犧牲。
4. 任何挑戰團體教條的觀點都不能說；成員對於腦中想到或心中感受到的「錯」事而覺得羞恥。
5. 使用重複的話語與團體的術語來化解批評。成員會不斷說一些空洞的陳腔濫調來停止困難的對話。

當然，大部分的自閉症者不會因為仇恨團體而變得激進，而且用某人的障礙來為他們採取種族主義、性別歧視還有反跨性別等意識形態辯解，不僅是一種障礙者歧視，在道德上也令人不安。然而重要的是，我們每個人都要意識到社會排斥、自閉症的過度專注和遵守規則，以及邪教式洗腦是如何混在一塊，污染脆弱個體的思考。當你無法在這個世界上活得自在，你會到你可以感到舒適的地方尋找放鬆及意義。對於一些自閉症者來說，這就等於走進虐待性的邪教社群。另外對一些人來說，這可能是在為私人關係中的虐待尋找理由及藉口。許多自閉症者則是透過強迫性的取悅與順從來掩飾自己。

「討好」與強迫性的人際取悅行為

《宅男行不行》是電視史上最受歡迎的情境喜劇之一，本劇或許讓劇中的人物謝爾登成為最著名的自閉症角色。大家都知道謝爾登直率、不合群、是個無所不知但不會他人著想的王八蛋。《龍紋身的女孩》（*Girl with the Dragon Tattoo*）這部小說中的莎蘭德（Lisbeth Salander）則是另一個典型的混蛋自閉症天才。她靠著自己近乎機器人的感知和理性去罵人與羞辱人，同時還有破案。動畫影集《瑞克與莫蒂》中的瑞克則是另一個凸出的例子。他會蓄意虐待自己的孫子，是不折不扣的懶鬼，常常把兒子和女兒的家搞得一團亂，但是他整個家族（還有本劇的大部分粉絲）都很崇拜他，因為他那顆聰明、務實嚴肅的分析型腦袋發明了傳送門技術。

身為真實、活生生的人，自閉症者永遠都想擺脫「混蛋天才」這個比喻。根據二〇一六年大學生怎麼看自閉症的調查，心理學家發現，人們將自閉症這種神經類型想成是內向、社交畏懼以及性格「難以相處」的人。[52]自閉症的這些刻板印象早在《宅男行不行》和《瑞克與莫蒂》等影集上演前就已經存在，但電視劇的描繪肯定強化了原有的偏見。在一般人的腦海中，自閉症在成年人身上呈現的是一種單一形象：天才、幾乎都是男性、直言不諱到殘酷的地步。

為了避免體現這種形象，自閉症者會扭曲自己來迎合他人。我們盡己所能，努力不讓自己看起來那麼難搞、殘酷、只關心自己。我們內化了以下訊息：聊我們自己與我們的興趣會讓其他人百般無聊；我們不善於社交與解讀他人情緒；我們的感官需求會讓我們變成永不停止抱怨的巨嬰。因為恐懼變成福爾摩斯，我們把自己幻化成華生：親切、順服、逆來順受，並且認定我們身邊性格較為強勢的人知道什麼才是最好的。

蒙面的自閉症者經常會強迫自己取悅他人。我們讓自己表現得更為開朗、友善，或者是無威脅性、渺小。蒙面自閉症者也特別有可能投入治療師彼特・沃克（Pete Walker）口中「討好」的創傷回應方式。[53]應對壓力未必要硬碰硬，討好也是用來安撫威脅者的一種策略。對於蒙面自閉症者來說，社會威脅可以說是無所不在。

「討好者為了避免情感投入或未來可能失望，盡量不表現自己真實的一面，也會躲在他們樂於助人、過度傾聽、過度探詢或是過於為其他人著想的形象背後。」沃克如此寫道。[54]

沃克發現只要不表達自己的需求或與其他人在一起時的不自在，討好者就讓自己免去了被拒絕的風險。但是，他們也無法和其他人產生任何有意義的連結。這是一種孤獨的狀態，也會讓人精疲力竭。許多蒙面的成人自閉症者都用盡全力平衡全職工作與社交生活或興趣，因為整天戴著安撫的面具實在太費力，也就沒有精力做其他事。[55]我們所建立的關係可能永遠不會讓自己滿意，或是忠於我們真正的樣子，因為這些關係靠的是我們本能地滿足他人的需求，不斷跟他人講一些我們覺得他們想聽的話。

健康導師山繆．芬奇（Samuel Dylan Finch）也是自閉症者，他寫了許多文章，說明自閉症者為何要討好他人，還有討好會如何破壞關係。他自己也是典型的討好者，雖然花了一點時間才看清這件事。

「我喜歡取悅他人，只不過我花了很長時間才意識到這件事，因為我是堅持己見的人！我會坦白說出自己的想法。」他在部落格寫道。[56]

芬奇寫到，當他真的想要跟其他人建立關係，他的本能就是先自我審查，並且「模仿」其他人：「我對這段關係投入愈多，就愈不可能批評那個人，同時也愈不可能在對方越過我的界線時說出來，不可能表達對他們行為的不滿，也不可能分享我覺得可能破壞這段關係的任何事。」

我在這邊列出了面對壓力與社會威脅時「討好」的表現，而這深受芬奇的研究與作品的啟發：

討好與取悅他人的反思工具[57]

思考以下每一段話，並反思對你來說是對是錯：

1. 好像沒有任何一個人認識「真實」的我。
2. 我不知道怎麼對其他人說「不」。
3. 我覺得自己有責任處理好他人的感受與反應，即使這與我無關。
4. 我有時候會覺得支持我不同意的事是背叛我自己。
5. 我會緊盯著事情的發展，觀察衝突何時在醞釀，並試著預防衝突發生。

我非常熟悉芬奇筆下那種討好人的衝動。如果同事的事實陳述有誤，我覺得糾正他是件很容易的事，但是當我與深愛的人困在一段虐待的關係中，反駁對方實在令我害怕。光是想到要跟他說他對我不公平，就會讓我想要急忙講出來後立刻逃離房間。幾年後，我還是沒辦法批評其他人，包括那些給我安全感與接受我的人。我的大腦比較清楚，但是我的身體依然期待憤怒的爆發。自閉症者受到家暴的風險節節高昇，有部分原因是我們容易上當受騙，或過於信任他人，同時我們也會馬上改變自己來安撫他人。[58]當你受困在面具底下，所有的愛感覺都是有條件的。我們很難弄清楚哪些需求可以大聲說出來。當人與人之間出現緊張關係，我們也容易覺得自己有責任充當中間人或和事佬，因為我們總覺得衝突有可能非常危險。

心理學研究顯示，不斷取悅他人，並且把他們希望見到的情緒及回應投射給他們，就要為情感和關係付出很大的代價。自閉症者常見的討好策略就是模仿；稍稍模仿另一個人的行動與情緒，努力滿足對方釋放的能量，這樣我們在他人眼中才是正常，並與他們相似。但是，緊盯一個人的行動與感受，然後盡力模仿，會耗盡你的認知並分散你的注意力。庫萊沙（Kulesza）等人（2015）的研究發現，實驗研究中的參與者被要求仔細模仿講話對象的行為，模仿者實際上很難辨識出他們正在模仿的人有何情緒。[59]儘管研究中（神經典型的）參與者成功模仿聊天對象展現的情緒，但也因為太過專注於模仿，根本就無法真正思考眼前的情緒代表什麼意思。這項研究並未在自閉症或神經多樣性的樣本上複製，但是如果模仿他人耗費大量心力，並因而會降低神經典型者的同理心，那對自閉症者來說可能也是如此。事實上，這些結果顯示我們把所有的注意力放在掩飾自己的情緒還有模仿他人，首先就讓我們難以同理他人。

由於自閉症者也經常要很努力確認自己的情緒（尤其是在社會互動的壓力正高的時候），我們就很難確認其他人的行動何時會傷害我們，或造成我們的不適。我要花時間才能想出別人的行動可能如何傷到我，又是為什麼傷到我。自閉症的性教育專家及作家史蒂維・朗恩（Stevie Lang）觀察到，自閉症者有時候也很難說服對方同意與你發生關係，因為我們未必能夠分清楚是自己想要性，還是為了讓其他人快樂而想要性。

他寫道：「我們厭惡被拒絕，同時渴望得到接受，而這可能讓我們很難知道現在到底是同意，還是我們正試著要符合社會期待以爭取別人的喜歡，或避免遭到拒絕。」[60]

最終，所有的蒙面都是要我們不管自己的感受，如此才能專注在取悅他人或符合社會規範。不論我們用什麼應對機制撐起價值體系，這樣做往往生活在一個自我毀滅的價值體系中。不論我們使用酒精、過度運動、加班、與世隔絕、相互依賴還是其他自我毀滅的策略來幫助我們融入，把神經典型者的認可還有「及格分數」放在我們實際的需求之前，肯定會造成傷害。

我們真的不用活成這樣。自閉症者可以學會重新聆聽自己的聲音，挑戰社會放在我們身上的羞恥印記，徹底讓人看見，並大聲說出我們需要且應有的接納包容。擺脫已經戴了數年的反身性、自我保護的面具可能充滿挑戰、令人害怕，但是擺脫生活的限制對我們來說是有可能的。接下來幾章，我們將回顧相關的研究，說明自閉症者有可能在生活的各個方面適應自己的神經類型，了解導師與專家如何幫助自閉症者學會卸下面具，並且認識幾位已經開始擁抱自我的蒙面自閉症者，並且質疑那些要他們把自己藏起來的力量。

5 重新思考自閉症
Rethinking Autism

讓我們重新開始吧：卸下面具的第一步是意識到自己是自閉症者。這可能感覺不大像走向自我接納或真實的積極一步，但是將你自己理解為障礙者，是對生活做出激動人心的重新定義。我為本書訪談過許多神經多樣者，幾乎每一位都分享了發現自己是自閉症時那恍然大悟的一刻，而正是那一刻，促使他們重新思考一直以來所相信的有關自己的每個說法。幾年來，他們背負在身上的痛苦標籤突然變得不那麼重要了：他們並不愚蠢、無知或懶惰，他們只不過是有障礙。這不是在說他們的努力永遠不夠，也不是在說他們打從根本上就是錯的或壞的。他們只不過沒有得到應得的關懷之情，或者說，他們沒有獲得原本可以讓自己茁壯的工具。將他們在社會上定位為障礙者，有助於將他們長期以來內化的一切外化，證明他們所受的苦沒有一樣是他們的錯。

當然了，就算接受自閉症身分，也不能馬上消除我們許多人覺得不得不做的習慣性偽裝及補償。這很像是創傷後壓力症候群患者常見的過度警惕（hypervigilance），蒙面行為只是我們遇到不確定的事或社會威脅時最強烈的一種反射性動作。此外，承認自己是障礙者，肯定不會讓這個世界令人困惑或具有威脅性的部分減少一分一毫。但是，接受自己是自閉症者，確實能讓我們許多人被釋放出來（或許是第一次），去質疑外界是否有失公允，因為外界期待我們以如此遮遮掩掩、帶有歉意的方式活著。

簡單來說，卸下面具的過程，就是重新思考那些在我們發現自己是自閉症者之前看起來很正常的信念與行為。這意味著要重新審視我們在年幼時透過媒體、教育及成長經驗所接觸到的自閉症者（和其他障礙者）相關的刻板印象。要做到這些，我們需要質疑社會最為珍視的價值，並注意我們一直以來被告知自閉症應該是什麼，以及我們實際上想要如何生活的差距。最後，卸下面具將要求我們帶著寬容的精神回顧過去的自己，逐漸學著了解別人眼中那個太吵鬧、太誇張、太怪異，或是太超過的我們事實上完全沒有問題，甚至相當棒，絕對值得被愛。

重新建構對自閉症的刻板印象

幾年前，崔弗（Trevor）與朋友到歐札克高原（Ozarks）露營。每個人都喝得有點醉意，彼此拿著T恤打鬧消磨時間。這時有人建議來一場即興的「前臂選美比賽」。大家都笑了，盯著崔弗。一時之間現場鴉雀無聲。

崔弗假裝很害羞，接著慢慢抬頭挺胸地走到大家中間。他緩緩捲起袖子，幾乎有點挑逗，然後擺出一個誇張的姿勢，簡直就像漫畫人物，把他大到離譜、肌肉發達的前臂展示給大家看。看到這一幕，現場的人不斷起鬨，崔弗的室友一直對自己搧風，假裝快昏過去。

他解釋道：「這是朋友圈裡的一個笑話，我的前臂真的很大，就和大力水手卜派一樣。因為我隨時都在拍手。」

崔弗一直靠著拍手還有揮動雙手來控制與表達自己的情緒。拍手是自閉症者最常有的自我刺激方式之一。這是自閉症眾所皆知、明顯可見的標誌，於是訓練孩子有一雙「安靜的手」也就成為應用行為分析療法最重要的目標之一。[1]雖然拍手不會有傷害，也不具破壞性，但神經典型者往往認為這是障礙的跡象，因此會嚴厲懲罰。當人們想要暗示障礙者很愚蠢、擾人或失控時，就會模仿自閉症者的拍手方式。在二〇一六年大選期間，川普就會非常殘忍地模仿拍手的動作來批評某位身障記者。然而，儘管有這麼多社會包袱，崔弗近年來已經學會接受自己的拍手動作。

崔弗在幾年前向朋友坦承自己是自閉症者。他現在四十五歲了，但早在十二歲時，他就知道自己的障礙。當崔弗被診斷出自閉症之後，他的母親告訴他一輩子都要守住這個祕密。她相信大家如果知道他「缺乏」許多神經典型者都會的技能，就會瞧不起他、排擠他。幾十年來，崔弗很盡責地隱藏起自我刺激的行為，還有老是胡思亂想的傾向。大學時期，為了讓自己看起來比較外向，他選了即興表演課。他閱讀關於禮儀的書籍，約會時會提早離開，這樣一來，與他見面的人就不會注意到他疲倦時連講話都有困難。

最終，隨著接納自閉症運動愈來愈普及，崔弗開始質疑母親過去的忠告。他開始在reddit論壇上的r/AutismTranslated這類群組閒逛，並閱讀那些已經公開身分的神經多樣者所說的故事。他也在「刺激策略」(Stimtastic)網站上找到特別為自我刺激行為所設計的可咀嚼橡膠首飾(咀嚼項鍊)，然後偷偷訂購。

他對友人透露自己的自閉症，結果卻有點掃興。

他笑著說：「他們不意外，一點也不。他們真的很了解我。」

崔弗在公開坦承自己是自閉症者之前，無法向其他人解釋自己的前臂為何如此強壯。這只是他對自己感到不自在的另一件怪事。崔弗不是肌肉猛男那型，他就和許多自閉症者一樣，[2]相較於他所認識的大部分神經典型者，他的肌肉張力比較低。他走起路來有點駝背，上臂也相當細，寬鬆的襯衫有助於他掩蓋自己獨特的自閉症身型。

但是，一旦崔弗「出櫃」之後，他就可以讓其他人欣賞他的手臂、開他強壯前臂的玩笑。他很震驚地發現大家竟覺得他的手臂很有吸引力，就不再為自己的身體或自我刺激行為而局促不安了。他原本把所有的心理能量都用來掩飾障礙，如今全都釋放出來、專注於其他事情上。他母親把那種害怕被人察覺是自閉症者的恐懼灌輸給他，事實證明完全是誤導。

在前面的章節裡，我們已經反思了神經典型者初次見到孩子身上明顯可見的障礙特質時普遍會有的反應，並且仔細想過很多讓自閉症者覺得羞恥並採取自我掩飾的負面刻板印象。接下來，我們會重新檢視那些早年經驗以及刻板化的自閉特質，同時思考是否能從更中性，甚至更積極正面的態度來看待這些特質。

作家與親職教育者瑪麗．希迪．庫欽卡（Mary Sheedy Kurcinka）在《開啟「高需求小孩」的正向天賦》（*Raising Spirited Child*）一書中鼓勵那些沮喪又精疲力竭的家長重新思考他們對自己孩子的負面印象。[3]庫欽卡在一九九〇年代初提出高需求寶寶[i]這個詞的時候，並不是專

i 高需求寶寶的英文原文是「Spirited Child」，從字面解釋是「充滿活力的小孩」之意。編注

門討論自閉症者，但明顯可見的是，她自己的高需求寶寶與自閉症小孩有許多共同之處。就像所謂的**靛藍兒童**（indigo child）一詞，這個詞幾十年來一直受到新世紀父母（New Age parents）的歡迎，[4]高需求寶寶指的是一組有點模糊的行為與特徵，與自閉症和注意力不足過動症有很多相似的表現。孩子若有自閉特徵，父母往往會試圖找出（或發明）一些溫和委婉的表述方式來解釋自己小孩的差異。這是規避標籤，也帶有一點靈性的光環。以庫欽卡為例，她把兒子打上高需求的標記，是為了反抗醫生還有精神科醫師對她兒子的污名化。

在專業人士眼中，庫欽卡的高需求兒子很固執、難搞，且意志堅定。他很容易大聲尖叫，反應激烈，在面對自己不想遵守的指示時會表現挑釁。庫欽卡做了一些研究，發現當時有這種小孩的家長能獲得的所有文獻，重點都放在扶養這種小孩有多艱難，還有這些孩子對照顧者帶來的負擔。九〇年代初，人們普遍認為自閉兒會毀了整個家庭的生活。當時有一項常被引用（但完全錯誤）[5]的統計數據聲稱，有自閉兒的父母離婚率高達八成。[6]家庭裡出現神經多樣者是恐怖的，而有障礙的孩子也因為給家裡帶來不幸而受到怨恨。庫欽卡對於現有的資訊品質太差而感到沮喪，因此她開始創造一些資源，內容更有同情心，並以好奇心來看待高需求小孩的行為，而非責罵。

庫欽卡要求家長試著把孩子「有問題」的特徵重新定義為正面的特徵。許多孩子最有破壞性的行為是他們獨立與意志力的跡象。正如障礙倡議者雷根（Rabbi Ruti Regan）在部落格「真正的社會技能」（Real Social Skills）中所寫的，「不服從是一種社會技能。」[7]當你從旁觀者，亦即從控制者與限制者的觀點去看，這些行為就是「壞」。雖然自閉症者經常被刻板印象描述成缺乏同理心，但往往是自閉兒的非自閉症老師與照顧者無法反思他們內在的經驗，無法理解讓自閉兒的行為變得有意義的動機與感覺。扶養不服從的小孩可能壓力爆棚，但如果你想要讓自己的孩子變得更堅強、健康、有自我倡議的能力，那麼，關鍵在於讓他們知道如何為自己挺身而出，能夠說「不」。

下面的表格是庫欽卡對社會為「高需求」寶寶貼上的舊污名標籤所做的挑戰，還有她建議更正面的替代用詞：

你可能已經注意到，庫欽卡在表格中所列出的特質，也出現在本書先前提到自閉症負面刻板印象的表格中。早在

舊標籤	新標籤
頑固	自信、執著
狂野（沒家教）	精力充沛
不專心	敏銳
吹毛求疵	精挑細選、有辨別能力
要求高	清楚知道自己想要什麼
僵化	傳統；不喜歡改變
有操控性	知道如何滿足需求、有魅力
焦慮	謹慎
暴躁	戲劇化
好管閒事	好奇、追根究柢
喧鬧	熱情、熱心
好辯	有主見、堅定

閱讀庫欽卡的作品之前，我就已經根據大量成人自閉症者反饋的意見設計出第三章的表格。事實證明，許多成人自閉症者最不喜歡的個人特質，恰恰是三十年前（庫欽卡撰寫文章時）照顧者抱怨自己孩子身上所具備的特質。這些表格內容有可能是個別整理出來的，但它們之間顯然在對話。在我們許多人的成長過程中，大人覺得我們很吵、固執、冷漠、反應過度又令人心煩。等我們長大後，就會認為自己真的很難相處，也不值得被愛。

當一個人所屬的群體受到高度污名化，他就會內化這些污名，並相信那些套用在他們群體上的負面刻板印象，為了所謂的**自我污名**而受苦。自我污名是沉重的，深陷於自我污名的人會自尊降低、覺得自己能力不如他人，而且往往害怕尋求幫助。[8]幾十年來，心理學家一直在研究如何減少精神疾病患者的自我污名，如憂鬱症、焦慮症與思覺失調症，但是，基本上還沒有關於如何降低自閉症者自我污名的研究。目前僅有的極少量資料是探討如何幫助自閉兒的健全家人減少與障礙者「有關係」的羞恥感。[9]

由於缺乏減少自閉症者自我污名的研究，我們只能尋找處理其他群體內化刻板印象的資料。柯利根等人（Corrigan, Kosyluk, and Rush 2013）在一項研究中總結道，對各種精神疾病患者而言，大方自豪地坦承自己的障礙，並將其表現為個人身分中有價值的一部分，有助於降低自我污名的影響。[10]馬丁尼茲．希達哥（Martinez-Hidalgo 2018）與同事最近的實驗研究則是把帶有污名的精神疾病患者和神經典型者兩兩配對，讓他們在一連串的研討會裡擔任彼此的夥伴，討論關於心理健康及創造力等其他主題。[11]在這場介入活動結束後，患有精神疾病的參與者表示對自己的病已不再感到那麼羞恥，而共同討論的神經典型者對精神疾病患者的偏見也稍有下降。這項研究確實有一些參與者是自閉症者，儘管樣本中也囊括了非常多種其他的神經類型，但是結果相當有說服力。一般來說，大多數研究確實顯示，自豪地承認自己有障礙可以對當事人的感受產生重大影響，也可以改變周遭神經典型者的態度。

令人振奮的是，我們親眼目睹蒙面自閉症的朋友們對於擁有自己曾深深討厭，也被教導要憎惡的特質感到自豪，像是：幼稚、自私、固執、像機器人。換個角度看，幼稚是一種快樂與開放的好奇心。自私是很重要的保護技能。有位受訪者跟我說，當他發現自己的公司侵犯顧客的隱私權，是他的固執以及在道德上是非分明的態度讓他成為吹哨者。有項研究顯示，那些已經習慣被討厭且違反社會準則的人更有可能大聲疾呼，指出不公正的現象。[12]

我在第一章提過的「性別失敗者」波比曾告訴我，他已經學會把自己魯莽與敏感兼具的獨特組合看成一種超級力量。波比是專看幼兒的職業治療師。他說，因為自己的過去及自閉症，他自然而然就能與這些飽受挫折的小孩建立連結。

「當有人跟小孩說他們太敏感，說他們對事情的反應是錯的，他們會非常困擾。但是，敏感並不是不好。如果我們談的是金屬偵測器，敏感就是好的。又或者如果我們談的是嗅炸彈的警犬，敏感也是好的。既然你會想要敏感度高的好工具，那麼，善於嗅出環境中情緒炸彈的技能為什麼就是不好的呢？」

波比對情緒相當敏感，從小就是如此。他的家人不喜歡他這麼熟練地看出情緒操縱、忽

重新建構自閉症的刻板印象		
別人說我	但實際上我是	我重視自己這項特質，因為：
傲慢與自大	自信 有原則 獨立	• 有助於我堅持正確的事 • 我經常是最先指出問題的人 • 我可以為他人立下好榜樣 •
冷酷與無情	具有分析能力 理性 深思熟慮	• 我會注意到他人忽略的事情 • 我不會像其他人那樣一時衝動 • 我善於注意到其他人沒看到的連結與系統 •
煩人又喧鬧	熱情 充滿生命力 勇於表達	• 我是自己最好的倡議者 • 我提高其他人的能量 • 我體驗到強烈的幸福並認知到美好 •
幼稚	充滿好奇 思想開放 快樂	• 我善於學習和成長 • 我體驗到人類所有的情感 • 我從生活小事中獲得喜悅 •

笨拙	真實 獨特 不隨波逐流	• 如果這件事對我很難，那其他人可能也會需要幫助 • 我完全用自己的方式與這個世界互動 • 我不會服從不公平的標準 •
無知、可憐	善於反思 謙遜 勇於面對自己的脆弱	• 我知道我們都需要彼此 • 我懂得在有需要時求助 • 我重視自己與他人的連結 •
敏感	有洞察力 情感敏銳 富有同情心	• 我可以清楚看出傷害他人的行為 • 我善於偵測周圍的情緒狀態 • 我很了解自己與他人的感受 •
古怪	獨一無二 開拓者 不循常規	• 我讓世界變得更大、更寬廣 • 我挑戰舊有的習俗與不公平的規則 • 我是自己生命最終的主宰 •

視與傷害。儘管「敏感度」是注意力與洞察力的標誌，可是當你善於偵察出別人不想讓你看到的事，就會惹人厭。如今，波比的敏感被視為真正的恩賜。他用自己的敏感度來辨識出孩子的痛苦，與他們的痛苦產生共鳴，並藉此幫助他們。

有些自閉症經驗無論怎麼看待都令人不快。胃腸道的問題相當痛苦。感官超載絕對是折磨。許多自閉症者（包括我自己）都討厭這項障礙的特徵，這完全可以理解。但是，沒有任何一種與自閉症相關的人格特質或思考與感受模式是天生就不好的。我們通常會內化自己很壞、不成熟或殘酷的相關訊息，只因為我們周遭的神經典型者缺乏工具，沒有從適當角度來看待我們的自閉症特徵。

以我們在第二章探索的一切「負面」自閉症特徵為基礎，以下表格是以自閉症者為中心的觀點，重新建構這些負面特質。你可以試著加上你的重新定義，或是加上自己的例子，說明你最「糟糕」的特質如何符合你的最佳利益。

在很多情況下，正是那些讓神經典型者感到不便或讓他們覺得詭異的特徵，定義了我們的身分並有助於確保我們的安全。當我們不再從外人的角度看待自身的障礙，而是關注自己的觀點與需求，這一點就會變得清晰而明確。我們充滿活力、聲音響亮、情感強烈、很有原則或舉止奇怪，其實都不是壞事。這些特質只是對於由健全人士所設計、沒有考慮到我們獨特生活方式的體系造成了不便。但是，我們愈是努力要把我們的神經類型正常化，愈大聲、對我們自閉症的身分愈自豪，就會有愈多的機構被迫改變，以適應我們及其他始終被拒於門外的人。

在卸下面具的過程中，另一個有力量的步驟是學會找回我們的熱情和特殊興趣。我們大部分的人多年來一直都在壓抑自己大量的感受——不只是悲傷與不適，還有快樂。藉由開心地投入自己的特殊興趣，沉浸於我們自閉症者超級專注的能力，我們能夠幫助自己重新訓練大腦，將我們的神經類型視為美妙的泉源，而不是羞恥的印記。

讚美特殊興趣

克拉拉（Clara）對一九八〇年代以來的新浪潮及流行音樂人非常著迷，臥室裡的老唱片從地板堆到天花板，牆上貼滿她出生那年（一九九三年）前的演唱會海報。克拉拉頂著一頭有如蘋果糖的紅髮，塗著厚厚的粉紅色口紅，穿著厚底皮靴、破爛洗白的牛仔褲，還有寬鬆、中性、剪裁不對稱的黑色襯衫。她最喜歡的樂手是不論死活合唱團（Dead or Alive）的主唱，已故的彼得．伯恩斯（Pete Burns），他最著名的一首歌是〈你讓我團團轉（像唱片一樣）〉（You Spin Me Round〔Like a Record〕）。她見過伯恩斯本人，拿過好幾次他的簽名，也看過他每一場演唱會的錄影、訪談以及他參加過的各種實境秀節目。

克拉拉對於伯恩斯有種自閉症式的特殊興趣，專注在這些興趣上為她帶來很大的樂趣。當她真的喜歡某個人，她會向對方打開心扉，講述伯恩斯的多次整型手術以及媒體爭議等各種軼事。當她伸出手臂、做出手勢時，T恤袖子底下的皮膚會露出伯恩斯臉龐的刺青。

幾年前，克拉拉去上大學時，她決定對室友隱藏自己對伯恩斯的迷戀。她打算開始做「正確」的事情，不要因為太過關注歌手或實境秀的明星而讓別人覺得她很奇怪。所以她沒有帶任何唱片和海報，還穿上長袖毛衣蓋住手臂上的刺青。她全身包得緊緊，戴上面具過日，卻逐漸發現自己很難交到朋友。

她說：「每一天都有點空虛。只是日復一日活著，沒什麼存在感。」

就這樣過了一年，克拉拉很痛苦、沮喪，整個人無精打彩。她的成績一落千丈，沒有胃口吃東西。在父母的鼓勵下，克拉拉轉學到另一所學校，這所學校離她小時候住的地方不遠，所以她可以回家住在自己的房間裡，可以看到所有那些跟伯恩斯有關的東西。她與網路上的音樂及另類流行同好重新取得聯繫，生活也逐漸開始改善。

她說：「彷佛重生，就像一棵小植物在陽光底下再次站了起來。」

當涉及到特殊興趣時，自閉症者的大腦根本是海綿，對於神經典型者而言，自閉症者吸收事實與數據的速度根本不像人類。我們幾乎可以對任何事情產生特殊興趣。我們有些人學會說一口流利的克林貢語[ii]，有些人會為了解開魔術方塊而背下演算法。我妹妹的腦子裡則是記滿了電影裡瑣碎的細節還有對話。我自己的特殊興趣是從蝙蝠生物學到都鐸王朝的歷史，再到個人理財以及reddit上由所謂的男權行動主義者發起的討論串。

雖然《精神疾病診斷與統計手冊》指出自閉症的定義包括興趣範圍「有限」，但有些自閉症者每幾個月就會產生新的特殊興趣，並逐漸精通各式各樣的主題。另外有些自閉症者終其一生都對同一主題非常執迷。我們無法控制自己會對什麼事物產生特殊興趣，或是在什麼時候感興趣或沒興趣。對某個人或某項主題感到著迷並不是一種選擇，也未必能反映我們的價值或信念，我以前的同學克里斯就因為沉迷於第二次世界大戰的歷史而遭到同學霸淩。我也經常發現自己的特殊興趣是對於在道德上令人厭惡的人群或運動有著反常的迷戀。比方說，有人可能會覺得連續幾個小時一直觀看「仇恨跨性別者」的部落格可能令人不安，但是我卻覺得研究這樣的主題可以讓人充滿力量，又能吸收很多資訊。

自閉症者認為花時間學習自己的特殊興趣能夠讓他們重新恢復活力和刺激。針對成人自閉症者生活的研究顯示，投入特殊興趣與主觀的幸福感呈正比。[13] 當我們逐漸欣賞自己超高的專注力，就會覺得更加快樂，對生活也更為滿意。但是長期以來，神經典型的研究者認為特殊興趣會妨礙自閉症者過「正常」生活。應用行為分析療法的治療師會懲罰自閉兒提到自己的特殊興趣，[14] 一旦他們提到這些特殊興趣，就轉移他們的注意力與情感。這訓練了自閉兒隱藏內心深處的喜悅，避免培養自己的熱情。

只要自閉症兒童一提到自己的特殊興趣就加以懲罰，或許是應用行為分析療法最專斷殘忍的手段之一。大部分小孩多少都有些狂熱的興趣，到了成年，擁有濃烈的熱情可能會為生

ii 克林貢語（Klingon）是電影《星艦迷航記》裡外星人克林貢所說的語言。譯注

活帶來很多意義與快樂，同時也讓他們有機會可以與志同道合的人建立連結。但是，應用行為分析療法的立足點就是強化最狹隘的社會標準，並且把這套標準加諸於自閉兒身上，希望高度的一致性可以確保他們的「安全」。對電玩、漫畫或是野生動物過於熱情，往往會被社會視為幼稚或格局狹小，所以人們期待自閉兒將自己熱衷的事物隱藏起來。

有趣的是，成年人只有在自己的興趣有點太「奇怪」、沒有機會獲得巨大成就或賺很多錢時，才會對沉迷於興趣之中感到羞恥。每天固定完成八小時工作的人不會因為太過沉迷或專注而受到懲罰，反而會因為勤勞而被人誇獎。如果一個成人下班之後整晚都在學習程式編碼，或是設計珠寶，在手工藝品的網路商店街 Etsy 上販售，大家會覺得他們有進取心。但是，假如有人把大部分的空閒時間投入為自己帶來樂趣，卻不能給任何人帶來經濟收益的事情上，這份興趣在別人眼中就是無聊或難以理解，甚至自私。在這種情況下，我們可以清楚看到強加在自閉兒身上的處罰規則反映了一個更廣大的社會議題：好玩又不具生產力的遊樂時間並不受重視，當有人把熱情用在「錯的」事情上，並不會受到鼓勵，因為這代表沒辦法專注於工作與其他「備受尊重」的責任上面。

阻止自閉症兒童享受他們的特殊興趣是以犧牲他們的心理健康作為龐大的代價。擁有培養及表達特殊興趣的自由，與改善社交、情感，甚至是與小肌肉運動的發展有關。[15]特帝等人（Teti 2016）針對自閉症青年的調查發現，許多人會使用自己的特殊興趣發展出情緒覺察與應對策略的技巧。[16]這種情況經常發生在粉絲圈與怪咖圈，有著相同特殊興趣的神經多樣者在圈子裡找到同好，參與社交活動，有時候還開始卸下面具、不再掩飾自己。強森與考德威爾—哈里斯（Johnson and Caldwell-Harris 2012）針對網路使用習慣的研究發現，成人自閉症者事實上比同齡的非自閉症者擁有更廣泛、更多樣的興趣，相較於神經典型者，他們在社群媒體上會針對特殊興趣發布更多貼文，並引發討論。[17] 自閉症者也是多數粉絲圈還有共同愛好者大會的基本班底——我們投入許多的精力來尋找與創造空間，好讓我們可以在這個空間裡與同好互動，在怪咖粉絲圈的空間裡，社會規範往往比較包容與寬鬆。事實證明，特殊興趣有助於讓我們成為一個更外向也更完整的個體。

二〇二〇年，自閉症自我倡議者諾亞（Jersey Noah）提出了「特殊興趣週」——把一系列的反思提示（reflection prompts）貼在社群媒體上，為期一週，以此幫助自閉症者反思並分享那些會給他們帶來喜悅的事。許多自閉症者在網路上貼文的重點會放在被排擠、被誤解的挫折與經驗上面。在網路上，人們普遍期待成人自閉症者會教導非自閉症者我們神經類型的真實樣貌是什麼樣子，並揭露那些非自閉症者被動接受（還投射到我們身上）的關於自閉症者生活的所有錯誤資訊。諾亞之所以開辦特別興趣週，是為了讓自閉症者在沉重的教育及情感負擔中稍微喘口氣。基本上，他們正在創造一種反應用行為分析療法的運動，鼓勵神經多樣者儘管大聲地說出自己迷戀的事物，無須在意神經典型者的期待或需求。

當諾亞在為特殊興趣週設計提示的時候，我諮詢過他，有好幾個自閉症創作者也是，包括主持障礙者播客《慢性夫妻》（*The Chronic Couple*）的哈伯樂夫婦（Matt and Brandy Haberer）。二〇二〇年十月，首屆特殊興趣週在Instagram上以#AutieJoy（#自閉症者的樂趣）標籤揭幕。數百名自閉症者參與了這項活動，他們上傳自己收藏帽子的照片、電玩闖關成績的紀錄表，以及自己製作的串珠耳環。讀著這些故事，同時分享我高度專注的興趣如何讓自己的生活變得更好，也是一種宣洩。

以下這個表格根據諾亞特殊興趣週的貼文提示做了修改，你可以在私下或在部落格或社群媒體平台上使用，以此反思自己的熱情，還有這份熱情對你的意義。

反思自己的特殊興趣可能讓你感到興奮、充滿力量或是滿懷希望，就如同摩根的關鍵時刻練習（見本書前言）。蒙面是一種讓自己噤聲的做法，是讓神經典型者的期待宰制我們的行動，而不是讓我們個人的核心價值來引導行動。但是，當我們一頭鑽進讓自己感到快樂、刺激以及充滿活力的事物時，我們就可以確認自己真正的樣子，還有我們的生活應該是什麼樣的。下一部分，我會再提一次前面做過的關鍵時刻練習，看看這些時刻對我們真正的樣子還有我們重視的價值有何啟示。

重新發現你的價值

摩根說：「自閉症者吸收了大量訊息，而這些訊息告訴我們：喔，不可以那樣，我永遠不夠好，其他人的規則跟我都不一樣。不過，我們可以解構這些訊息，並捫心自問，我內心

特殊興趣週[18] 幫你反思自閉症者樂趣的七個提示	
說明：連續一週每天抽出一點時間反思以下的提示。在每一個空格裡，你可以針對主題做塗鴉或寫點字，甚至是貼上與自己的特殊興趣有關的照片。或許你還希望找出特殊興趣的紀念品。比方說，試著聽一張你過去喜愛的唱片，或是整理一個舊抽屜裡頭的收藏品。任何有助於你產生自閉症者強烈的樂趣感受。	
第一天 你最早的特殊興趣	
第二天 你最近的特殊興趣	
第三天 隨著時間改變或增加的特殊興趣	
第四天 蒐集（收藏）方面的特殊興趣	
第五天 最能影響你生活的特殊興趣	
第六天 你和其他人共有的特殊興趣	
第七天 擁抱和讚美特殊興趣的一天。你的特殊興趣給你的生活帶來什麼正面影響？	

的價值會怎麼看這件事？」

有很長一段時間，摩根相信其他人應該遵守的規則與適用於她的規則是完全不同的。她試著符合神經典型者為她劃定的界限，但是她的努力似乎完全失敗。她所得到的指示完全不符合人們（內心）的期待。這實在令人無力。最終，她決定不再關注別人對她的期待，而是根據她真實的價值去過自己的生活。就在那時，她開發出從價值出發的整合練習，如今她也已經帶領許多自閉症的服務對象完成這項練習。

我在本書的前言中鼓勵大家完成從價值出發的整合練習第一階段：喚起你生命中真正覺得自己活著的五個「關鍵時刻」。練習的目的是為了幫助你培養出對自己本能與欲望的信任感。與你每一個關鍵時刻相關的獨特特質及感受，也能幫你釐清自己生命中最重視的事物。為了說出你的價值，你可以回顧這些記憶，並試著準確說出為什麼每一個時刻會如此特別。

摩根寫道：[19]「一旦你說完自己的五個故事，就回過頭去尋找每一個故事中的關鍵字。大部分的故事至少會有兩或三個關鍵字，而且有些關鍵字會在不同的故事中重複。」

舉例來說，假設你腦中想到的關鍵時刻是自己結婚的大喜之日，那一天最讓人印象深刻的是什麼？是被所愛的人團團包圍嗎？還是你對另一半的感覺？你喜歡受到眾所矚目的感覺嗎？享受這場婚禮嗎？試著找出讓這個時刻凸出的原因，並且不要對此做出任何的評論。務必注意在不同回憶中多次出現的所有字眼。試著挖掘得深入一些，然後使用從價值出發的字眼（例如連結、家庭、創意或慷慨大方）來描述這些特殊的經驗。

從價值出發的整合過程[20] 確認自己的價值	
說明：為了完成這項練習，你需要參考你在本書的前言中所完成的關鍵時刻練習。 回顧那些記憶，試著列出能夠描寫每個時刻的關鍵字，並且說明為什麼這對你而言很特別。大部分的故事會有二至三個關鍵字，而有些關鍵字會重複出現在不同故事。你可以隨意列出你喜歡的關鍵字，直到你確認哪些字能真正捕捉到你的感受。	
時刻1	描述這個特殊時刻的關鍵字：
時刻2	描述這個特殊時刻的關鍵字：
時刻3	描述這個特殊時刻的關鍵字：
時刻4	描述這個特殊時刻的關鍵字：
時刻5	描述這個特殊時刻的關鍵字：
請確認你上面列出的哪一個關鍵字最重要或最能引起共鳴。看看有沒有哪些字可以放在一起，或者是有沒有哪個字可以統整你的想法。 你可以在下面列出關鍵字，試著將它們組合在一起。	

我們的重要記憶以及用來描述這些記憶的關鍵字，可以幫助我們了解什麼是對自己最重要的，並且在我們目前的生活方式以及自己想要打造的生活之間提供一個寶貴的對比。

為了說明這段過程以及由此得出的一些結論，我想在此談談自己的關鍵時刻。二〇一九年夏天，我走路穿過瑞格利維爾（Wrigleyville），芝加哥市小熊隊主場瑞格利球場（Wrigley Field）周邊到處是運動酒吧。當時大家正在喝通關（pub crawl），所以有許多醉客都在跑攤，一家喝過一家。當我走過一條安靜的岔路，我看到一位女士從一名顯然已經酩酊大醉、步履蹣跚的醉漢身邊走開。她不停地點頭微笑，但又想要走開，看起來也非常不自在。這個男人跌跌撞撞地朝她走去，一邊大叫引起她的注意。我決定停下自己手邊的事，跟著這兩個人繼續走。

我觀察了一陣子，發現那位女士想要和那個男人保持距離，但是那個男人一直纏著她問問題。她的態度是一邊安撫，一邊想要掙脫。他一直想摟住女人的肩膀，而她則是不斷從他身子底下溜走。不久之後，我看到那個男人的動作愈來愈大，伸手去摟女人的腰。她緊張了起來。他的手則是往她的牛仔褲底下遊走。我的直覺讓我叫了出來。

「不要碰她，兄弟！」我大喊，快步走向前去。那個男人突然僵住。「讓她走！」

他回頭看我，眼神有點迷茫，然後緩緩地說：「我們沒事。」

「你不能再碰她。」我用一種低沉、帶有命令的語氣對他說道。

我走過去，站在兩人中間。「你就和我站在這裡不要動，直到她走開。」

他朝向我，一臉不屑，然後口齒不清地吐出幾個字：「這不干你的事。」

「不，兄弟。你別再跟著她。你和我留在這裡，直到她走遠為止。」

他顯然很生氣，一瞬間我覺得自己要挨揍。但是，我一點也不害怕。我覺得自己完全掌控大局。我繼續對他說不要動，把嗓門扯到最大，所以附近其他人都聽得到。這個傢伙絕對氣炸了，但是他就是和我站在那裡不動，瞪著我，擺出一副要打人的姿勢，直到那位女士進到半條街外的公寓，把門鎖上為止。

一切結束後，我對那個傢伙說：「滾吧，你走另外一邊。」我一直待在那裡，直到他走遠。

在我生命中大部分的時間裡，我都一直缺少勇氣與明確的目標。我猶豫不決、質疑自己，同時也擔心我會造成其他人的「尷尬」。我經常對自己說，我會錯誤解讀自己所處的情境，或者是我沒有力量修正眼前的不公義。我也常常把自己的幸福放在其他人的幸福之前，因為我並不相信有任何人會重視我。在這個故事中，我不再承擔任何的質疑或懦弱。我為了對的事挺身而出，即使這樣做顯得很「愚蠢」，也有可能會讓我受傷。我做出一個判斷，決定要用身上不凡的自閉症傲慢態度掌控全局。

當我把那個堅強、自信的自己與那個戴上面具，經常緊張、微笑、嚴謹到會犯錯的自己相比，我完全可以看到自身的價值，以及我的面具如何妨礙我呈現真實自我。當我被那種看似「古怪」或「粗魯」的恐懼所駕馭時，我不但讓別人失望，也讓自己失望。當我只專注於保護自己時，就會忘了我有多強壯，也忘了關心別人是多麼美妙的事。這次的經驗教會我，我更重視保護其他人，還有秉持原則、勇敢，而不是重視適應現況，或是將自己隱藏起來不被看見——即便我往往還是會受到誘惑而屈服於這些欲望。當我聽從自己的價值時，我的生活更充實，也更有意義。我覺得自己比較強大，比較不會寸步難行。這份回憶也告訴我自己，是我的自閉症幫助了我按照自己的信念過活，而不是我的面具。我能夠站出來幫助那名女士，是因為我不害怕讓情況變得很僵，我的固執與強大足以讓我在面對侵略和恐嚇時堅守自己的立場。這些特質有時可能會讓我成為神經典型者眼中的麻煩，但是有時，擋路恰好是正確的作法。

感謝你的自閉症，以及你的過去

本章一直要我們努力重新思考內心那種對於自閉症及我們自己的不公平信念。這是一個培力的過程，但是也會伴隨著些許憂傷。你可能會回頭看你戴上面具時「浪費的」那幾年，並且懊惱著怎麼會讓恥辱與社會評判如此影響自己。為了幫助你克服這些充滿挑戰的感受，你有必要對自己的因應方式表達一點點自我感激之情，並盤點一下自閉症已經在你的生命中所留下的正面影響。在神經典型的世界中，自閉症者往往會受到創傷，[21]而被迫戴上面具基本上是一種由社會驅動的創傷經驗。雖然你可能有時會希望生命可以截然不同，或者希望不用承受這些痛苦，但這一切都不能歸咎於你的精神障礙，也不能歸咎於你。讓你陷入這種困境的是一個影響深遠、存在了幾世紀的不公體系。即使知道這點，你還是會對於生命中經歷過的一切感到無限遺憾。但是，心理學的研究顯示，感激自己的過去，以及感激那個經歷創傷倖存的自己，是一種強大的治癒手段。[22]

很多時候，那些以不完美的方式應對創傷的人會經歷一種「自我感的**破碎化**」（fragmentation of selfhood）。他們把不同的感受與行為視為有別於自己的一部分，而不是他們可以理解與控制的整體。他們在學校的樣子可能不符合他們在家裡假裝的樣子。他們可能需要創造一個複雜的社會虛構敘事以維持他們生活的一致性。這種因應方式可能會令人感到羞恥。但是，感激自己的過去，並且評估自閉症如何影響你的生命（即使是你設法要隱藏它），可能會幫助你感覺自己整合得更好，也更能接受事情的本來面目。

我的朋友詹姆斯・費恩（James Finn）是小說家，前「愛滋病解放力量聯盟」（Act Up）的運動人士，也是美國空軍退役的國防分析師。他在五十八年的人生中曾擔任過許多職務，而且所有職務都非常適合他那種專注、觀察敏銳的自閉症天性。他一直到十年前才診斷出自閉症，所以在他大部分的生命裡都不知道自己為什麼如此善於快速瀏覽各種事實，然後還能發展出一套系統將各種事實組織起來，或是為什麼他能像海綿般吸收新的語言。他只是自然而然地被他有時間獨自坐下來處理的資訊工作所吸引。

他對我說：「空軍可以招募自閉症者當分析師。假如沒有，就應該這樣做。我能一頭栽進一大堆資料裡進行研究，找到資料之間的連結，而且就住在辦公室裡，這實在太棒了。如果不是有一年聯邦調查局突然跑來做一些隨機的測謊，而我不得不撒謊說自己不是同志，不然我有可能會一直待在軍隊裡。」

一九八〇年代離開空軍之後，費恩找了個在聯合國擔任翻譯的工作。隨著愛滋病危機開始加劇，他加入了一家愛滋病服務機構，並協助酷兒團體與使用針筒注射的吸毒者。他住在紐約，依然積極參與愛滋病解放力量聯盟的行動，直到九〇年代末對抗愛滋病的行動終於展露曙光。費恩從紐約搬到加拿大蒙特婁與男友同居，開始從事業務工作。他把休息的時間拿去學法文，著魔似地在筆記本上寫下譯文並反覆修改。

「正是這件事讓我的治療師意識到我可能是自閉症者。我有五本筆記本，裡面的內容都是一頁寫滿了法文，然後另外一頁用三種不同的方式翻譯成英文。我跟我的治療師提到這件事，他露出了奇怪的表情，揚起眉毛驚訝地說，抱歉，我沒聽錯吧？」費恩說道。

之後，費恩很快接受了評估，結果發現他其實是自閉症者。他一瞬間恍然明白了這四十八年以來的人生。跑業務的時候，他常常會花幾個小時打好虛擬的對話，事先想好所有可能的對話方式。這樣一來，不管對方說什麼，他都已經事先準備好如何回應。現在，他的小說讀者告訴他，他寫的對話實在精采，是真正了解人們說話方式與感受的對話。但是這一切並非從天而降，是他花了無數的時間拆解對話並加以理解才做到的。

「自閉症給我的生命帶來許多挑戰，很多時候我並不喜歡這樣。但是如果沒有自閉症，我就不會成為愛滋病服務機構的管理者，我不會寫小說，也不會學法語。所以，雖然有時我會感到孤單，甚至有時覺得其他人誤解了我，但這一切都是值得的。」費恩說。

我常聽到其他自閉症者表達這類想法，尤其是那些與神經多樣者一起找到集體歸屬、有時間與真實的自己和平相處的人。發現自己有隱疾、體驗了一開始的震驚之後，接下來就是一連串的接納與釋懷。

在自閉症自我倡議的圈子裡經常會出現某個問題，那個問題是：我們能不能吞下藥丸就神奇地「治好」自閉症？圈子裡的絕大多數人根本不會花時間思考這個問題，因為自閉症就是我們自己的核心，根本不可能把自閉症與我們的性格、才能、偏好與整體觀點切開。沒有自閉症，我們就不是同一個人了。自閉症已經徹底影響費恩的生活、工作、居住地、人際關係、熱情，就像他男同志的身分一樣，根本無法想像我們能夠一眼就認出沒有這些特質的費恩。

就我自己而言，我知道假如自己沒有自閉症，就沒有辦法在二十五歲拿到博士學位。我沒有辦法記下幾千首的歌詞，不會結識幾十個有著怪癖的性別酷兒怪咖，或是隨時隨地都可以盡情寫作。假如不是自閉症讓我沒辦法開車，我可能就不會搬到芝加哥。我可能會選擇住在一個沒有大眾運輸的城市，也就不會遇到我交往十年至今的伴侶。我的每一個面向都與其他面向緊密交織，在美好的時光裡，我愛我自己，幾乎對每一個面向都充滿感激。

作為本章的結語，我想請你反思自閉症為你的生活帶來什麼有意義的事。這些正面的結果未必要符合神經典型的標準。大部分的自閉症者並不是天賦異稟的專家，我們的價值也不

由於有自閉症的高度專注力，我培養了這些技巧：	
由於我自己的特殊興趣，我已經學到與這些主題相關的許多內容：	
如果我不是自閉症，我永遠不會認識這些對我來說很重要的人：	
如果我不是自閉症，永遠不會擁有這些經驗：	
如果我不是自閉症，不會有這些驚人的人格特質：	
身為自閉症者很艱難，但是這也讓我在這些方面有了韌性：	

應該取決於我們有（沒有）能力達到傳統的成功標準。這裡真正重要的是集中在神經多樣性如何帶給你生活快樂、連結與意義。自閉症無法「治癒」，自閉症自我倡議社群裡的大多數人最終會把這件事實視為一種祝福，因為自閉症就是他們存在的核心，也是他們成為精采的人不可或缺的一部分。

自我污名是個騙子。你一點也不害羞、沒有「太超過」、不像無行為能力的嬰兒，也不像冷血的怪人。你是被邊緣化的人，具有許多美麗與獨一無二的特質。你的需求是價值中立的，你的情感是有助於回應的訊號，無需為此感到羞恥。自閉症一直是你生活中強大的驅動力，而這往往是為了要變得更好，即使當時你並不知道它的存在。現在你知道了，你可以努力接受並愛上那個一直躲在面具下的自己，並與世界分享那個版本的你。你不會因為一次信心的大爆發而成功卸下面具，這是一步一步的過程。放下內心的壓抑，信任自己的感受，放棄那些已經不再適合你的補償策略。在下一章，我們會討論你要怎麼做才能減少偽裝及補償、拒絕神經典型者的期待，並且建構一種以你的神經類型為中心（而非將其忽視）的生活方式。

6 建立自閉症的生活
Building an Autistic Life

「過去一年來，我已經掉了超過一萬名追蹤者。我認為那是因為現在的自己不再是那個讓人嚮往的版本，而只是做我想做的事。」

茱莉亞（Moorea Seal）是住在西雅圖的作家兼企業家，多年來都是深具影響力的數位策展人。她最為人所知的是寫出暢銷作品《52條清單》系列，這些作品圍繞著特定的主題或題目，提供一整年下來每週的寫作提示，包括《52條幸福的清單》（*52Lists for Happiness*）、《52條勇敢的清單》（*52Lists for Bravery*）、《52條團結友愛的清單》（*52Lists for Togetherness*），還衍生出《52條清單》的品牌行事曆、明信片及待辦清單。每本書都設計精美，看起來既撫慰又鼓舞人心，以大地的顏色為背景，配上清新的植物照片。這些寫作提示相當實用，但也反映出茱莉亞過去幾年來的心理健康還有自我探索之旅。

茱莉亞之前在西雅圖開的店也大致如此：精心布置、極吸引人的空間擺著流行服飾、珠寶、包包與高跟鞋，還有球狀仙人掌種在光滑的幾何形狀白盤裡。她最初靠著超乎凡人的才華與視覺美感在網站Pinterest闖出名號，也靠著獨特的眼光及品味在Instagram上大放異彩。茱莉亞的數位品牌逐漸有了辨識度，粉絲們蜂擁而至，她也就以自己的名字來命名，讓它成為辨識度很高的品牌。不出幾年，茱莉亞成為極為成功的作家、小企業家，也是深具影響力的網紅。她參加各種會議並與大品牌開會，陸續與Gap及Nordstrom簽約，並接受雜誌的人物專訪，像是愛咪．波勒（Amy Poehler）的頻道《派對上的聰明女孩》（*Smart Girls at the Partys*）。茱莉亞經歷這一切時仍未被診斷出自閉症，戴著一副優雅而充滿陰柔美的面具。隨著品牌發展愈來愈大，她感到愈來愈受限。

她告訴我：「我承受巨大的壓力。要當代言人，要穿戴特定東西、表演出茉莉亞的樣子。我想要成為茉莉亞，想要成為我自己，不想隨時戴著這副面具。」

在事業的巔峰時期，茉莉亞的婚姻並無法讓她感到滿足，她慢慢開始懷疑自己的性向。經營事業再加上要當代言人的不斷壓力，使她疲累不堪。她的恐慌症開始發作。她的大腦不顧一切地想要保護她以免超載，會在開會時及高壓的情況下關機。

「我參加會議時，會有商業夥伴朝我大吼：茉莉亞，專心一點。做這個，你已經落後了。我就會開始放聲大哭，而他們會說我在情緒勒索。其實只是因為我已經說不出任何話了。」她說道。

茉莉亞總是感到內心這個「奇怪」的自己與外界期待的那位充滿魅力、整潔而精心打扮的女性之間有種緊張關係。她直截了當地坦白自己是性別少數群體的盟友，卻不承認內心的酷兒特質。從專業工作角度來看，人們重視她的想法以及她創造的獨特形象，但是他們不希望她公開自己的政治觀點，去做其他人沒做的事情。她遵循規則，試圖在做自己和成為網紅之間找到正確的平衡點，但是這也讓她陷入非常不真實、令人心力交瘁的境地。

因此，茉莉亞開始放手了。她收掉店面、減少合作夥伴，只留下幾個重要的合作者。她和先生離婚，然後出櫃，坦承自己是酷兒。她開始打拳擊、鍛練身體、變得更加強壯，也開始更常穿著寬鬆、男性化的衣服。在ＩＧ上，她的追蹤人數開始下滑。她開始發布一些關於「黑人的命也是命」（Black Lives Matter）、與憂鬱症對抗，以及與自己酷兒特質相關的貼文，使得更多粉絲取消追蹤。許多原本喜歡茉莉亞品牌的白人或異性戀女性對真實的她感到不適。

茉莉亞愈擁抱真實的自己，失去的就愈多。但是她並不認為那是一種損失。她對自己的真實身分認同有了更深刻的認識。疫情爆發幾個月後，茉莉亞有個朋友建議她接受自閉症評估，而她很快就獲得了診斷。

她對我說：「那一刻我只有開心。感覺就是：『啊哈……原來如此！』」

茉莉亞的故事與我們目前所聽到的故事稍有不同。她在弄清楚面具從何而來的前幾個月就已經開始卸下面具。茉莉亞的生活如此不協調，根本就不需要依靠自閉症診斷才能知道事情已經到了非改變不可的時刻。在高度女性化、墨守成規的產業中，成為有酷兒特質、雌雄同體的網紅，顯然是行不通的。一旦她承認這點、離開原有的道路，她所有隱藏的面向就開始閃閃發亮。當她發現自己是自閉症者時，她沒有感到震驚，也不覺得尷尬。她一直有自閉症的朋友，也有智能障礙的朋友，所以從許多方面來看，揭露的感覺就像回家一樣。隨著茉莉亞在IG上坦承自己是自閉症者之後，她打算要疏遠的所有人絕大部分都已經離開了。

她說：「我打算繼續毫不掩飾地公開自己的身分，人們會以自己的選擇來回應。」

過去幾年，茉莉亞經歷過許多變化，有時這也會讓她情緒上相當不安。但她就是徹底地接受眼前的改變，並全然相信自己。她知道自閉症是她生活中的積極力量，傾聽內心的需求也讓她清楚明白哪種生活才是既充實又能持續。最終，我認為這就是所有蒙面自閉症者都應該追求的方式。信任且無條件地接受自己，這樣我們才能夠接受為了活出真實自我有時會隨之而來的拒絕與損失。我們無法取悅每一個人，卸下面具就表示我們不再試圖成為受歡迎的形象。

許多年來，茉莉亞一直將她的自閉症掩飾和補償得相當出色。但是，在某個時刻她明白了，按照自己的方式生活比迎合大眾更好。當我訪問她的時候，她正住在姊姊房子的客房，依照自己的節奏工作。她發現自己一整天能抽出許多時間陪她姊姊正在學步的小孩玩耍，還可以散步與泡澡，恢復元氣。幾個月後，她搬進便宜但舒適的公寓小套房，僅保留基本設施。她仍然從事創作與策展的工作，但已經學會放下很多事情。這種生活不像茉莉亞過去的快節奏，也不是只顧著追求目標，但是這種生活更像她自己。

我們在本章中將檢視某些實證方法，說明自閉症者如何以自身優勢、價值與需求為中心，建立起自己的生活。我們也會聽聽幾位自閉症者的教練、行動主義者和心理健康服務提供者怎麼說，了解他們如何想出方法來適應神經多樣者的身心，並且試著給予茉莉亞這樣的人更多理解。她們已經不再預設腳本，認為神經典型者的家庭、工作與生活看起來「應該」像什麼樣子了。別忘了蒙面包括了掩飾與補償。這是一個涵蓋行為、表現，甚至生活選擇的複雜體系。因此，揭露自己的自閉症不僅僅是放下我們的壓抑，也表示重新思考我們的整體生活形態。當我們信任自己、觸碰到內心的價值，從打扮到家居布置，再到時間安排，這一切或許都會改變。

發散設計

馬爾塔・羅斯（Marta Rose）是教育者，也是自閉症者同儕諮商師，定期在網路上以 @divergent_design_studios 的帳號寫作。在她最具有突破性的作品中，某些是以「發散設計」（divergent design）的概念為中心，提倡自閉症者的居住空間應該優先考量感官健康，並與真實的生活模式互相契合。

「設計室內空間時，應該為你實際上的生活方式而不是為你理想中的生活方式而設計……你的空間設計必須能配合現實生活，且不帶羞恥感或評判。」馬爾塔寫道。[1]

在按照這條原則生活（以及按照這條原則指導其他自閉症者）之前，馬爾塔過去常會因為某些事情責怪自己，像是一天結束時，卻還留了一大堆衣服在地上。她曾在衣櫥旁放了籃子，希望整理起來更方便，但總是因為一天下來筋疲力盡，無法分清哪些是乾淨、待收納的衣服，哪些需要清洗。她的餐桌上都是垃圾，她也責怪自己從來沒有真的把這張餐桌用來跟家人吃飯。她家的設計很理想化，但是一點也不實用。

她解釋：「我的新計畫是在床邊的牆上安裝幾個掛勾，這樣就不用多花一步去掛那些不髒的衣服。」髒衣服可以丟進籃子裡，或暫時放在地上，稍後再收拾。這種方式讓馬爾塔的房間保持大致整齊，但她不會因為沒有做到完美整潔而給自己壓力。

最近才發現自己是自閉症者的設計師瑪麗亞（Mariah）則提到，重新設計家居與工作空間是卸除面具的第一步。

「我白天是設計師，所以我學到了許多『設計規則』，但是當我想到自己的書桌要怎麼安裝，我確實也打破很多規則。在家工作幫助我以許多別人無法察覺的方式卸下面具。但能在自己面前卸下面具，讓我感到無比自由。」她說。

瑪麗亞在她書桌旁的盒子放了感官刺激與自我照護工具，這樣一來，只要有需要，她就可以隨手取用。書桌下放著足部按摩器，可以刺激腳底。她戴著工業用的降噪耳機（園藝師會用的那種），並且把閃閃發亮的塑膠玩具棒放在伸手可及之處。她的書桌布置看起來並不像是教科書中的設計規範「應該呈現」的空間樣貌。按照自己的規則過生活為她帶來顯著的正面效果。她不斷調整，並尋找讓自己更自在的新方法。

「所有感覺都變得不一樣，確實對一切產生了影響，就好像我的身體一直被什麼束縛著。」她說。現在，她的日常環境配合了自己的身體，不再彼此對抗，讓她感受到身心的解放。

馬爾塔・羅斯指出發散設計應尊重自閉症者與物品之間的獨特關係。我們之中有些人會因為視覺雜亂而感到極度焦慮，因為這會產生感官上的「雜音」，使得室內裝潢和維持整齊變得格外困難。如果有任何新的物品進入我家，我會馬上注意到，並為此感到心神不寧。有時，我會一時衝動扔掉必要的東西，因為看著這些物品會讓我感到極有壓力。有一次，某所大學為了線上活動寄來一套大型錄影設備。這讓我感到極度恐慌，我幾乎立刻把箱子還給UPS，還謊稱設備遺失。我就是如此迫切地想把這套東西弄走。我不得不處理可能的壓力源。比方說，有一次我幫忙籌劃了跨性別者的服裝交換活動，於是請朋友幫忙保存大家捐贈的所有衣服。我知道，如果許多裝著衣服的垃圾袋堆在我的公寓裡，我可能會一時衝動把它們全扔掉。

實驗研究顯示，許多自閉症者很難忽略視覺「雜訊」，程度甚至嚴重到破壞我們處理訊息的過程。[2]混亂可能會降低我們的專注力，導致思緒混亂或情緒失控。一項針對自閉症學童的研究發現，只要教室裡張貼了色彩鮮豔且分散注意力的海報，架子上堆滿書籍與玩具，許多學生就很難專注。[3]大多數兒童的空間都非常雜亂且明亮，不過這對自閉兒的訊息處理造成負面影響。難怪茱莉亞會以極簡且流暢的美學風格聞名。許多神經多樣者會渴望簡單，甚至是斯巴達式的軍事風格環境。減少雜物，也降低打掃頻率，搬家時打包更輕鬆。這也是當下的流行趨勢：極簡風設計、膠囊衣櫃，以及丟掉那些會造成混亂以及無法讓人「怦然心動」的物品（出自近藤麻里惠），這些概念在近幾年大行其道，因為既具有視覺療癒效果，也非常實用。[4]

然而，並非每位自閉症者都很適合極簡風。馬爾塔・羅斯指出，物品對於自閉症者來說有很強的象徵意義，因此，要打理好生活空間並清理物品可能非常困難。[5]我們之中有許多對自己所喜愛的物品抱有深刻的認同，甚至對這些物品產生依戀，彷彿它們擁有生命。心理學家將這種現象稱為「物品擬人化」，而自閉症者表現出這種特徵的比例顯著高於神經典型者。[6]相較於與人類建立連結，自閉症者往往更容易與動物產生情感聯繫，這種特質也可能影響我們布置家庭環境的方式。

自閉症者往往會倚賴摯愛的物品所帶來的持續性、親近感和情感支柱。[7]清理並捨棄不必要的物品，對我們許多人來說會引發決策疲勞，[8]因為我們必須絞盡腦汁、反覆權衡自己為何要保留某些物品，並預測它們未來可能的用途。在這段過程中，我們還必須與社會規範的壓力搏鬥：我真的想要扔掉我的漫畫公仔收藏嗎？或者，我只是覺得這樣做可以讓自己看起來更成熟？我之所以從沒穿過那些靴子，是因為它們走起路來很吵又不實穿，還是因為它們埋在一大堆衣服裡，導致我根本忘了它們的存在？

為了處理這些不同的需求，羅斯給了一些建議。首先，你可以拿出某樣物品來代表一項堆積如山的收藏。比方說，如果你有好幾十個收藏的玩具，可以在架子上展示目前最喜愛的幾件，並將其餘的收起來。每週或每月輪流挑選「展示」的玩具，不僅有助於整理，還能讓你在檢視整套收藏品時找到樂趣並展現自我。你也可以為這些物品拍照、做成目錄，然後捨棄部分物品。有時，舊物可以被賦予新用途：舊化妝品還有珠寶可以拿來創作視覺藝術，有破洞的T恤縫在一塊就能拼縫成毯子。這通常可以稍微減輕捨棄心愛但無生命物品的痛苦，因為它們成了你未來會使用而且會珍惜的物品。

假如你想要保留所有收藏，但發現每天看著它們會讓你分心，你可以在擺放收藏品的架子前面掛上一塊布，或者是把收藏品放入封閉的箱子裡。馬爾塔也建議自閉症者考慮雇用某人來幫忙整理或打掃房子。雖然她也觀察到，許多自閉症者（尤其是女性）會覺得一開始就尋求這類幫助很可恥，但事實上，雇用清潔或整理人員正是為了獲得必要的生活調整。此外，自閉症者可能會因為讓陌生人在家裡重新整理或打掃房子而感到不安或情緒失控，他們也可能有特定的清理方式，難以接受別人以不同方式來清掃，這種情況可能讓雙方都感到挫折。對許多人而言，定期聘請清潔服務人員的費用可能超出可承受的範圍。有些人找到變通的辦法，例如向朋友或伴侶尋求協助，或透過當地交換平台進行技能互換。我知道某位自閉症者喜歡整理房子，覺得打掃工作相當療癒，所以她會免費幫忙其他障礙者整理房屋，或者用這項服務交換她所需要的物品或一頓飯。

「愛潔拉室內設計」(Algedra Interior Design）是室內設計公司，總部位於杜拜。這間公司諮詢過自閉症者及自閉家庭，進而開發出幾套發散設計的最佳實踐方案。[9]從我們目前檢視的各種研究來看，這些建議雖然簡單，卻切合需求，像是堅持使用乾淨俐落的線條與柔和的色調，例如粉色與大地色系；避開醒目的圖案、明亮的燈光或過於華麗的裝飾細節。如果你自我刺激的方式有可能傷害身體（比方說大力甩手），就要避免有尖銳邊角的家具。如果你的身體非動不可，可以鋪設柔軟的地墊，然後用力撲倒在上面。愛潔拉室內設計也建議要利用隔熱材料、地毯還有隔音牆，以不引人注意的方式減低噪音。

當然，這些原則不見得適用於每個人。本書已經提過，自閉症者的需求及偏好是如何多元化。若要在生活環境中卸下面具，最重要的是先擺脫對「應該」如何生活的固有期待。有些自閉症者尋求的是感官刺激，並渴望色彩鮮豔、明亮的燈光或是大量的聲音，而這些偏好通常會在家居設計中表現出來。尊重個人對刺激及興奮的需求，和尊重安定與寧靜的需求一樣重要。因此，對某些自閉症者來說，所謂的去除掩飾，可能意味著允許自己的空間隨心所欲地保持某種程度的雜亂無章。克拉拉是伯恩斯（不論死活合唱團主唱）的超級粉絲，她知道，當身邊隨處擺滿自己喜歡的唱片、演唱會海報、化妝品及醒目的配飾時，就是她感覺最自在的時候。

「我需要各種顏色與物品，還有一個能讓我隨心所欲大聲播放音樂的地方。」她說。

底下有一些與發散設計有關的問題，可以讓你反思自己在家居還有工作場所的需求，還有如何讓環境更符合你的偏好：

發散設計的問題

- 什麼材質會影響你或你的感官？
- 你喜歡極簡風、樸素的空間，還是充滿熟悉物品的舒適空間？
- 什麼氣味讓你放鬆？什麼氣味讓你精神振奮？
- 你喜歡昏暗的燈光、色彩繽紛的燈光，或者是明亮的白光？
- 你喜歡拿著什麼東西？或者是把什麼放在身邊？
- 你需要周圍有聲音才能專注嗎？你周遭有什麼需要屏蔽的環境噪音嗎？
- 你是否因為某種「應該欣賞」的感覺而擁有任何物品或家具？如果你可以放棄這些物品，

你可能會想用什麼來取代？

羅斯的發散設計核心理念是將生活經驗視為資料。能夠最準確地預測你如何使用空間（還有空間有什麼功能），就是觀察你現在使用的方式。如果你從來沒有在餐廳用餐，或許這個空間可以改為遊戲室。如果你覺得換床單太麻煩導致你從來不整理床，那你可以直接把床單鋪在床墊上。事實上，這正是歷史上大多數人處理床單床罩的方式。[10]你不需要拘泥於「體面」成年人的生活方式，你可以用自己獨特的方式做自己的事——這也就表示你可以重新檢視你的習慣、你的生活空間配置，甚至是你使用時間的方式。

重新想像成功和時間

蘇（Sue）跟我說：「我不了解為什麼一天要上班八小時，其實我只需要三小時就可以完成所有事情。」

蘇現在才五十出頭，在科技業工作。幾年前，當她的兒子接受評估時，她才發現自己是自閉症者。不同於我之前聊過的許多蒙面自閉症者，蘇並不覺得這是什麼驚天動地的事。這只是讓她找到一個新字彙來解釋為什麼她總覺得其他人如此難以理解。

「我逐漸了解神經典型者需要花時間交談、整理文件，反覆打開和關上電子郵件，然後卻沒完成什麼實質的工作。」她聳聳肩說。「我相信他們有些人真的很喜歡整天都窩在辦公室，寧可花一整天的時間慢慢處理，而不是集中精力迅速完成工作。」

蘇一直用自己的高效率方式來處理生活，對於她認為是浪費時間的活動幾乎毫無耐心。「一般來說，我大約在午餐前就會完成當天的（工作）任務，接著外出辦事與運動。到了晚上，我會準備好繼續工作，處理電子郵件或其他所有雜務。我的同事早上起床的時候，會在Slack上收到我留給他的許多訊息，告訴他要修改哪些地方。」

幾年前，蘇的經理發現，只要給她一些彈性，整個公司就能夠得益於她天生的生產力與縝密周全的特質。正如我們在本書反覆提及的，自閉症者在擁有認知能量（cognitive energy）時，比起神經典型者更能注意到微小的細節，而這也會給公司帶來實質的好處。[11]許多科技公司積極聘用自閉症員工，因為眾所皆知，我們擁有精細而縝密的工作能力。[12]然而，這可能會創造出剝削性的職場文化，因為只有當我們的障礙給其他人帶來利益時，才會受到重視。這是一種高度條件化的接納，只專屬於那些明顯被認為「高功能」，以及願意用生產力來定義自己生活的人。然而，科技業確實是比較能接受個性直接、不善社交者的產業，以蘇的情況來說，這是一拍即合。她很感激自己能在職場上以真實而直率的面目示人。

她說：「我對於工作效率低下及草率行事毫無耐心。或者被要求去瞎忙一些沒有意義的雜務。因此，如果你跟我一起工作，你就知道，我會提高整個工作的標準。」

自閉症者的作息及工作習慣挑戰了神經典型者那種常見的標準作息概念。我們許多人都和蘇一樣，可以靠著瞬間的全神貫注完成大量任務，不過我們通常需要更多的休息與恢復來維持這種高效率。一般來說，自閉症者的睡眠週期也與神經典型者的生理時鐘截然不同，[13]而且我們之中許多人都有睡眠障礙。[14]自閉症者可能比其他人需要更多睡眠，理由在於，我們在這世上的生存本身比別人更耗費精力。感官超載、社交壓力過重，還有掩飾自己的壓力，所有一切都會嚴重耗損我們的能量。這也是為什麼許多自閉症者不太適合朝九晚五的工作，而是以自己的作息來安排。

當然，產業組織的研究顯示，事實上，能夠在僵化的每天八小時工作制中表現出色的員工是少之又少，不論是否有身心障礙。大多數員工每天能夠真正專注並具有「生產力」的時間僅約四小時。[15]冗長的上班與通勤時間不僅會削弱個人的生活滿意度[16]與工作滿意度[17]，還會損害身心健康。[18]此外，神經典型者的工作場域中有許多特質都會讓人分心並引發焦慮，對自閉症者與非自閉症者來說皆是如此，只是非自閉症者往往比較能克服這些不適，例如刺眼的日光燈，或是同事刺鼻的香水味。因此，理解自閉症員工的需求就如同聆聽煤礦中的金絲雀鳴叫，是提前注意到危機的徵兆：我們的敏感和需求有助於揭開許多工作上的期待是多麼不公平，甚至對神經典型者來說也是如此。

本書訪問的許多自閉症者都是自雇者、獨立接案，或是在允許彈性工作的職場。自閉症作家兼舞孃琵佩（Reese Piper）向我透露，她在俱樂部的工作時間取決於她的體力。有時候，她可以一週上三次班，每次十小時；也有幾週就只能勉強上一次班。生意非常好的時候，琵佩只要跳幾天舞就足以支付每個月的開銷，也可以臨時決定自己要休幾天或幾星期。我還認識其他幾位自閉症的性工作者，他們之所以從事這一行，就是因為這份工作能保有更多彈性。此外，情緒勞動以及偽裝出友善與有興趣的態度也被視為性工作的一部分。客戶往往願意支付高價以換取一種真實且具情感連結的社交體驗。對那些一生中大部分時間都被迫掩飾自己的自閉症者來說，能夠因這項技能而獲得報酬，並且有足夠的時間休息和恢復，是一種非常有力量的體驗。

有時候，顛覆神經典型者使用時間的方式，等於要投入更多精力在我們的熱情上，而不是更少。自閉症的性教育者兼研究者史蒂維．朗恩（Stevie Lang）形容，對特殊興趣的全神貫注本身就極具恢復力：[19]

他寫道：「當我積極做某些事情，我會投入全部注意力，而在如此專注之後，我會需要休息。休息未必就是泡澡或是小睡一下這類，有時，可能是將全副身心投入某項特殊興趣，或僅僅是在螢幕前放空。」

自閉症者並不一定會在均衡分配休息、工作與遊戲時間的生活裡活得更好。我們有些人經歷高度專注之後會接續一段恢復期，並會在這種高低的週期循環中有最佳表現。在我生命中的某些時期，每週除了正常工作外，還花超過三十小時進行寫作和更新部落格，這樣的節奏實在令我非常興奮。其他時候，我幾乎是把每分每秒都用來上網，仔細閱讀reddits與部落格上面的文章，直到眼皮瘦到睜不開為止。我享受這過程中的每一分鐘，也渴望再來一次。

只要可以投入自己最感興趣的事，我就有活著的感覺。「工作與生活的平衡」及「倦怠」的概念並不像神經典型者所期待的那樣，一定適用於自閉症者的時間安排。舉例來說，在我人生中某個階段，工作相對較少，但因為社交生活很頻繁，依然讓我感到極度疲憊。

投入自己的特殊興趣是維持自閉症者身心健康很重要的一環。臨床心理學家阿戴（Melis Aday）發現自閉症成人投入特殊興趣會影響他們的壓力管理，而且憂鬱的程度也會比較低。[20]針對此項資料的一種解釋是，當自閉症者有精力享受他們的特殊興趣時，這件事情本身就是很有價值的降低焦慮技巧。同樣重要的是，我們也會騰出時間做一些重複與自我刺激的行為，因為研究一再表明，這樣做可以改善我們的心理健康及因應能力。[21]神經典型者的標準並沒有考慮到自閉症者需要時間充電、緩解坐立不安，並高度專注在自己喜好的活動。這可能意味著我們沒有精力或時間事事兼顧。

因為自閉症者的動機高低、興趣以及社交及感官需求會改變，羅斯建議我們可以把時間想像成螺旋，而非線性。[22]我們可以把時間看成流動的，甚至是折疊的，呈現出一系列相互重疊的循環週期，在休眠期與成長期之間交替，而非按照既定目的（例如午餐時間、工作時間、睡眠時間）切割。她寫道：

「我們如今視為理所當然的幾乎所有時間標準，像是每小時、每天、每週的結構等等，基本上都是來自於工廠運作模式。我將此稱為工業時間……但還有其他思考時間的方式。好比季節性的方式、循環方式、古老的方式。」

綜觀人類歷史大部分的時間裡，時間都是個相對直覺的概念。一年四季的變化還有日出日落的循環影響了人們的活動與期待。然而，隨著電力的發明，還有燈火通明的廠房與辦公室出現後所帶來的工業化工作，這一切都發生改變。隨著數位工具普及，無休無止工作的可能性已經掌管我們的生活。現在我們沒有懶散的時間、沒有夜晚，也沒有因為下雪而停班的日子。工作（以及生產力工具與應用程式）無所不在，即使待在家裡也無所遁逃。

在資本主義的工業時間框架下，任何被放棄或未完成的計畫都被視為「失敗」——因為它沒有產出明確的最終產品而被認為是浪費時間。但是，當我們把時間看成一連串不斷變動的目標的循環或螺旋時，我們就可以看清，即使自己投入未完成計畫（甚至掩飾自己）的學習與反思，往往也會有所回報，只不過方式可能超出我們的預期。每一次的失望或挫敗都可以讓我們更清楚自己想要什麼，還有什麼對我們最好。

「將失敗重新建構為資料，接著一切都會改變。」馬爾塔寫道。

馬爾塔鼓勵神經多樣性的人，不要把進步想成一個在我們前方必須接近的固定終點，而是想成一種移動與調適，視自己的情況所需來調整步伐，時而減速，時而加速。由於自閉症者的思維重點在於理解細節及分析複雜的資訊系統，因此把我們的生活想成碎形（fractual）是合理的，永遠擴展到新的主題——同時也專注於精確的焦點之上。我們不是一心一意的超級瑪俐歐，直線跑過橫向捲軸的關卡去拯救碧姬公主。我們比較像電玩《塊魂》（Katamari Damacy）中的主角，一個奇怪、色彩繽紛的外星小王子，推著不斷長大的球體，每走一步都會吸入更多隨機物品到這個球裡不斷膨脹的重力場，直到它吞噬整個宇宙。我們不是在完成個別的計畫，我們在建構整個世界。

在實際層面上，自閉症者該如何學會擁抱螺旋式的時間觀呢？馬爾塔・羅斯提到了以下兩點：

1. 擴展你用來衡量生產力與成功的時間框架。用「長遠的眼光」來審視自己的生活。不要害怕重拾舊計畫，也不要猶豫在熱情消退時選擇放手。
2. 放慢腳步。靜止能幫助神經多樣性的大腦處理我們吸收的大量資料。

我們很難將自我形象從神經典型者的期待中抽離，並放慢腳步，打造出一種生活，真實反映出我們想要成為的那種人。我採訪過的幾乎每位自閉症者都發現，為了要塑造適合他們的生活，他們必須學會放下某些不公平的期待，並退出那些對他們來說毫無意義的活動。允許我們自己讓其他人失望可能很可怕，但也可以是基進的、解放的。承認我們的限制代表要面對自己的障礙身分，以及由此帶來的社會邊緣地位——但這也是最終能釐清我們需要什麼幫助、最適合哪種生活方式所不可或缺的一環。你必須能對不合理的期待說「不」，才能打從心底對你關心的事情說「好」。

做自己的事，走自己的路

羅西（Rosy）是注意力不足過動症及自閉症的自我倡議者兼研究者，住在紐西蘭。他[i]和我們許多人一樣發展出一套對自閉症者友善的「生活密技」，讓日常生活更好管理。就某種意義上來說，這些方法可以被視為補償策略，但是羅西的目標並不是掩飾他的神經多樣性，而是要讓生活更輕鬆、更能負荷。

過去，羅西在做家事時常常難以集中注意力。他總是會分心，轉而去做其他事情。現在，洗碗的時候，他會穿上可愛的粉紅奶油色圍裙、戴上降噪耳機，然後在出口處放上鏡子，這樣一來，假如他的心思（還有身體）從水槽旁遊蕩到其他地方時，他就會看到鏡子裡自己的身影，然後提醒自己要繼續刷洗盤子。

他說：「我的洗碗『裝扮』有助於讓我保持下去，鏡子則是能夠提醒我該做什麼。」[23]

自閉症和注意力不足過動症會讓許多家務雜事的處理過程變得非常困難。髒盤子又臭又滑，反覆擦拭黏答答的檯面或骯髒的廁所不僅乏味，也令人身心不適。在不同清理工作之間切換是很費力的，因為我們大多數人更希望一次只專注做一件事。我們往往很難把複雜的活動分解為幾個小步驟，或者把這些步驟照邏輯排出順序。所以，看似簡單的目標，例如「洗

i 原文中的人稱代詞是they，在此譯為他。編注

碗」，可能立即演變成一連串令人身心俱疲的步驟：從屋裡四處收拾髒杯子和碗盤、浸泡骯髒的鍋具和餐具、在碗架上面騰出空間、把所有碗盤洗乾淨並瀝乾、再把所有東西收好。同時還要面對各種令人作嘔的氣味，以及沾濕衣袖帶來的靜電感，靜電沿著手臂來回上下竄動，讓人心煩意亂。

許多神經多樣者都深受所謂的「自閉症慣性」影響。[24]這讓我們可以連續好幾個小時全神貫注研究自己的特殊興趣，也讓我們難以從沙發上起身，去處理滿出來的垃圾。在外界神經典型者眼中觀察到的我們似乎並不像是在掙扎，我們看起來就只是「懶惰」而已。幾乎每一個我訪談過的神經多樣者都曾多次被氣急敗壞的父母、老師或朋友貼上「懶惰」的標籤。當人們看到我們坐著、動也不動，無法採取任何行動時，就認定這是因為我們不在乎，或是缺乏意志力。[25]接下來，他們會責備我們缺乏熱情、不可靠，這反而讓我們因焦慮而更加無法動彈。神經典型者也經常一廂情願地認為，即使沒有人準確仔細地指導，我們也會知道如何做好某件雜事或任務，而他們根本就沒有理解到，我們無法憑直覺完成別人未曾說出口的期待。比方說，我們可能並不清楚「把浴室弄乾淨」的要求也包括擦洗淋浴間、地板、水槽與鏡子，而不只是簡單的整理收拾。又或者，我們可能不知道要多乾淨才算足夠，因此花費大量時間清理地板磁磚縫隙中的每一點小污垢，並陷入其中、難以脫身。當我們對神經典型者的需求所做的最佳猜測被證明是錯誤的時候，就會因為動作太慢、工作太草率或是不能替別人設想而受到斥責。因此，我們很多人都會陷入一種由習得無助感、困惑、羞恥和僵化所組成的循環回饋模式。

羅西的「洗碗裝扮」和鏡子是解決自閉症者家務困難諸多問題的絕佳辦法。圍裙可愛又吸引人，為枯燥活動增添了一絲趣味。穿上為了執行特定任務所設計的服裝，有助於羅西在心理上切換到「清潔模式」。耳機和鏡子可以幫助他保持這種狀態。這些工具讓羅西得以完全靠自己完成洗碗工作，而不用依賴非自閉症者的引導或提醒。（很遺憾，我們不能總是依靠身邊的人表現出耐心或體諒。）

自閉症者經常需要發明自己的獨特方法來完成任務。我們會利用廣泛的研究、數位工具還有各式各樣的小技巧與偷吃步來完成那些神經典型者壓根沒多想的活動。英國的自閉症部落客Rhi解釋，每當要造訪新的地方，她都會事先透過網路進行研究並做好規劃。

「我需要知道前門的位置。哪裡可以停車？我將會和誰互動？」她寫道。[26]她說，有了谷歌街景與Yelp等工具，生活比以前輕鬆多了。正從飲食失調中復原的自閉症者凱特琳（Kaitlin）也會利用網路進行研究，以便在跟朋友外出用餐之前做好心理準備。

「我會先在網路上查看菜單上的所有內容，然後找出可以吃哪些東西才不會讓我的厭食症及感官問題露餡。我也會練習大聲點餐，尤其是當菜名是另一種語言，而我又不知道如何發音的時候。」她說道。

「我不知道有哪個神經典型者會坐在家裡，用谷歌搜尋馬賽魚湯或麵餅因吉拉（injera）要如何發音，才不會讓自己在餐廳裡看起來『很怪』。」但是，對自閉症者來說，事先想好劇本並預先規劃好是很常見的事情。[27]這會給我們一種掌控情況的舒適感。但是，當神經典型者意識到我們對他們視為「基本」的活動投入了如此多的時間和精力時，他們往往會感到非常排斥。因此，對於蒙面自閉症者來說，融入其中不僅僅是要找到做對事情的技巧，也要學著去掩蓋自己依賴這些密技的事實。

凱特琳說，有時候她的朋友會「抓到」她在餐廳裡使用社交劇本。由於她過去有飲食失調的經歷，這種程度的努力和預先計畫看起來就很可疑：

「我的朋友艾咪發現我事先研究過餐廳的菜單，因為我對菜單內容太熟悉了。她覺得那就表示我還在計算熱量，依然還受到飲食失調的影響。你彷彿走在鋼索上，必須小心翼翼地拿捏。知道的剛剛好就好，不要太多，否則人們會覺得很奇怪。」

艾咪不明白凱特琳研究菜單的目的是為了緩解與飲食失調相關的焦慮。相反地，她認定自己的朋友對菜單是擔心「過頭」，因為她又在控制飲食。對於蒙面自閉症者來說，知道「太多」或對某事思考得太深，在別人眼中都顯得可疑。別人會覺得我們在他們不會費心的事情上投入了太多心力，顯得過於算計，甚至有些令人不安。

總而言之，自閉症者的「生活密技」與蒙面壓力經常息息相關。但事實上，它們並不一定要綁在一起。雖然神經典型者希望我們隱藏為了融入而付出的一切努力，但是公開這些努力本身可能是一種革命性的行動。假如某件事情對我們來說很困難，我們就不應該假裝那很容易，或是掩飾我們的疲憊或壓力。假如我們需要大量資訊才能讓自己在探索陌生空間時感到自在，也不必隱藏這件事實。

雖然凱特琳並沒有對所有人坦承自己是自閉症，她還是決定向艾咪解釋自己研究菜單知識的「罪惡感」。

「我年紀比較小的時候更沒安全感，一直覺得要坦承自己會提前查看菜單是很尷尬的事。但艾咪知道我有自閉症的哥哥，也知道自閉症對他的生活有什麼影響。所以我跟她說，看，我就跟他一樣，這就是我們的方式。這幫助我適應新的地方和食物。」

現在，艾咪理解了凱特琳的自閉症生活密技，兩個人因此更親近了。她們外出吃飯時，艾咪會詢問凱特琳菜餚的成分，或者餐廳洗手間在哪裡。凱特琳不需要掩飾自己的準備工作，而是大方分享。

許多自閉症者的「生活密技」包含使用一些不顯眼的輔助工具，這些工具能讓他們不被貼上障礙者標籤。我們會討論哪個耳塞看起來比較隱蔽、哪款降噪耳機最好看，或者用打毛線、編織衣物等興趣來處理社交焦慮，或避免課堂上的眼神交會。這些都是受人歡迎的補償方法，因為它們效果很好。但是，我們未必都要靠著不顯眼的方法來迎合神經典型者的感官偏好。我們可以自豪而光明正大地用自己的方式做自己的事，並分享那些讓更好的生活得以成真的捷徑與方法。我們可以使用幅度大而強烈的手勢來自我刺激，戴上大而顯眼的耳罩，並在有需要的時候尋求幫助。我們愈誠實看待自己所面對的困難，神經典型者就愈難忽視我們的聲音，或無視我們仍難以進入大多數公共空間的事實。讓自己變得更有能見度也是一種擺脫羞恥的練習。

徹底曝光

史凱・庫巴布（Sky Cubacub）是「重生服裝」（Rebirth Garments）的創辦人，這是一家專門關注酷兒與障礙者需求的服裝與配件公司。史凱店裡的特色是提供五顏六色且舒適的物品，適合所有性別與身材的人，像是以漁網線和霓虹面料拼接而成的緊身衣、大小適中、不會太緊的束胸，以及各種鮮豔圖案的T恤、頭巾還有別針。

新冠肺炎剛開始肆虐之際，重生服裝是第一批販售透明塑膠口罩的店家，這款口罩採用透明塑膠材質，讓人可以看到佩戴者的嘴唇。對許多障礙者（包括自閉症者）來說，可以看到嘴唇的移動，比較容易跟上對話。當每個人都戴上口罩時，我自己也難以分辨是否有人在跟我說話，因為我依賴看到對方嘴唇的動作來集中注意力。

由於透明口罩需求很大，史凱決定免費捐出自己的設計。他[ii]不僅僅是時尚流行界的夢想家，也是政治遠見的實踐者，而這也淋漓盡致地表現在他經營個人事業的各個方面。他所有的作品背後都以「徹底曝光」的哲學作為核心，這個理念在他的工作坊、TED演講還有小誌（zine）《徹底曝光：酷兒障礙服裝改革運動宣言》（*Radical Visibility: A Queercrip Dress Reform Movement Manifesto*）都討論過。

何謂徹底曝光？這是一種接納性少數與障礙者的方法，強調並讚揚那些通常被社會掩蓋的特質。這種理念將曾經用來貶低我們人性的字眼（酷兒、瘸子、瘋子）轉化為驕傲的象徵，並將拐杖和義肢視為令人羨慕的時尚配件，讓我們的差異變得很「酷」。

「文化規範並不鼓勵跨性別者與障礙者穿著時髦或顯眼。」史凱寫道。[28]「社會要我們『融入』，不要引人側目。但是，假如我們要反抗社會想讓我們隱形的欲望呢？假如我們透過服裝改革，集體拒絕同化呢？」

換句話說，徹底曝光與掩飾自己是完全對立的。掩飾是隱藏，徹底曝光則是勇敢站上舞台；掩飾需要不斷掃描環境以檢測社會威脅，並壓抑自閉症者身體的不規則刺激和抽搐，徹底曝光則鼓勵坦然做自己。蒙面者藉由一連串帶著歉意的妥協，以及遮遮掩掩的應對機制，私下滿足自己的需求；徹底曝光者則是公開宣告自己是誰與需要什麼，因為這是他們應得的權利。

早在發現自己是自閉症者之前，我就已經注意到社會如何毫不掩飾地鼓勵障礙者盡量弱化自己的差異。中學時，我的好朋友想買一台亮綠色的輪椅。輪椅的顏色真的很適合她，因為當時她有一種流行的情緒搖滾（emo-indie）風格，亮綠色的輪椅真的跟她非常契合。但是，我朋友的母親勸她不要。

ii 原文中的人稱代詞是they，在此譯為他。編注

「你不會想要大家第一眼看到你時，就先注意到你的輪椅。」她說。

然而即使坐在一台極為普通的黑色輪椅上，也改變不了事實——其他人看到我的好朋友時，最先注意到的一定還是她的身體障礙。我們生活的世界是一個過於歧視障礙者的社會。在公共場合，陌生人經常用對小孩說話的語氣對她說話，或者表現出彷彿她無法替自己發聲的樣子。這種偏見讓我們習慣將注意力集中在那些看似「與眾不同」的特質上。對身障者普遍的社會排除也加劇這個現象。你看到的輪椅使用者愈少，坐輪椅似乎就愈顯得醒目。而陌生人愈是對輪椅使用者投以異樣目光，身障者在公共場合的舒適感就愈低。這是一種自我延續的排斥循環。

從長遠來看，選擇擁有一台亮綠色的輪椅或許更能讓我好友的障礙被正常化，久了之後，在人們眼中就變得平凡無奇。這可以傳達出一個訊息：輪椅不是需要被隱藏的東西，障礙不是需要被忽略，或是以居高臨下或委婉語言來掩蓋的問題。正如我前面提到有關自我污名的研究顯示，自豪地展現自己的身分可以減少自我意識過強和疏離感。

自閉症不見得比坐輪椅還要顯眼，但研究顯示，神經典型者確實往往能察覺我們身上有許多細微的差異，即使他們未必有意識。舉例來說，薩森（Sasson 2017）等人發現神經典型者在與陌生人碰面後的幾毫秒內，通常就可以迅速且下意識地辨認出對方是自閉症者。[29]然而，他們並沒有意識到自己已經認出對方有自閉症，只是覺得這個人有點奇怪。這項研究的參與者比較不想與自閉症者聊天，也比較不喜歡他們（相較於非自閉症者），這一切都是根據短暫的社交互動資料。還有很重要的一點是，該研究中的自閉症者並沒有做「錯」任何事，他們的行為百分之百得體，聊天的內容也恰如其分。雖然他們用盡全力想要表現得像是神經典型者，但他們的行為有時還是會露出破綻，只是稍微有點「不對勁」，便因此不受歡迎。

儘管蒙面自閉症者努力隱藏自己的神經多樣性，但往往最終適得其反。做作和看似被迫的社交表現常常讓神經典型者感到不舒服。在一項針對心理學認知的「詭異性」（creepiness）代表研究中，麥克安德魯和科恩克（McAndrew and Koehnke, 2016）訪問了一千三百四十一名受試者，請他們回答哪些人格特質與行為會讓他們聯想到「詭異」的人，並運用統計因素分析發展出可量化的「詭異指數」。他們發展出的詭異指數包括以下特質：一個人具有笨拙的、難以預測的行為；看起來不自然的笑容；在「不適當」的時機發出笑聲；針對某個主題喋喋不休，以及不知道如何結束談話。[30]當自閉症者試圖以一種和藹可親而熱情的方式與他人社交與建立連結時，以上這些正是我們會表現出來的特質。即使我們試著用微笑、保持對話流暢還有專注於當下等方式想讓身邊的神經典型者放鬆，但我們可能看起來還是有點恐怖或令人不安。

社會心理學家利安德、查特朗和巴格（Leander, Chartrand, and Bargh, 2012）的一系列實驗發現，當一個人進行社會鏡像（social mirroring）活動，即使方式只是稍微不恰當，也會讓旁人覺得不舒服，甚至產生身體上的寒意。[31]適度的模仿在朋友之間是正常的行為，人們會在相處變得舒適、彼此同步時，自然模仿對方的姿態或舉止。但是如果你模仿過頭，或者時機不對，研究顯示，這會讓對方感到不寒而慄。蒙面自閉症者很努力想要模仿他人，但由於我們無法像神經典型者那樣自然流暢、不費吹灰之力地辦到，我們經常在無意中引發神經典型者的「詭異感知雷達」。

因此，解決之道就是不再隱藏自己，也不再假裝成其他人。與其竭盡心力去模仿神經典型者（且往往失敗），還不如徹底曝光。薩森的研究發現，當這項研究的參與者得知他們是在與自閉症者互動，他們對我們的偏見也就消失了。突然間，他們會喜歡這位跟他們聊起天來稍微有點笨拙的朋友，也表現出想要更了解他們的興趣。理解自閉症者的奇怪之處，有助於去除那種讓人毛骨悚然的感覺。薩森與莫里斯（Sasson and Morrison, 2019）的後續研究證實，如果神經典型者知道他們遇到的人是自閉症者的話，對他們的第一印象都會比原先的更加正面，而且在互動之後，神經典型者更有興趣了解自閉症。[32]徹底曝光確實帶來了回報。

在史凱的創作中，徹底曝光就是將自我呈現作為抗議形式。他寫道：「徹底曝光是一種行動訴求：打扮是為了不被忽視，拒絕『隱形』與『同化』」。

史凱本人看起來就和照片裡的模樣一樣酷而吸睛：他戴著金屬鎧甲製成的銀黑色頭飾，圖案鮮豔的緊身褲和短版上衣，臉上畫著幾何水晶圖案。沒有人會對他視而不見，他也不會擔心正常人的目光而導致隱藏自己天生的動作，或者是身體的需求。幾年前，史凱由於胃部健康問題，不再穿著緊身有型的褲子（像是牛仔褲），轉而選擇以彈性材質製成的衣物。如今，他幾乎總是穿著有彈性的緊身褲或舒適的自行車短褲，除此之外，我們很少看到他還有其他打扮。由此看來，史凱的經驗對於想卸下面具的自閉症者深具啟發性。我們許多人為了融入社會，把自己的身體束縛在不舒服、毫無個性甚至帶有感官壓迫的「職業」服裝中，即便這樣做可能讓我們感覺失去了個體性，或是一種感官上的虐待。

對於那些想要以更徹底的曝光呈現個人風格的蒙面自閉症者，你可以從以下建議入手：

自閉症徹底曝光：卸下面具的穿衣風格

- 分辨哪些衣服給你的身體帶來太大的壓力，或是把壓力用在「錯的」地方。例如，用彈性布料製成的褲子取代過緊的褲子，或者將傳統內衣換成無鋼圈內衣。甚至可以換上材質比較柔軟、有彈性的領帶。
- 找出哪種類型的衣服會讓你有安穩或舒緩感官的觸感。舉例來說，有些自閉症者喜歡手腕受壓的感覺，喜歡戴著很緊的錶帶或手鐲。其他人則是喜歡厚重的外套或背心。
- 找出並丟掉衣櫥裡給你帶來感官壓力的衣物：試著剪掉衣服上的所有標籤，在不合腳的鞋子裡放進鞋墊。許多自閉症者都是踮腳走路，所以你可能需要另外的支撐。
- 找出哪些圖案或風格的衣服穿起來確實讓你感到愉悅。當你穿一身黑的時候，會覺得最像「自己」嗎？或者你比較喜歡成為色彩繽紛的彩虹？

- 在你的日常穿著中加上個人的特殊興趣。穿著印有你動漫偶像的T恤，或者在正式場合戴上電玩主題的袖扣和領口別針。「不公開的角色扮演」（closet cosplay）以微妙的方式扮演你最喜歡的角色。
- 追求時尚化的刺激物品：戴上可解悶或可咀嚼的首飾（像是咀嚼項鍊），將解悶的玩具放在口袋裡，用彩色的貼紙黏滿你的手機殼，或者為手機殼貼上彈出式支架（pop-up stand）。

許多蒙面自閉症者與自己的身體及自我呈現如此脫節，所以很難想像真正擁有自己是什麼感覺。如果你的衣著一直都是神經典型者的打扮，你可能對於怎麼樣才是真正的個人風格毫無頭緒。如果是這種情況，就從小處著手，專注於減輕自己的不適。丟掉那些會讓你疼痛或苦惱的衣服。把不舒服的物品換成更舒適、適合的替代品，並質疑那些可能束縛你的「得體」觀念。你可能並不需要那些你的前輩或父母曾經交代你一定要做的打扮，像是化妝、穿上絲襪或正經八百的西裝外套。或許你可以來個「大剪髮運動」[iii]，不要再用化學藥劑把頭髮燙直，[33]或是穿上自己故鄉文化傳統的首飾或衣服。許多職場確實都會嚴格限制個人該怎麼穿、要怎麼表現自己，但假如你屬於多數待在公司體制外的自閉症者，那你擁有的餘裕遠遠超出你的想像。

愈來愈多的自閉症創作者正在製作可以穿戴的刺激玩具和輔助工具。視覺藝術家與珠寶

日常生活卸下面具 徹底曝光的日常挑戰
讓人失望：練習說「不」、「我不能這樣做」、「這件事讓我不舒服」或「我現在必須離開」，不用做任何解釋或道歉。
在你平時為了維持和諧只會點頭同意的場合，表達不同的意見。
察覺到你被迫做自己不想做的事情時所感受到的壓力。大聲練習說出：「我不知道為什麼我都已經說了不，你還要一直逼我。」
試著一整天不猜想或揣摩任何人的感受。
試著一整天不要控制你的臉部表情或肢體語言所釋放的訊息。
提出你通常不好意思提出的要求。
在一場對話中從頭到尾都不要假裝任何反應或情緒。
一邊走路一邊唱你最喜歡的歌。
帶著自我刺激的玩具去參加聚會或公共場所，大方拿出來使用，無需感到羞恥。
穿上你絕對喜歡的別緻衣服或打扮，不用等到有什麼活動或「理由」才穿。
有朋友問你最近好不好，誠實回答。
不用等任何人的批准就直接採取行動。
和可靠的人分享你滿滿的情緒：找個可以一起哭泣的人，或者向朋友宣洩讓你怒氣沖天的事。
告訴你信任的人關於你的神經多樣性，還有這對你的影響。

iii 大剪髮運動（big chop）由天生髮質特別捲曲的黑人女性所推動，意指回歸天生或自身族裔習慣的髮型，像是捲髮、波浪和編織。編注

設計師卡莉・紐曼（Carly Newman）就為自閉症者製作出一系列耳環造型的耳塞。[34]這些耳環並不是用來隱瞞我在公共場合有時需要耳塞的事實，而是向公眾展示我的輔助工具。Stimtastic與ARK Therapeutic這類公司就專門製作刺激首飾，例如旋轉戒指與鎮靜指壓帶。有些自閉症創作者也會做鈕釦、帽子與首飾來傳達自己的想法：綠色的大徽章上面寫著「歡迎來聊天！」，或者黃色徽章上面寫著「別打擾我！」。在自閉症者經常參加的會議上，這些工具非常寶貴，有助於我們與他人社交，同時也能劃出我們的界線。雖然這些工具尚未被廣泛接受，但就像在別針或電子郵件簽名中顯示代名詞一樣，當採用的人愈來愈多，對這些工具的認識也將變得愈加普遍。

當然，穿上明確的衣服與配飾，只是擁抱徹底曝光的一種方法。從本質上來說，不論是卸下面具還是徹底曝光，都是為了放棄在表面上順從神經典型的規範，學著公開生活和誠實做自己。這主要在於我們向他人表達自己與需求方式的改變。最後，以下有一些小祕訣，教你如何在日常生活中做到徹底曝光。

徹底曝光是自我倡議，也是自我表達。但是，對大多數蒙面自閉症者來說，為自己挺身而出實在非常可怕。由於我們在社交上有困難，所以往往會覺得必須取悅他人、微笑和不自在地大笑，而且是反射動作，彷彿只要其他人在身邊時，我們真實的感受與偏好就全部消失。這些反射動作之所以出現，是為了保護我們，有這些反應也沒什麼好丟臉。但是，如果我們想要活得更自由，我們會需要培養一些能夠坦然溝通、感受到被傾聽與尊重的關係。下一章討論的是建立有助於我們發展自閉症的人際關係。我的意思是與自閉症的夥伴建立有意義的關係與社群，這也會使我們與非自閉症者之間的既有關係變得對自閉症者更為友善。

7 培養自閉症者的人際關係
Cultivating Autistic Relationships

詹姆斯．費恩雖然多年前就停止與「愛滋病解放力量聯盟」合作並搬離紐約，但是他依然積極參與LGBTQ的活動。費恩來自密西根州的一個小鄉村，他現在也居住在那裡。他會定期發表文章，介紹發生在世界各地針對性少數權利的最新法律與政治攻擊，並固定和各種行動團體會面。他也協助管理臉書上一個最大型的LGBTQ社團。然而有時候，費恩直率、充滿自閉症風格的溝通方式會惹惱團體裡的其他夥伴。他曾經要求一名組織夥伴講慢一點，將她的計畫解釋得更清楚，因而大大冒犯了對方。

費恩說：「我真的必須站出來，跟她說：『聽著，我實在不太理解你說什麼，我知道現場其他人可能會懂。但我是自閉症者，有時候很難讀出話中有話的弦外之音，所以可以請妳慢一點嗎？』」

照道理來說，詹姆斯所做的一切都是正確的。他為自己挺身而出，要求配合他的需求進行相對簡單的調整，甚至也解釋了為什麼自己很難跟上對方的討論。他完美地卸下了面具。不幸的是，事情並沒有進展得很順利——至少一開始沒有。

他嘆了一口氣說：「她說我這是情緒操控，還有男性說教，我只是說出自己的脆弱，她就變得充滿敵意。」

自閉症者往往喜歡「資訊傾倒」，也就是透過與其他人分享知識來建立關係，但卻錯過了那些對其他人而言似乎顯而易見的社交暗示，而且傾向用單調的語氣說話，聽起來枯燥無聊，或容易被解讀為帶有嘲諷之意。許多自閉症者覺得要自然流暢地聊天相當困難，我們要不是在「錯的」時間打斷別人，要不就是無法在你來我往的快速交流中插話，因此被完全冷落。基於上述種種原因，自閉症女性（尤其是有色人種的女性）經常被認為說話冷漠或「惡毒」，而自閉症男性則往往被誤認為是在進行高高在上的「男性說教」。這是一個充滿挑戰、不易探索的社交雷區，因為大部分女性過去當然都遭遇過男性說教，也碰過情緒操控，因此在面對類似行為時，自然會保持高度警戒。而在某種身分（例如性別）上受到壓迫的非障礙者，未必總是能夠意識到自己面對看似在社會上擁有權力的障礙者時，仍然具有某種優勢。

這位組織人員確信自己受到詹姆斯嘲笑，或是認為他要求她重新說明觀點的目的是想要干擾她。無庸置疑，過去在行動團體的會議上，男性一直是採取這種策略來對付她的。還好，會議上有其他參與者能夠為詹姆斯的人格作證。

「很幸運，會議室裡有幾個人站出來說：『沒有，他不是在開玩笑，他就是個自閉到不行的自閉症者。』」他說。

當詹姆斯說明自己的障礙時，那位組織夥伴不太願意信任他（實在很奇怪，當我們表達自己的需求時，很少被信任或聽到），但她確實接受了那些為詹姆斯說話的健全人士所做的說明。會議上的緊張關係很快就緩和了。但如果沒有這些非障礙者的支持，詹姆斯的坦誠相告及自我倡議可能會受到懲罰。

詹姆斯的行為堪稱自閉症者挺身而出、自我捍衛的完美典範，而認識他的人所做出的回應，也完美呈現了要如何成為自閉症者的夥伴。儘管如此，互動依然緊張。我覺得，展示出幾乎每個人都是正確行事（至少是可理解的行動）的範例十分重要，即使結果有點不盡如人意。卸下面具並不是普遍的正面經驗，有時，當我們先為自己著想，就可能會讓其他人沮喪與失望，甚至觸發他們的情緒，使他們感到不快。關鍵之處在於我們要學會駕馭由衝突所造成的互動，並且練習堅定地面對來自別人的負面回應。只要我們沒有傷害任何人或侵犯他人的權利，那麼，造成其他人不開心的行動並沒有大礙。畢竟，神經典型者也會在聊天時踩到對方的地雷，然後若無其事、輕鬆自在地繼續聊下去。既然如此，神經多樣者至少應該擁有一些犯錯的空間，也可以充分展現出人性。

從許多方面來看，戴上面具在心理上很類似於共依存症（codependency），一種試圖管理或控制他人反應和情緒的關係模式，而這種模式通常是虐待關係造成。[1]卸下面具需要我們不再依賴神經典型者的接納來引導我們如何行事——而這代表有時我們要做「對的」事情，即使我們知道這樣做會惹到其他人。大部分的蒙面自閉症者需要很多的練習來發展出強大的洞察力，基本上，這種洞察力就是要以我們的信念和認知去引導自己的行為，而非順從其他人的短暫回應與印象。當別人對我們不滿意，蒙面自閉症者往往會覺得非常沮喪難受，因為從過去以來，他人對我們的非難都是如此危險與痛苦。我們有很多人幾乎願意做任何事來讓別人滿意。若要發展出可靠的自我倡議技巧，學會忍受讓他人不快所帶來的痛苦是相當關鍵的事。

蒙面自閉症者極為依賴別人的看法與感受。我們竭盡全力想讓神經典型者和我們在意的人過得輕鬆一點，我們隱藏自己那些令人分心、奇怪或給人帶來不便的一面，還要隨時注意對方是否有不滿的跡象。體貼他人是理所當然且健康的，但是蒙面自閉症者往往投入太多精力去取悅別人，幾乎沒有認知空間去思考（或聆聽）自己的聲音。這也會妨礙我們與他人真誠來往。你必須確確實實地認清另一個人的情感（無論好壞），並誠實回應，才得以建立連結。皮笑肉不笑和模仿都會讓我們更難看見並欣賞人的複雜性。

在公共場合卸下面具幾乎不可能，只要身邊有人，我們就彷彿失去自我的想法或感受。我自己也一直處於這種狀態，深深自我壓抑，不知道自己真正的喜好，也無法認清有人已越過界線或讓我感到不適，直到過了幾個小時、在我獨處或有餘裕時才會察覺。雖然我很希望自己能夠將卸下面具描述成一種純粹的正向經驗，能夠擺脫所有的焦慮負擔，並冒險進入一個包容開明的世界，但我知道事實並非如此。事實是，卸下面具通常會讓人緊張和尷尬。我們必須選擇卸下面具，是因為我們明白蒙面正在傷害自己，為了奮力擺脫這道陷阱，受到神經典型者的反對是值得的。

有時，卸下面具就表示會在巴士上遇到異樣的眼光，並且要努力不讓這些眼光阻礙你自我刺激；有時，卸下面具意味著你要在和朋友爭吵幾天之後，寫電子郵件解釋你直到剛剛才意識到他們的話傷到了你的感情。對於黑人與棕色人種的自閉症者來說，卸下面具尤其令人擔憂，因為在公共場所讓障礙徹底曝光可能會導致生命危險。對於我們許多人來說，這就表示需要做出艱難的決定：我們覺得哪些地方最安心、最容易被人接納，還有何時與如何才能最有效地卸下面具。當我們將真實的自己帶入社交互動，會有很多力量在拉扯，而大量的機會與益處中也存在著許多風險。

為了要讓卸下面具的自閉症者可以持續下去且保持健康，有必要在我們的工具箱中加入許多新的因應策略，還有在我們身邊找到真正支持我們的親友。我們必須能處理人際關係的衝突，並且與那些真正理解我們的朋友培養出連結。有時，卸下面具就代表了要教導我們神經典型的朋友家人對我們好一點，而在其他情況下，這也意味著要與那些不值得我們努力付出與往來的人斷絕關係。本章主要是各種練習與研究，為的是告訴自閉症者如何營造出能夠滿足你的情感和心理需求的關係，並且也學習如何在得不到支持與接納的公共空間及社會互動中探索。

自我揭露——何時具有意義

當詹姆斯解釋因為自己是自閉症者，所以無法跟上對方的講話內容，此時，他是在自我揭露他的障礙處境。自閉症者的自我揭露是否有益，研究的看法好壞參半。前面已經提到，有些實驗研究確實顯示，當神經典型者意識到自己正在和自閉症者說話，他們表現出來的偏見會比較少，而且比原本不知道時更喜歡這個人。意識到眼前這個人的笨拙實際上只是神經多樣性，就可以讓一切看來更為合理，也比較不那麼「詭異」。但是，心理學家不確定這種短期的益處（在面對面聊天的研究所觀察到的）是否適用於更大的團體或工作場合。

羅穆爾茲（Romualdez）等人最近的研究就問到自閉症成人在專業場合的自我揭露情形。[2]研究者發現，雖然大部分的自閉症者「出櫃」時都希望獲得職場上的調整措施，也希望能被更有耐心地對待，但有四十五％的人表示，這項決定並沒有為自己帶來任何益處。雖然這份研究的受訪者較少提到自己坦承自閉症後受到欺負，但許多人都說這樣做並沒有改變別人對待他們的方式，只讓他們覺得自己更加脆弱。另一方面，有四十．四％的受訪者說坦承自閉症是利大於弊，原因包括上司會願意提供協助，或是同事會理解並欣賞他們。

其他研究顯示，自閉症者自我揭露的影響，實際上取決於他們揭露的對象對神經類型的理解程度。[3]當人們對自閉症的認識相當膚淺且帶有刻板印象，往往就會以一種高度污名化且毫無人性的方式來回應。舉例來說，他們可能會因為發現自閉症原來可能發生在成人身上，因而大吃一驚，並以相當遺憾的語氣脫口說道：「但你看起來不像自閉症啊！」有時候，自閉症者的自我揭露會受到對方幼體化的對待（甚至對方會用娃娃音與當事人對話），或是用高高在上的姿態保證當事人有多聰明，以及他們看起來像正常人。當自閉症者在學校或職場上出櫃，大家可能會突然與他們保持距離，因為害怕講錯話或冒犯他們。然而，與成人自閉症者進行正面互動的經驗往往可以打開神經典型者的思維，讓他們更願意了解自閉症。

社交媒體是一種管道，能進行自我揭露而不用承擔現實生活中遭人拒絕的風險。在抖音、IG等社交媒體平台上，自閉症的青少年與成人「卸下面具」並隨著新音樂擺動的影音迅速走紅。其中，有支記錄一名十九歲自閉症女性戴著耳機搖擺的影片在二〇二〇年七月瘋傳，點閱次數超過一千萬，並得到撲天蓋地的分享。[4]針對這部影片的評論幾乎是一面倒的支持與好奇，而影片的創作者潔伊（Jay）隨後推出了好幾部短片教導她的追蹤者如何接納自閉症。作家兼推特的超級用戶妮可·克利夫（Nicole Cliffe）也在二〇二〇年公開承認自己是自閉症者，[5]在那之前的幾年，她都以一種充滿共情的方式寫下自己小孩的自閉症生活，並且時常透過自己的平台教導追蹤者何謂蒙面與補償。她的追蹤者非常支持她，許多人也站出來分享自己身為神經多樣者的經驗。經過了幾十年來廣為流傳的錯誤資訊、散布恐懼還有刻板印象，大眾終於有興趣了解自閉症者如何描述自己的經驗，我們終於有了保證自己能被聽見的管道。

當然，在網路上公開坦承自己是自閉症者未必都是好的經驗。我認識的某位黑人舞者在推特上發布了自己隨著音樂自我刺激的影片，結果卻遭到騷擾，甚至有人指控她「假裝」有障礙以吸引注意。而我甚至無法再轉發她的推文，因為排山倒海而來的騷擾迫使她關閉自己的帳號。值得注意的地方在於，這名黑人女性做了跟白人自閉症者潔伊完全相同的事情：在網路上公開且開心地承認自己是自閉症者，希望藉此教育他人。但白人受到讚揚，而黑人卻被視為可疑。

該何時及如何自我揭露對自閉症者而言是雙重困境。為了讓人了解，我們必須坦承有自閉症，但是我們坦承自己有自閉症時，經常是處於一個殘酷的文化環境裡，很可能無法被真正了解。坦承有助於我們反轉其他人對我們障礙的無知印象，但是由於這些刻板印象是如此普遍且持續已久，不可能藉著一個反例就消除已經造成的所有傷害。一般來說，當優勢群體的人們接觸到的訊息並不符合他們對被壓迫群體的刻板印象時，他們的回應若非將相關資訊打折扣（例如說「你們沒有那麼自閉症！」），就是重新歸類，將他們與刻板印象中的自閉症者加以分類（例如說「你不像其他那些真正有損傷的自閉症者。你屬於聰明的那一邊！」）。[6]

許多時候，自我揭露會讓自己被否定意見和無知所淹沒。你的自我揭露所產生的正面影響未必會被察覺，你也未必可以直接從中受益。克莉絲特爾自從被診斷出有自閉症之後，就一直在與此搏鬥，儘管她的母親與祖父在她小時候阻止她接受評估，但即使她得到了診斷結果，他們還是表現出完全的不解與震驚，甚至說她的自閉症狀最好是直接忽視，因為每個人都要努力適應、迎頭趕上。不幸的是，這通常是每個家庭中第一個坦承自閉症的人會擁有的共同經驗。其他自閉症狀未被診斷出來的親人可能會帶著防衛，否定這個剛診斷出自閉症的人，說他們的掙扎不過是生活中的常態。當然，這說明了他們自己一生中都在默默承受的掙扎經驗。反駁與尖酸刻薄的回應透露的可能是這些家庭成員在無法獲得應有的幫助或認可時所生出的怨恨。

要讓自閉症者的自我揭露真正對某人產生影響，就需要一種相互尊重與信任的關係。對方也需要願意不斷學習，並隨著持續的互動修正自己對自閉症的理解。最近，克莉絲特爾開始與一位名叫阿奇布（Aqaib）的小學老師約會，他告訴克莉絲特爾，自己對於成人自閉症者所知甚少。一開始，他說了些一般人得知你是自閉症者之後時常會不經意說出的話，像是：克莉絲特爾太漂亮了，根本不可能是自閉症者，還有自閉症不是她忘記兩人約會日期的好「藉口」。克莉絲特爾要求阿奇布自己設法去學習關於自閉症的一切——而他真的做到了。他開始觀看自閉症者製作的影片，也買了一些克莉絲特爾推薦給他的書籍。

「我在他家廁所發現我送給他的書，書頁處處都是折角，看起來真的讀過。這應該不是太高的標準，但是我為家人介紹自閉症的書，他們從來沒翻過。」她說。

阿奇布證明了自己值得克莉絲特爾在自我揭露及自我倡議上所做的努力，但克莉絲特爾的家人就不是如此。

我希望自己可以建議每位自閉症者都光明正大地讓自己的障礙出現在日常生活中的每個領域。但我也理解，這種想法是多麼不切實際，而且把事情過度簡化。雖然我們大部分人一開始都對自我揭露很猶豫，有時甚至必須克服自己的焦慮與自我懷疑，但我們也都最了解自己的處境。我們有很多自我揭露的好理由，也同樣有很多正當的理由不去這麼做。以下是一些反思問題，讓你仔細思考要怎麼處理這個議題：

1. 我想要對誰「坦承」自己是自閉症者？
2. 我為何想坦承？我希望這樣做之後會發生什麼結果？

3. 我希望其他人多了解我哪一方面？
4. 我願意投入多少精力來教育這個人，好讓他了解「真正」的自閉症是什麼？
5. 我是否有一個具體的「要求」？例如要求對方提供某種輔助措施，或是改變對待方式？
6. 誰可以「了解」我，並幫助我為自己倡議？

正如以上問題所示，卸下面具與坦承自己是自閉症者，兩者並不是同一回事，也不是非此即彼的選擇。舉例而言，你可以選擇在一些朋友與幾位信得過的家人之間公開自己是自閉症者，但是在比較大型的家庭聚會或職場上選擇不這麼做。假如你認為花上大把時間教導你的教會成員關於自閉症的知識是值得的，你可以這麼做——或者你也可以只分享你需要什麼樣的具體調整，而不用費勁解釋原因。此外，如果有個信得過的支持者在你身邊，肯定也很有幫助。

讓每個人都能理解並不是你的責任，也沒必要讓自己承受過多的評斷與污名。舉例來說，你可能會覺得告訴人力資源部的同事你有偏頭痛，所以需要在燈上面安裝調光器開關，這樣比較簡單。如果你覺得跟朋友講自己生病了無法出門，比告訴他們自己正在面臨自閉症倦怠來得容易，那也沒有關係，就把這個作為取消計畫的「藉口」吧。你也可以慢慢地公開，先在私底下逐漸了解那個卸下面具的自己，然後和你覺得最安心的人發展出不蒙面（或較少偽裝）的關係。當他人質疑你的障礙時，有一個安全可靠的人當你穩固的靠山，可以撐住你，就如同詹姆斯那些社運朋友們所做的。他們可以站出來幫助你處理感官超載，或是提醒你檢查身體是否有壓力大的跡象。當你身邊有人表現出對你的信任、相信這一切都是真的，也會讓你比較容易相信自己值得獲得相應的輔助與調整。在你經歷自我揭露的過程時，請記住以下幾個肯定句：

- 我不需要為自閉症道歉。

- 其他人不需要完全了解我或了解自閉症的一切，以此來表達對我的尊重。

- 我是為了自己而公開坦承自閉症或要求適度的調整，而不是為了其他人。

很重要的一點是，除了我們在個人層面上為了卸下面具及要求滿足自身需求而做的各種努力之外，也要找到並培養出那些具有支持性的人際關係，因為這些人的支持會讓一切容易許多。這也是下一個練習要做的事——打破討好他人的傾向，與山繆・芬奇（Samuel Dylan Finch）所說的「草莓人」建立更深厚的關係。

培養不戴面具的友誼——找到你的「草莓人」

山繆・芬奇寫到自閉症者討好與取悅他人的行為時，描述自己過去如何將真實的友誼拒於門外。他把愛一個人想成是努力讓他快樂。反之，如果有人一直很溫暖並不斷付出，山繆反而不會信任他。他不認為自己可以回報對方的真心真意。

「我傾向離開那些最慷慨、最熱情、給我最多情感支持的朋友、伙伴或熟人。對喜歡取悅別人的我們來說，實在太習慣在關係中不斷付出——沒有人要求我們這麼做的時候，我們就會無所適從。」他寫道。[7]

山繆覺得自己在不穩定、忽冷忽熱的人際關係中更自在。他會和傷害他的人交往、在職場上被人利用，並忽視那些原本有可能培養深厚友誼的新朋友。如此經過多年之後，他意識到自己必須重塑大腦中的社交模式。那些讓他感覺熟悉的人際關係顯然對他並不好。於是，他靜下心來，列出真正值得交友的清單。

「我為那些對我『太好』的人做了谷歌表單。在手機通訊錄裡，我在他們的名字旁邊加上了表情符號。如果這個人對我非常好，我就在他旁邊放一顆草莓。如果這個人是教導我思考或成長的朋友，我就在旁邊放上發芽的種子。」他寫道。

山繆主動聯絡了「草莓人」，並告訴他們自己想要優先維繫與他們的友誼。他向他們坦承自己過去會拒絕朋友的關心，因為他擔心讓對方失望。從那時起，每當他收到手機通知，看到有草莓或發芽種子的符號時，他就會確保自己迅速且熱情地回覆。他不再隨便取消與這些朋友的計畫，或刻意保持距離，而是把這些人放在生命中最重要的位置。

總而言之，自閉症者並不像神經典型者那樣靠著社交本能行事。無論我們與某人多麼熟悉或有何感覺，我們傾向於為接收到的每一條通知賦予同樣的重要性。在蒙面自閉症者身上，這種情況尤其明顯，他們可能會因為害怕得罪了誰，而想方設法對所有人都一視同仁地友善並積極回應。因此，把非自閉症者自然就具備的社交直覺外包出去可能會很有幫助，比如說，藉由將某些人標記為高度優先等級，或者只開啟來自特定聊天群組或應用程式的通知，其他全都關閉。這種「草莓人」系統不需要手動決定要不要回應以及按照什麼順序回應，可以強化「某些關係就是比其他關係更重要」的想法，因為這種方式能幫助自閉症者培養出更堅實的自我意識。

山繆做出這樣的改變不到一年，他的眾多「草莓人」都已變成他的新家庭成員。他們一路支持他努力熬過創傷後壓力症候群的治療，並陪他從飲食失調中復原。草莓人甚至彼此成了朋友——他們現在全部都在同一個聊天群組裡。

發展心理學的研究發現，自閉症者往往從很小的年紀就開始與他人形成不安全的依附關係。[8] 個體的依附模式會受到早期人際關係的影響，尤其是他們與主要照顧者的連結。個人早期依附的品質通常也能預測未來的愛情或其他人際關係的品質，以及他們接受他人安慰與情感支持的能力。

根據發展心理學的定義，擁有安全型依附的孩子會將照顧者視為探索世界時穩定而具有支持性的「基地」。舉例來說，一個擁有安全依附的幼兒可能會在不熟悉的遊樂場稍微冒險、四處探索，玩遊樂設施或嘗試交新朋友，但是他們每隔一段時間就會回到依附對象身邊以確認安全感。當他們被獨自留下，擁有安全依附的孩子會感到難過悲傷，但照顧者回來時，他們很快就能放鬆，並感到撫慰。隨著成長，擁有安全依附的孩子往往變成比較容易與其他人建立關係的大人，並且能以高度的穩定性及信任感來處理自己在關係中面臨的衝突與挑戰。

發展心理學家認為有幾種依附模式是功能失調。比方說，焦慮型依附的孩子可能因為擔心遭到遺棄而害怕遠離照顧者，他們獨自一人時，可能會經歷極度的痛苦，而且難以輕易復原。相對地，逃避型依附的孩子可能與照顧者很少互動。根據研究觀察，自閉症者表現出所謂「焦慮—矛盾型依附」的比例高於神經典型者。擁有焦慮—矛盾型依附的人比較難被安撫及消除內心不安，他們並不覺得親近的親友是自己迷失或受到威脅時可以尋求慰藉的「安全基地」。成年之後，這類人往往會陷入強烈的情感依賴，加上缺乏安全感的關係模式。他們渴望被接納，但也懷疑自己是否能被接納。當其他人想要建立連結時，他們甚至在無意間就將對方推開。

值得一提的是，發展心理學家是根據神經典型兒童與成人的表現來定義所謂的安全依附「看來應該是什麼樣貌」。具有安全依附關係的神經典型兒童會以非常容易識別的方式與自己的父母交流，像是使用眼神接觸與聲音表達等方式，但許多自閉症孩童可能會覺得這些方式很不自然。此外，不安全的依附模式有許多跡象也很難和神經多樣性的特徵（或是活在神經典型的世界中受到創傷的跡象）區分。例如，迴避型依附的特色是孩子在感到痛苦時會轉身背對照顧者，不會主動尋求安慰。雖然這些行為可能代表孩子沒有感受到照顧者的支持，但同時也可能只是自閉症者逃避碰觸、眼神交會或是言語溝通的跡象。

許多自閉症者從很小的時候就經歷了主要照顧者的排拒與缺乏理解。我們也有可能因為無法以神經典型者認可的方式尋求安慰而受到懲罰與忽視。我們嘗試與人建立連結的方式，例如在某人旁邊玩耍、卻完全不跟對方眼神接觸（也就是所謂的平行遊戲），可能會讓別人誤以為我們缺乏社交興趣。而強烈的自閉症崩潰可能使我們被誤以為無法安撫，進而被認為有焦慮型依附的跡象。由於上述及其他理由，許多自閉症者最終會對與他人的依附關係感到非常沒有安全感，或是我們誠心誠意嘗試與人連結，卻遭到拒絕或誤解。神經典型者的依附「規則」基本上使我們在別人眼中不可能成為適合建立正常、健康關係的對象。

有時，不安全依附的傾向在成人自閉症者身上會以一種方式表現出來，就是在受到讚美或關注時感到不自在。你甚至無法理解你所受到的正面關注在社交方面是恰當的表現，因為你已經非常習慣被嘲笑或挑剔，或是在緊張或有害的關係中沒頂。正如山繆所說，從局外人的角度來審視是否有人真的對你「太好」可能會有幫助，或是你只是太習慣被不當對待，導致別人的好意看來可疑。

以下幾個問題可以幫助你反思自己是否抗拒安全依附。

你是否會將你的「草莓人」推開？

1. 當有人誇獎你，你是否覺得自己必須將這份讚美低調帶過？

2. 你的生活中有人對你「太好」嗎？是誰？
3. 你是否因為對方可能拋棄你，而不敢信任對方？
4. 當有人給你正面的關注，你會感到害怕不安嗎？
5. 你是否擔心那些善良、有愛心的人值得擁有比你「更好」的朋友？
6. 當有人在你面前表現出自己脆弱的一面，你是否會試圖低調處理？
7. 你是否很難向別人表達你喜歡他們？

以上幾個問題指出，許多自閉症者在情感上與他人保持距離的原因往往是出於防禦和自我懷疑。我們大部分自閉症者有很多充分的理由說明為什麼會害怕接觸他人。當我年紀比較小時，許多對我感興趣的人通常是女性，她們想要「教」我怎樣變得更有女人味。有時候，同學與同事想靠近我，是因為想要我幫忙完成功課或寫作。久而久之，我開始認定，如果有人對我感興趣，那必定是因為他們想要整治我一番來當成娛樂，或者覺得我有利用價值。我認為別人每一次誇獎我都是在「挖苦」——人們強調你的與眾不同之處或給予你諷刺性的讚美，目的是為了讓你感到不安。

自閉症者很難區分那些打從心底真正喜歡你的朋友，以及那些只是親切回應我們面具的表面熟人。不過，有個方式可以探測兩者的不同，就是觀察在我們不完美的時候，有哪些人依然留在身邊。假如某人的接納是有條件的，那麼你在他身邊永遠無法完全放鬆。以下的問題是我用來區分誰值得放上山繆的草莓圖案，以及誰只想看到那個討人歡心、「阿諛奉承」的我。

1. 我可以自在地對誰表達不同意見？
2. 誰能以不帶任何批判的方式幫助我思考自己的想法與選擇？
3. 誰會在我傷害到他們的時候坦白告訴我，並會給我真正的機會改善？
4. 誰是那個無論如何都會尊重我的人？
5. 誰可以讓我感到充滿活力或深受鼓舞？
6. 誰能激發出我狂野、有趣的一面？
7. 有沒有誰是我想試著在相處時更敞開心胸、毫無遮掩的？

當我仔細思索這些問題時，我會想到幾個非常體貼、可靠、不會批判的朋友。他們的關懷始終如一，並且表現在小細節中，像是清楚記得我分享的故事內容。當我們意見不同，這些朋友會設法了解我的觀點，或是仔細地思考為什麼我會這樣看待事情。假如我說了無禮與傷人的話，他們會為了我們的友誼而告訴我，但他們並不樂見我因此感到羞恥。他們會坦然說出想要我做什麼，有需要的時候會請我幫忙，我如果試圖幫忙卻失敗時，他們也不會為此而恨我。這些朋友通常也是我可以分享混亂情緒及不成熟想法的對象，在他們面前，即便是顯得古怪、小器或愚蠢，我都感到自在。當我因為同事隨口說了些我不理解的話而生氣、難過或鑽牛角尖時，他們的支持給了我安身之處。

另一方面，我發現可以藉由思考以下問題來確認誰注定不會成為我的「草莓人」：

1. 我是否出於責任感或罪惡感而勉強自己與某些人相處？
2. 我覺得自己需要獲得誰的認可？
3. 誰讓我覺得沒有安全感或覺得自己不夠好？
4. 誰在我身邊會讓我身心俱疲？
5. 我在誰身邊會需要自我修正與自我審查？

一般來說，符合這類特徵的人都性格外向，並給我很多關注，但往往流於表面。他們可能對我有興趣，但提出的問題又過於刻意，或者像是在測試我。待在他們身邊沒有辦法幫助我放鬆或卸下面具，反而讓我戰戰兢兢、如履薄冰。他們裡頭有些人真的讓我覺得幽默、有趣，但是我也目睹了這些人排擠或懲罰他人，只因為對方犯了社交錯誤，或是做出他們不同意的選擇。我想起某位充滿魅力的朋友，我注意到他總是含糊其詞地說我讓他相當失望，但卻從不解釋我做了什麼或為什麼讓他失望。另外一個例子是我我過去相當仰慕的年長作家，每次我們一起出去，她都教訓我過於冷漠、自以為聰明，而且相當「自以為是」。即使她的觀察可能有部分沒錯，但在她面前，我從來不覺得被真正接納，更別說是喜歡了。她並不是真的在乎我的成長，比較像是要讓我下不了台。

你和「草莓人」相處的時間愈多，你就會覺得自己的社交愈順暢，也就比較不會把人際往來聯想到高壓、虛偽的表演。和沒有威脅性的人相處的美好時光有助於發展出能夠帶進其他關係之中的社交技巧。神經科學家已經觀察到，自閉症者與社交技能有關的大腦區域發展的時間遠比神經典型者大腦還要長得多。[9]巴斯蒂安森（Bastiaansen 2011）等人進行的研究發現，儘管年輕自閉症者的額下回（inferior frontal gyrus，額葉中與解讀臉部表情有關的區域）活躍程度遠遠不如非自閉症者，但是到了三十歲，自閉症者與非自閉症之間就沒有明顯的差異了。換句話說，自閉症者主動處理和解讀臉部表情作為社交資料的能力最終會「趕上」神經典型者。其他研究也發現，自閉症者只要超過五十歲，理解他人動機與情緒的能力已跟非自閉症者旗鼓相當。[10]

研究人員不確定為什麼會發生這樣的結果，不過這一切都有助於證實將自閉症視為一種發展障礙或發展延遲的合理性。以我來說，我猜想自閉症者會隨著時間推移變得更擅長解讀人的表情，並理解人類行為，因為我們最終會發展出自己理解這世界的方法和系統。如果我們可以早點獲得輔助工具，那麼，我們的發展速度或許就可能與神經典型者相同。適用於神經典型者的社交劇碼和捷徑對我們根本沒用，所以我們必須自學以發展出社交直覺。

隨著我們年紀漸長，社交接觸增加，自閉症者將更能解讀人們的面部表情。但是，我們也值得生活在一個神經典型者努力設法理解我們的世界。當我們花時間與那些不會讓我們感到害怕或威脅的人相處，我們或許會更適應眼神交會、主動聊天以及果斷自信的狀態。[11]作為自閉症者，你可能永遠無法完全擺脫社交上的焦慮，你也可能永遠都會有點擔心自己遭人遺棄。但你不需要學習以神經典型者認可的方式表達自己或與他人往來。如果眼神接觸對你來說很痛苦、會壓垮你，那麼，卸下面具、直接拒絕眼神接觸肯定比適應它更加重要。你可以和有益健康、具支持性的人深交，藉此學會敞開心胸，並且以適合你的方式有效地表達自己。隨著你愈來愈適應做自己，你可能會發現一個額外的好處，就是其他人看起來不再那麼有威脅性與令人困惑。

清楚並誠實地溝通

自閉症者通常喜歡明確清晰的訊息，而非依靠語氣或非言語的暗示。我們喜歡為我們列出明確具體的期待，並且給我們許多的機會發問與釐清意義。當我們與身邊的非自閉症者分享這些需求時，我們的關係可以更開放，讓連結更深更廣。當我們接受自己溝通方式的獨特之處與優勢時，我們也會減少感到不善社交且無能為力的感受。

下一頁的表格整理了一些自閉症者溝通上的需求。你可以把這張表格分享給你生活中或公司組織裡那些想要更理解你的神經典型者，或者只是簡單地為自己提出具體調整的要求。

常見的自閉症溝通需求	
整體需求	你可能會要求的一些調整
明確的期待	• 具體的計畫，包括時間、地點與有可能發生什麼事等細節 • 清楚的「要」或「不要」，不要委婉的用語，像是「我再考慮一下」 • 事先發送開會的議程，然後徹底遵守 • 在小組討論、訪談或其他高壓的公開活動之前，先提供閱讀資料、問題與討論主題 • 一步步、詳細說明完成任務的步驟 • 具體、可測量的結果或目標
顯示消息傳遞	• 不要假定人們會使用臉部表情、音調、姿勢、呼吸或眼淚來表達情緒 • 直接了當解釋你的感受：「我現在很失望，因為……」 • 認清並尊重界線：「聽起來雪莉現在並不想談論這件事。」 • 不要因為人們不懂字裡行間的意思而加以懲罰或評斷 • 使用澄清式提問：「你想要我怎麼做？」
減少感官／社交上的負擔	• 在激烈的對話中不要期待有眼神交會 • 在開車、散步或用手做事的時候，留一些空間討論較具挑戰性的話題 • 允許人們用簡訊、電子郵件或手寫的紙條表達他們的情緒或想法 • 讓人們有時間獨處反思他們的感受與信念 • 學會辨識出討好，還有即將崩潰的信號 • 常常可以暫時離開社交活動，或是提供人們可以躲起來的安靜空間

我們渴望直接溝通，也同樣擅長數落人——事實上，有時候是太過擅長了。在我們的生活中，蒙面自閉症者會因為要求澄清、過於直率或直接說出一些其他人不會明說的事情而受到懲罰。隨著時間過去，我們學會怎麼篩選自己的表達。然而，作為擁有更多生活經驗和自我倡議技能的成年人，我們開始檢視自己的溝通風格，並且把我們自己的聊天怪癖轉化為優點。

我已經數不清自己有多少次在工作會議上發言詢問會議的重點到底是什麼。不論是在學術或政治會議上，常常看到有些人稍微想到有事需要完成的時候就找人開會，但卻不清楚到底要做什麼，對於怎麼完成也毫無頭緒。我那顆過度分析的自閉症大腦渴望條理，而我的社交焦慮還有感官問題代表我希望大多數會議都能盡快結束。所以，當討論似乎已經亂了套，大家都在講些言不及義的話時，我往往會站出來扮演非正式的會議協調者角色。如果有人拐彎抹角、講話有所保留，我會設法理解他們的觀點，並且清楚明白表達我自己的考量。如果有人行為不當或是得罪人而不自知，我會盡可能轉移焦點。許多自閉症者面對這種情況時，可以巧妙地利用他們「小教授」的特質與掩飾偽裝的本能，採用他們曾經用來安撫與緩和局勢的工具，使他們達成更有利社會的目的。

去年冬天，我在學校裡參加了一場多樣性與包容性（Diversity & Inclusion）委員會的會議。會議主持人採取了一種快速認識彼此的破冰方式，要求大家自我介紹，並且分享我們最想念的疫情前生活。

這是完全不敏感的破冰問題。當時，我們有許多人已經被隔離將近一年，也極度渴望社交、實體接觸並期待活動。這是個悲慘、淒涼而寂寞的寒冬，結束了充滿死亡、極其可怕的一年。我相信會議上有幾個人都在新冠肺炎爆發期間失去了摯愛，當然，在這樣的會議上，你不能說你最想念的疫情前生活是某位過世的至親，而是要看場合挑選某種經過掩飾的答案，例如你可以說你很懷念在最喜歡的祕魯餐廳用餐。這種矛盾讓我感到不舒服，所以輪到我自我介紹的時候，我是這麼說的：

「嗨，大家好。我叫戴文。我覺得先直接跳過這個破冰的問題比較好。如果要我說最懷念的疫情前生活，我可能會泣不成聲。」

大家聽了我的話之後同情地大笑，而我很肯定自己已經用輕鬆愉快的語氣來表達。我不希望會議的主持人覺得受到批評，但是我覺得強調他的問題會讓人不適是很重要的。在那一刻，掩飾自己與坦承並不衝突——而是兩者相互加乘。

在我發言之後，其他與會者也選擇不回答這個破冰問題。其中一個人還私下傳訊息給我，感謝我所做的事。稍後在同一場會議中，我說到自己對於委員會並未考慮羅耀拉大學許多黑人學生要求警察離開校園的提案感到失望。我承認自己發現多元性與包容性委員會的目標有些不足（像是統計各種課程大綱中列出的有色人種學者人數），我認為我們需要針對校園裡警察暴力的問題多做點事。身為白人、偏陽剛的自閉症者，我因直率而受到重視，我知道自己大可毫無忌憚地提出別人可能有所顧忌的問題。

一開始，當我有幾次這樣不顧情面地講出來時，都很擔心自己會顯得非常粗魯。但是我幾乎每次收到的回應都是感謝。我逐漸了解許多非自閉症者也覺得清楚明白的溝通可以讓他們鬆一口氣。在工作場合，小心翼翼地表現出自閉症者的真誠可能會派上用場。你可以說：「不，我沒有時間！」、「我對此感到不舒服！」，還有「你的預算有多少？」消除繁複的社交表演，讓一些模糊的事情變得更加具體。我實在是太過直率，也很不會看時機說話，但是經過好幾年的努力隱藏之後，在大多數的情況下，我已經懂得怎麼讓我那自閉症式的直來直往為自己所用。

雖然大家都知道自閉症者「很不善於」溝通，但是資料顯示事實未必如此。克朗普頓（Crompton）等人在二〇一九年發表的研究發現，當兩名自閉者被安排共同做一件事，他們的社交溝通非常有效率。他們可以在很短的時間就分享許多知識，還有箇中的細微差別，並且快速完成工作，相互溝通也很容易。[12]但是，當自閉症者與非自閉者分在同一組時，自閉症者常常受到誤解，對方也不會傾聽。這項研究指出，許多研究者認為自閉症者的「社交缺陷」根本就不是缺陷，只是溝通方式有所不同，而神經典型者無法適應。

神經多樣者一再呼籲顯式傳遞訊息對大家都有好處。如果你是聾啞人士或聽障者，或者是來自不同文化、有不同習慣用語的移民，母語非英語者，或是有社交焦慮症的人，那你就更難理解含糊不清、象徵性的溝通。

如果一個文化愈複雜、愈具象徵性，那麼，來自其他文化的人就更難去掌握它。有時這是一種巧妙的手法，意在把關及排除。比方說，學者被訓練成以一種非常枯燥、被動和充滿行話的方式寫作，藉此彰顯我們的智慧與嚴肅性。由於學術作品很難理解，只有在學術界才會真正地教授這些作品，所以若能夠遵循這種寫作方式，就代表你擁有「圈內人」的標誌。但是，從定義上來看，難以理解的寫作就是比較無效的寫作。同樣地，企業界依賴的是非常具體的專業術語，還有各式各樣的運動隱喻，這可能導致那些不熟悉陽剛文化及溝通風格的人遭到排擠。對於建立一個能夠進化、成長，多元而流通的社群，拆除類似的障礙是極為重要的。

我過去相信自己笨得可以，無法聽出神經典型者話中有話。但現在我了解大部分的神經典型者也不擅長這件事。非自閉症者能夠憑直覺快速處理複雜的情況，但也會犯下許多錯誤。請想一想，你有多少次看到充滿自信而外向的人誤判情況、打斷別人說話，或者說了一些冒犯的話而不自覺或不在乎。這些都是類似行為帶來的負面後果，但非自閉症者即使犯了錯，往往也無須首當其衝、獨自承受這些後果。他們身邊的每個人都會盡快收拾殘局，澄清誤解之處，或是安撫受傷的感受。我知道自己是自閉症者後，最感釋懷的其中一件事就是知道提出問題、有需要的時候就插嘴，或是誠實面對自己內心的感受，這些都是無害的。當你告訴他人想要或需要什麼，你才有機會真正拿到。這也讓是其他人釋放，更為公開地表達出自己需求的方式。

放下神經典型者的期待

「有新室友的時候，我會直接告訴對方，我不能總是洗碗。也許有些碗永遠不會被洗，所以請不要對此有所期待。如果這是個問題，那我們就沒辦法一起住了。」瑞斯說。

自閉症作家兼脫衣舞孃瑞斯・派珀（Reese Piper）在二十多歲時發現自己是自閉症者，在這之前，她根本沒辦法讓自己的生活井然有序。儘管她個性外向、善於交際，在學校的成績也很好，但是她似乎沒辦法保持自己的外表或居住的地方乾淨整潔，也沒辦法準時赴約。她的衣服經常帶有污漬，吃東西時臉上會沾到食物。她會忘記回覆別人的簡訊，一次只能維持幾段穩定的親密友誼。發現自己是自閉症者並未從根本上改變這些情況，但卻讓瑞斯找到了生活困難的原因。

她說：「我有障礙，而且一直以來都有。既然這是障礙，我理應能獲得一些支持，而承認這一點是件好事。」

在接受自己是自閉症者之前，瑞斯努力隱藏自己障礙的所有可見「跡象」。當她在脫衣舞俱樂部工作時，外人眼中的她充滿個性、魅力四射，能夠吸引客人掏錢讓她多表演幾場。她很擅長學習社交劇本，但是她也會和那些可能發展成朋友和戀人的對象保持距離。她不想讓他們看見她車上滿滿的垃圾，或是水槽堆滿沒洗的盤子。對她而言，掩飾自己的真實生活是最累人的部分。想要看起來像一個功能正常的「成年人」，需要投入大量精力來隱藏現實，並且不停地道歉。她的「卸下面具」過程中，最關鍵的一部分就是公開承認自己實際的情況，坦誠自己能做到什麼、無法做到什麼，並讓別人自己去接受和處理這些事實。

「現在要讓別人上我的車，我真的會很尷尬，因為它就像垃圾箱。但如果有人需要搭車，我會說，去他的，讓他們去處理，這又不是世界末日，只是有點亂而已。」她說。

對於許多自閉症者（包括瑞斯）來說，自我接納並不一定是完美無瑕、平靜自愛的樣子，而更像是一種「去他的，讓他們自己處理吧！」的態度，這種心態幫助她擺脫那種不斷想要隱藏自己的衝動。她願意誠實面對自己是誰——即使將來這可能會嚇退一些沒辦法適應的室友。她也逐漸開始放下用神經典型的標準來衡量自己的生活。

有時候，自閉症者認為卸下面具的最終目標是徹底克服所有內化的污名，過著完全不帶羞恥感的生活。我不認為這是讓我們堅持下來的現實標準。因為歧視障礙是一股無所不在的社會力量，是我們無法完全逃脫的力量；然而，我們可以學會將其視為一種外在的文化價值體系，其運作經常與我們的個人價值相反，並對此加以觀察。例如，我腦海中出現「我不煮飯真是可悲」的聲音並不是我真正的聲音，而是從我內在傳出的社會灌輸觀念，我無須聽從。相反地，我可以喚醒自己喜歡閱讀、寫作、參加舞會以及打電玩的一面，並且體認到如果吃很多糖果餅乾與速食能讓我有更多時間去做我喜歡的事，那麼這就是值得的取捨。我也可以花時間提醒自己，我所生活的世界把「超級獨立」推崇到荒謬而孤立的程度。綜觀歷史，在許多不同文化之中，大多數人其實並不需要為自己煮飯。[13]食物通常是社群共同準備的，或者是由專門的人來做，因為這是需要大量勞動與時間的工作。速食及街上的小吃攤販自古以來就存在了！傳統上，大部分私人住宅甚至沒有專用廚房，因為那時候的人們並沒有那麼孤立，準備食物的責任是分散在整個社群中。我需要他人的幫忙才能維持溫飽，絕對沒有問題。如果我所生活的時空並沒有要求每個人都為自己準備食物，那麼我在處理這些事情上所面臨的困難根本不會被視為障礙。

由於我們生活在如此個人化的世界中，許多自閉症者必須學會取捨，並且逐漸適應自己需要他人幫忙的現實。我們大部分的人（神經典型與神經多樣性都包含在內）根本不是生來就得獨力完成所有事情，為了要過令人滿足的生活，我們需要尋求自己所需要的幫忙，或是放下部分責任義務。這一點在自閉症導師希瑟・摩根的作品中也強調了：她挑戰了她的服務對象（還有自己），將他們個人的價值觀與他們實際的日常生活進行比較和對照。「我是有兩個小孩的已婚媽媽，我們一家四口加起來有一大堆障礙及特殊情況，而這兩項都限制了我的精力，同時也增加了我的工作量。」希瑟在自己的部落格寫道。[14]「我要面對一連串相互競逐的聲音與優先事項，所有這一切都在爭奪我的時間與注意力。」

希瑟・摩根一邊教書、寫作並指導服務對象，同時要完成宗教學的碩士學位。她忙到不可思議，而且因為身體上的障礙，有時許多事情必須躺在床上做。她根本就沒有足夠的時間或精力來處理每件事。但是，希瑟對於自己是誰、還有自己生命中最重要的事情有一種敏銳的感覺，這會引導她排列工作的優先順序，以及對哪些事要說「好」，對哪些事要放下。

希瑟帶著自己與服務對象一起完成從價值出發的整合練習，回想過去讓她覺得有活力的關鍵時刻。她真正深入挖掘了這些重要的回憶，釐清是什麼讓這些回憶如此強大，並闡明將這些回憶聯繫在一起的三種價值：誠實、連結與轉變。這是她最看重的三項特質，也成為她生活的指引。希瑟會定期檢視她的日常生活是否符合這些價值，並以此為基礎調整她的生活節奏。對希瑟來說，檢視目前的生活是否符合這些價值，會歸結出四個問題，我根據這些問題進行改編，整理成以下的反思練習。為了完成這項練習，你需要準備好你在之前的「價值整合練習」中整理出的價值清單。

這樣的練習確實可以凸顯出我們自閉症者如何「浪費」了大量時間來滿足神經典型者對我們生活的期待，或者只是為了符合我們所認為的社會期望。只要我們能夠在這些模糊的需求和真實的自己之間拉開一點點距離，說「不」就會容易得多。

希瑟在自己的部落格上分享了某位服務對象的故事。這位客戶在完成練習後意識到，他每晚花兩個小時吸塵和清理火爐並不是因為他享受這件事，也不是因為他在乎這些結果，而僅僅是因為他的母親從小就教他這樣做。做完練習後不久，他就停止了這些習慣。

我的朋友柯蒂（Cody）是有創傷經驗的自閉症者，他的一大突破是意識到自己永遠也無法做到社會大眾認為身體健全者「應該」從事的運動。凡是讓柯蒂心跳加快的事情都會喚起他受虐的經歷。在他的童年時期，大力喘息就等於一件事：他正嘗試逃脫危險的處境。他的身體是經過精心調整的自我保護系統，但是並不太適合應付任何繁重的體力活動。所以他決

從價值出發的整合[15]

你目前的生活是受到你的價值引導嗎？

1. 我現在正在做什麼？
思考：你每天如何使用自己的時間？試著詳細記錄你每天如何使用時間，至少記錄一週。

2. 找出符合我的價值、帶給我喜悅的事？
反思：詳細記錄一整週的活動之後，回顧並記下哪些活動符合你的價值，哪些不符合。你可以為每個價值分配一個顏色，然後用螢光筆來記下哪些活動的價值有一致性。

3. 找出重複發生的主題。
注意：你能否看出哪些活動模式是最適合完成的，或者哪些是你一直期待的？是什麼將價值一致的活動與價值矛盾的活動結合在一起？

4. 放下不屬於你的事。
尋求幫助。如希瑟所說：「你正在做的事能由其他人來做嗎？你正在做的事有需要像現在這麼做得這麼頻繁嗎？如果沒有，會怎麼樣嗎？」

定坦然面對這個事實，只做一些覺得還不錯的身體活動，像是溫和的熱身運動、踩水或是按摩。

我知道有無數成人自閉症者為了過上健康的生活，決定要放下某些事。比方說，我們有許多人（包括我自己）都放棄煮飯，因為這件工作實在太費功夫。安排做飯和買菜的時間、準備配料、記得你已經有哪些食材、即時丟掉剩菜，並提前幾天了解自己能忍受哪些味道與觸感——這些努力實在沒有價值。因此，我們把這份負擔完全放下，依靠現成的點心與速食，或者是尋求摯愛的幫助，讓對方完成一切的計畫與採買。把自己餵飽，然後把時間留給我們生活中最重要的事，這就足夠了。

對許多蒙面自閉症者來說，在成年後發現自己其實一直在默默應對障礙，這是相當令人震驚的經驗。調整自我概念是一段漫長的過程，可能會經歷哀悼、憤怒、尷尬，以及許多「等等，原來那是自閉症的表現嗎？」這類真相大白的時刻。雖然，我們之中有許多人逐漸把自閉症身分視為生命中的正面特質，但接受自己的局限也是整趟旅程中同樣重要的一部分。我們愈清楚自己擅長及需要幫忙之處，我們就愈可能維持一種高度依存、有持續性且富有意義的存在。

整個拼圖的最後一塊（我相信也是最關鍵的）就是重新設定你對自閉症者正常或健康的生活應該是什麼樣子的期待。讓你自己的神經類型正常化的最佳方式，就是讓周遭充滿了其他自閉症者或障礙者，了解社群豐富的多樣性，並學著去欣賞我們生活中的許多獨特之處。

找出（創造）你的社群

蒂莎（Tisa）說：「大多數普通人不能理解，怪癖（kink）世界裡到處充斥著自閉症怪咖。人們覺得這是恐怖、古怪的圈子，但實際上……這只是一群怪咖在學習各種繩縛技巧，並透過鞭打等方式來進行自我刺激。」

蒂莎在美國中西部的郊區舉辦了年度的綑綁、調教、BDSM大會。她的外表看起來就像是你預期會在那種場景中看到的——及腰長髮綁成紫色的辮子、黑色的衣服，身上到處都穿孔。她也是不折不扣的自閉症怪咖。當她沒有忙著在酒店會議中心布置BDSM地牢的後勤工作，她就和朋友一起玩桌遊，還有給公仔上色。蒂莎說自己的怪咖社交圈與BDSM社交圈有很大的重疊。兩群人裡面都充滿了神經多樣者。

「自閉症者喜歡沉浸在龍與地下城（Dungeons and Dragon）的遊戲中五個小時，而我們裡頭還有些人喜歡被綑綁的感官經驗。這兩個社群都對外來者開放。」

自閉症者往往從無到有打造許多小眾社群——一方面是需要，另一方面也是因為我們的興趣與存在的方式有點奇怪。如果你走進任何一場獸迷大會（furry convention）、動漫俱樂部、BDSM地牢、無政府主義者的占領行動，或者是競爭激烈的電玩圈，我幾乎可以保證你會在裡頭看到許多自閉症者，其中有不少人都是擔任重要的領導或是組織者。

自閉症者創造了粉絲圈（fandom）概念。希伯曼在《自閉群像》這部作品中寫到二十世紀初的自閉症怪人如何開車、徒步，甚至是搭乘火車翻山越嶺，只為了見上志同道合者一面。[16]在科幻小說早期發展時，成人自閉症者辦了第一本粉絲雜誌，透過郵件或無線電交換自己寫的同人科幻小說。[17]自閉症者幫忙策劃了第一屆科幻小說大會，也是早期的星際大戰與同人虛構小說作家。早在網際網路出現之前，自閉症怪咖就透過雜誌封底的個人小廣告尋找同好。網路流行之後，自閉症者就在各種論壇、聊天室、大型多人線上遊戲以及其他社交網路間遊走，幫助自己找到群體，並組織起來。[18]

這不僅是因為自閉症者往往會著迷於極為特定的主體，也是因為他們擁有建立這些網路所需要的技巧。[19]事實上，許多蒙面自閉症者反而會更重視連結網路與實體的社交與實踐層面。他們經常是負責安排桌遊練習賽的人，調整論壇設定直到網站易於瀏覽的人，並且是制訂會議規則、防止與會者之間發生爭議的人。

「我不是那種有數學頭腦的自閉症者。」蒂莎說道。「我是那種會一直為別人著想的人。什麼樣的場地對大夥兒來說最舒適？身材臃腫的人適合坐什麼椅子？我要怎麼防止兩個看對方不順眼的人互動？我在安排座位表的時候，腦中想的都是這些事。」

當自閉症者掌控活動策劃時，我們可以根據感官和社交需求打造適合我們的環境。在自閉症者創造與維持的小型規模、毋須蒙面掩飾的次文化環境中，我們可以看到真正接受神經多樣性的社會可能是什麼樣貌。事實證明，自閉症者能接受的世界也可以被各式各樣的人廣泛接受，而非只有自閉症者。這樣的世界通常對每個人來說都會更輕鬆自在。

◆◆◆

我過去會刻意避開怪咖社群，或者不願意與那些無法像我一樣藏拙的人們往來。我竭盡所能讓自己看起來像個正常的神經典型者，擔心如果我太靠近違反社會規則的人，就會暴露我偷偷隱藏起來的怪咖身分。

我遇過一些明顯自我憎恨的跨性別者，他們對於結交那些他們認為會讓社群看起來很丟臉的人持有相同的排斥態度。比方說，他們可能會憎恨那些明顯表現出跨性別身分、完全不努力讓自己看起來像順性別者的人，或者指責那些沒有經歷過嚴重性別焦慮的人只是假裝自己是跨性別者以博取關注。這是極端的自我挫敗態度，會讓我們孤立、疏離、相互憎恨。自我厭惡無法建立起我們迫切需要的支持網絡和組織力量，而是讓我們分裂。

雖然我知道這種態度對跨性別社群的破壞性，但過去我對於與其他自閉症者的合作也持有類似心態。我正是以這種態度對待那些明顯表現出自閉症特徵的人，例如以前的同班同學克里斯。在同儕面前，我像其他人一樣嘲笑他，但我內心卻對於他的舉止與行動相當著迷。直到事後回想起來，我才知道我喜歡克里斯，深深受他吸引。他聰明有趣，他的身體可以隨心所欲地自由移動，按照他自己的需求行動。這一切吸引了我，但我既痛恨又恐懼這些感覺。內化的污名烙印在我的心中，毒害了我的感受，讓我成為一個自我憎恨的偏執狂。

在我三十歲的前後幾年，當我終於開始接受自己的自閉症身分，並認識其他自閉症者，我內心那種不合時宜的憎恨逐漸消失了。我跨出的第一步就是參加當地性別酷兒的討論團體。我沒想到會在那裡遇到自閉症者，但是我當時剛發現自己是神經多樣者，也很快在其他人身上看到一些我自己的特質。每個人都有點害羞，彼此之間有點生份，但是一講到自己喜歡的動漫或哲學書籍馬上就興奮起來。人們都在嘗試獨特的風格和性別呈現，但是沒有人因為看起來「不對勁」或是無法展現出正確的性別規範而受到批評。

性別酷兒討論團體的規則與程序，也似乎是為了自閉症者還有我們的溝通需求所量身訂製。團體主持人每週會拋出具體的討論主題，並說明什麼時候發言、如何尊重別人的界線，還有如果有人不小心講錯話要如何應對與回話等具體規則。像我這種年記的大人帶著絨毛玩具還有其他可以安撫心情的東西來開會，全程沒有抬頭，也沒有任何眼神交流。有些人默默地來，蜷縮在地板上，幾乎不發一語。每隔幾週，團體就會舉辦「毯子堡壘日」(blanket fort day)，所有人一起把原本以日光燈照明的冷冰冰會議室，變成溫馨舒適、有點童話故事般燈光裝飾的小洞穴，裡面擺滿了枕頭和棉被。即使在幾年前，我還是羞於讓自己走進這麼肉麻的空間，但是我渴望擁有更多跨性別的朋友，在這個性別酷兒團體裡，我感到相當放鬆。

參加性別酷兒團體幾個月後，自閉症的話題浮現了。我向所有人坦承自己是自閉症者，然後發現團體裡面有許多成員也都是神經多樣者。我從組織者口中得知，討論團體的方針與結構是根據神經多樣者的需求所設立。討論團體自從成立以來已運作多年，許多領導者都是自閉症者，或者是後來發現才自己是自閉症者。難怪這是我成年後第一個覺得真的很令人放鬆的公共空間。我開始會和團體成員在活動之餘見面，也發現我不再羞於讓大家看出我是「怪咖」群的一員。反之，我覺得自己被接納了。

這些經驗讓我想要走出去，去見其他奇怪或神經多樣性的成人，他們能坦然地活出自我，也不會看不起我。因此，我開始參加在芝加哥公共圖書館舉行的自閉症自我倡議團體會議。一到那裡，我立刻感到輕鬆自在。大家都坐得歪七扭八，聊天的時候眼睛看著自己的鞋子或是盯著手機。我覺得不需要抬頭挺胸、把腳放在地板上，也不需要擠出虛假的笑容和點頭示意以維持對話進行，這樣實在太幸福了。

我所參加的自閉症倡議團體叫做「芝加哥反自閉症治癒」，而這也成為全美自閉症自我倡議網絡（Autistic Self Advocacy Network）的一個分會。這團體的兩大部分都是由戈登籌組、負責運作，他就是在第一章我提到和我聊過的自閉症研究者、自我倡議者以及美式足球迷與寶可夢迷。戈登卸下面具的旅程大部分都是靠著他尋找與創造社群的才能，這些社群空間讓他可以做自己，也讓其他自閉者可以自由自在地做自己。

經歷了熱愛美式足球的童年和青少年時期之後，戈登離家就讀明尼蘇達大學。他加入了兄弟會，也在那裡結交到新朋友，還參加了尬詩擂臺（slam poetry），認識了其他怪咖。慢慢地，他開始擴展對自己的看法，也找到志同道合、懂得欣賞他不同面向的朋友。

他解釋：「在芝加哥的我，就是個戴上面具掩飾自己的人，我必須成為學生運動員，基本上是舞會之花，或是不管你想要怎麼稱呼都可以。我是對社會上所有事情都感興趣的人。

我必須要當很酷的人。但是我發現我在明尼蘇達可以做自己，而且還是能獲得許多人的關注。」

幾年後，當戈登搬回芝加哥（在亞特蘭大住了一段時間後，他也與當地的自閉症倡議團體聯繫），他發現自己能夠深化現有的友誼，也可以結識新朋友。現在他知道那個完整的、公開有自閉症的自己是可以被愛與被欣賞的，他可以完整地與他人建立真實的關係。他是才華洋溢的作家與表演者、很酷的人，可以用親切的微笑點亮整個房間。他也是倡導正義的人，懂得如何為障礙者夥伴組織與發展資源。他還是怪咖，可以連續一兩天坐在家裡打電玩、養精蓄銳。他將這種隨和而徹底接受的精神帶入他為自閉症社群所做的組織工作中。他把黑人與棕色人種自閉症者視為他工作的重心，並且確保他所創造的空間可以主動、熱情地迎接LGBTQ人群。在其他組織者的協助下，他還幫忙推動《社區緊急服務與支持法案》（Community Emergency Services and Support Act, CESSA）。伊利諾州的這項法案將會建立一個心理健康回應團隊，處理有關心理健康的九一一來電，而不是派出警察或執法人員。[20]不論是工作還是日常生活，戈登已經找到可以充分體現自己價值的方法，同時努力爭取讓芝加哥變成一座真正尊重與珍惜黑人自閉症者個人特質的城市。

大約就在我發現戈登組織的自閉症自我倡議聚會之前，我決定要彌補我在童年及青少年時期對自己的否定，並開始參加動畫及漫畫書大會。我在那裡又再度發現身為自閉症者的幸福。每個人都穿著舒適而引人注目的衣服。你可以根據一個人的打扮或是他們身上電玩主題的配件跟對方攀談。小組會議上充滿有趣的人，他們低著頭、看著手，一邊非常詳細地分析那些數十年來幾乎沒人讀過的老書情節。他們毫不掩飾的熱情點燃了我愛自己的火焰。

不僅僅是因為這些不同的團體裡充滿我這樣的怪人，而是因為這些團體的設計就是要讓我們感到自在。反騷擾政策清楚明白地指出你應該如何與別人來往，以及當你目睹暴力、性騷擾或偏見的時候，你應該怎麼應對。在許多情況下，有一些手機應用程式讓你可以回報問題或騷擾，所以就算你因為自閉症關機而動彈不得，你也可以尋求幫助。每個角落都有志願者幫助人們探索空間、解釋該站在哪裡或該做什麼。這裡也會有一些對感官比較友善的房間，任何覺得感官過載的人都可以在昏暗的燈光下聽著輕柔的音樂，還有吃些小點心放鬆。

我對動漫文化了解不多，所以我開始參加更多的活動。像是中西部毛毛盛會（Midwest Furfest）、動漫中心（Anime Central）、國際皮革先生（International Mr. Leather）。我就是在那時認識自閉症BDSM組織者蒂莎，同時知道有不少神經多樣性的組織者是這種空間的中堅分子。她說：「人們說網路是自閉症者為自己建立的世界。但是現實生活中大部分的怪人與怪癖的次文化也是。需要自閉症者那種熱情才能把這些拼湊起來，還需要有決心表現出自己最真實的一面。」

確實，自閉症者是許多社群的驅動力量。在中西部毛毛盛會上，每年都會有好幾個小組討論獸迷裡的自閉症，因為這兩種身分的人高度重疊。大家都知道小馬迷（Brony，動畫《彩虹小馬》的粉絲）社群幾乎清一色都是自閉症的小孩與成人。[21] Netflix對於這種次文化的紀錄片強調了這項事實，也有研究論文指出怪咖的粉絲文化對於自閉症成人及小孩的治療有益處。[22]動漫、日本漫畫、卡通的世界擠滿了各個年齡層的神經多樣者。

成人障礙者幫忙策劃座談會，並且以人們的感官需求為中心打造空間。他們安排大部分的節目、為攤位配置工作人員，而且將精心手工製作的商品放在經銷商攤位上販售。我們很難精確地估計到底有少多自閉症者加入了這些次文化，但顯然是我們從頭開始幫忙建構了次文化，因為我們極度渴望找到有歸屬感的空間，也因為怪咖次文化為我們的過度專注提供很大的出口、表達了我們與眾不同之處，又不會讓我們因此變得太脆弱。[23]

研究表明，當我們身邊都是一些神經多樣性的同類時，自閉症者會覺得輕鬆自在許多。[24]我們渴望友情與歸屬感的程度與非自閉症者不相上下。[25]雖然非自閉症者會有錯誤的印象，誤以為我們對社交不感興趣，但是我們大多數人每天都在努力獲得認可。當我們相處的時候，更容易用真誠且輕鬆的方式來滿足這些社交需求。

誠如瑞斯所言：「是神經典型者把自閉症歸類為一種社交障礙。」自閉症者不是真的缺乏溝通技巧，也不是缺乏與人來往的動力。我們並不是天生注定要永遠孤單與心碎。我們可以擺脫那個令人心碎的循環，也就是：我們費勁心力要爭取神經典型者的接納，但還是遭到拒絕。反之，我們可以相互支持和提升彼此，創造我們自己的神經多樣性世界，歡迎每一個人（包括神經典型者）。本書的最後一章會討論這樣的世界可能會是什麼樣子。但是，在我們討論重塑世界、使其對我們更包容之前，底下這些技巧可以讓你找到自閉症夥伴與其他神經多樣者的社群：

自我倡議的組織

- 如果你是在美國、加拿大或澳洲，可以找一下你所在地區否有自閉症自我倡議網絡的相關團體，請見：https:// autisticadvocacy .org /get-involved /affiliate-groups/
- 如果你在英國，你可以加入神經多樣性自我倡議團體：https:// ndsa .uk/
- 可以考慮加入自閉症全國委員會（https://www.autcom .org/），親自參加或線上參加他們的年會。
- 尋找那些自稱是自閉症倡議團體或障礙者正義團體的組織，而且是由自閉症者負責運作、提供自閉症者服務的團體。
- 如果一個團體優先且最關注的是服務自閉症者的非自閉症家屬，或者是支持尋找一種「治療方式」，那這團體很可能是沒有任何支持性的地方。
- 避開自閉症之聲或任何與自閉症之聲有合作的組織。[26]
- 值得信賴的組織是由自閉症者自己負責，允許各種不同的參與方式，才能讓非語言的自閉症者與身體障礙者為中心。

線上團體

- 到社交媒體網站上，搜尋 #ActuallyAutistic, #AutisticAdult, #AutisticJoy, #Neurodivergent, #AutisticSelfAdvocacy, #Neurodivergence 等標籤。
- 雖然臉書這個社交平台的活躍度不如以往，但我還是建議你在臉書上粗略地搜索一下自閉症的自我倡議團體，尤其在你的所在地或者是特定的社群（黑人自閉症、跨性別者自閉症、飲食失調復原中的自閉症）。私密社團也比其他社交媒體網站可能有更深入的討論。
- 在 reddit 論壇上，r/AutismTranslated 這個版是深度討論、資源分享以及探索自閉症身分認同的絕佳空間。我也喜歡 r/Aspergers and r/AspieMemes 與 r/AutisticPride 等幾個比較活躍的版。
- 錯誤星球（Wrong Planet, https://wrongplanet.net/）是一個提供自閉症者、注意力不足過動者及其他神經多樣者的長期論壇。這是一個老式的論壇，也更適合步調緩慢的深度聊天。
- 當你搜尋了標籤並找到要追蹤的帳戶，尋找那些以黑人還有棕色人種自閉症者的聲音為主、以跨性別自閉症者以及非語言的自閉症者為主，並鼓勵健康衝突且包容不同意見的社群。
- 避開為自閉症兒童的非自閉症父母所設立的社團和頁面，避開那些把自閉症者幼體化或是過度簡化我們經驗的描述，也避開將個人的經歷過度概括為代表所有自閉症者的描述。

特殊興趣的聚會

- 結識志同道合的神經多樣者的一個方法，就是參加一個專門為你們共同的特殊興趣所設的社群。網路上搜尋你所在地的漫畫書社群、龍與地下城（D&D）社群尋找新玩家、動漫或是角色扮演社團、覓食幫、健行幫或是任何致力於你興趣所在的俱樂部。
- 如果快速搜索之後還是找不到你感興趣的團體，那可以透過當地圖書館、書店、漫畫書店、酷兒社區中心、同志酒吧、BDSM空間、公園區、咖啡廳或是蒐藏品店。
- 雖然臉書與Meetup.com兩個平台都不像以往活躍，但依然很容易藉此平台找出有共同興趣者、還有那些社會焦慮者或對自己社交技能缺乏信心的人。
- 尋找你所在地舉辦與你特殊興趣相關的粉絲大會，同時加入與其相關的網路社群。一般來說都會有一個強大的當地社群，一年四季都會舉辦小型的聚會或活動。
- 由於致力於共同興趣的團體並不是清楚針對自閉症者，請試著蒐集他們無障礙政策的資訊。舉例來說，雖然他們裡面可能有許多自閉症的動漫怪咖，但社群偶爾也會出現歧視障礙者、種族主義者還有極右派傾向者。任何成員複雜的社群都一樣：你可能要花點功夫挖掘哪些空間對你是安全的，並符合你的價值觀。

一般提示和注意事項

- 初次見到新朋友或是參加一場活動時，感到尷尬或格格不入實屬正常。除非出現嚴重的危險信號，我會建議你在判斷它適不適合你之前要拜訪一個新地方三次。
- 多留意這社群鼓勵誰去參加一場活動或進入一個空間，或是忽視了誰，勸退了誰。聚會的地點是在有錢的白人比較會進入的社區嗎？這個地點方便坐輪椅的人參加嗎？
- 雖然不存在完全無障礙的群體（因為有些人具有不相容或競爭性的使用需求），但團體應該盡最大的力量容納目前或潛在的與會者。是否有非口語或是非同步（即非即時）的參與方式嗎？是否有預期與會者的感官需求嗎？（比方說，有禁止過使用濃烈的香水嗎？）
- 當你愈熟悉一個團體時，請注意他們怎麼處理衝突與批評。領導者是否會歡迎並認真看待批評嗎？成員是否能處理健康的衝突，並且將此視為成長的來源嗎？有沒有盡快「平息事情」的巨大壓力呢？你覺得這是一個你可以自由改變想法或犯錯的空間？
- 如果你一直戴著面具，你可能會在一個以自閉症者為中心的空間感到些許焦慮，你甚至會發現自己在打量別人的行為。請記得這實在非常正常。社會已經把非常特別而且往往是殘酷的規則灌輸到你的腦中，一開始看到有人違反規則可能會讓你感到不適。過了一段時間，你會愈來愈習慣那些明顯可見的神經多樣行為——這也會讓你更容易敞開心扉。

8 創造一個神經多樣性的世界

Creating a Neurodiverse World

大多數國家的法律體系、醫療保健體系和教育機構在處理障礙者的問題時，都採取所謂障礙的醫療模式。醫療模式將障礙理解為個人身體上或精神上的一種狀況。如果你是障礙者，你這個人就有問題，必須進行辨識、診斷，然後施以處遇或治療。醫學和精神醫學的目的是辨識出人們出了什麼問題，並且採取某種介入措施，以消除這些有問題的症狀。正因為這樣的信念體系，導致「自閉症之聲」這類組織將自閉症描述成可怕的病痛，它會奪走家長身邊的孩子，不迫切治療不行，[1]然而，諸如應用行為分析療法等治療方式，並未能提高自閉症孩童的幸福或舒適感，但能使他們聽話，同時減少父母的障礙，讓父母比較能重回忙碌、有生產力的生活。

障礙的醫療模式讓我們許多自閉症者（還有很多醫師及治療師）都認為人類的痛苦最好理解為一種可以透過個人改變來解決的問題。而且，對於許多疾病與障礙來說，醫療照護及醫療觀點無疑是適當的。如果你因為神經受損而引起日常性疼痛，那醫療與藥物都能幫到你。如果你患有退化性疾病，並逐漸惡化，例如多發性硬化症，那你完全有理由支持醫學研究以尋求治療的方式。

障礙的醫療模式有項缺失：無法理解來自社會排斥與壓迫的障礙。有時候，社會（和精神醫學機構）眼中的個人缺陷，事實上是一種完全無害的差異，只需要包容與接納。雖然同性戀曾經被歸為精神疾病，但是實際上這從來不是精神疾病。試圖「治療」同性戀從未奏效過，只是造成更多心理傷害。事實上，把同性戀歸類為病人會產生他們真有精神疾病的假象，因為排斥和羞恥感確實經常帶來憂鬱、焦慮、藥物濫用和自殘行為，以及其他心理問題。

障礙的社會模式這個詞最初是一九八〇年代由障礙學者奧利佛（Mike Oliver）所提出。[2]在奧利佛的文章中，障礙是一種由我們周遭體系所創造出來的政治地位，而不是我們的精神與身體。一個明顯的例子就是，大多數教育機構都排斥聾人學生。但有一套完整的學校體系和社群是由聾人負責運作，並且是為聾人服務，在這個體系中，每個人都使用手語，使用口述影像和其他資源都是理所當然。在這個情境中，聽不到並不是障礙。事實上，如果生活在以聾人為中心的世界，那麼聽得到但不懂手語的人，才是會被邊緣化的人。

但是，在大多數人生活的世界中，聽力障礙還有手語大多被認為是不理想的，是有缺陷的跡象。「啞巴」（dumb）這個字是一種侮辱，因為不說口語的聽障者被認為能力較差，相較於能說能聽的人，他們被認為不是完整的人。由於這些態度，大部分的公共空間並不會提供聽障者所需要的資源。[3]也因為如此，大部分的學校（其他機構）有意地將聾人「障礙化」。同樣的說法也適用於盲人，他們往往被排除在公立教育體系之外，也無法獲得點字教材還有螢幕閱讀軟體。肥胖的人也是，他們的身體不適合搭乘大眾運輸，在教室還有醫療設備中，也經常被排除在醫療研究之外。[4]

障礙的社會模式也可以用來說明自閉症者所經歷的許多折磨。我們每一個自閉症者都一再遭到忽視與排斥，因為社會認為我們的差異是一種可恥的缺陷，而不是需要接納的基本人類真實狀態。我們常因一些完全武斷的原因而被障礙化，就如同聾人一樣。世界每個人都用手語是有可能的，但是因為世界上的聽人比較多，所擁有的社會權力也大於聾人，所以會優先使用口語。同樣地，不需要眼神接觸的世界也完全有可能（事實上在許多文化中，避免眼神接觸被認為是有禮貌的。）[5]但是，在期待眼神接觸的文化中，苦於眼神接觸的自閉症者在社交與專業上都被障礙化。受到這條規範懲罰的不僅僅是自閉症者，還有那些因為社交焦慮、創傷或是由於家鄉文化不鼓勵四目相交而難以進行眼神接觸的人。

某項社會性障礙出現後，伴隨而來的就是必須蒙面。如果在公共場所自我刺激會讓你遭到攻擊或逮捕，那你不但在社會上被障礙化，也被迫要掩飾自己。如果你因為無法遵守複雜、沒有明確說明的社會規則而在工作上遇到困難，結果丟掉工作，那你就是在社會上被障礙化，而且會因為無法正確地掩飾自己而受到嚴厲懲罰。這也是為什麼在個人層面卸下面具會有局限性。個人的解決方式無法修正整個根深柢固的壓迫體系。只要自閉症者還生存在一種不斷創造與再造我們障礙地位的文化與政治體系中，我們就不能完全自由地展現自己，活得真實，活得自在。

目前，最能自由展現自己的自閉症者（或是任何神經多樣者），是那些社會地位最高的人。我有博士學位和輕鬆的教授工作，亦即我有很多時間可以安排自己的作息，可以穿著舒適、奇怪的衣服，這些都不會讓我出現性別焦慮或感官超載。在我覺得快要崩潰的時候，可以在行事曆上畫出獨處的時間。我那些在雜貨店、餐廳、酒吧還有日間照顧中心工作的自閉症朋友就沒有這樣的選擇。他們工作的時候，每天的行程、穿著打扮，甚至情緒的表現都受到嚴格的控制。很多時候，他們臉上必須露出笑容，吞下痛苦，承受很大的心理傷害才能保住工作。身為身材矮小、「沒有威脅性」的白人，我可以在公開場合揮動雙手，擺出各種暴躁的表情，也不會產生太大的後果。反之，黑人自閉症者或是高大的自閉症跨性別女性一旦在大庭廣眾之下舉止失當，可能就會受到騷擾，或會有警察找上門，甚至更糟。

從表面上看，許多遭到剝削與邊緣化的自閉症者，在醫學上看起來可能不如我「健康」。他們可能會受到憂鬱症、焦慮症、偏頭痛、胃痛等症狀的折磨。為了應付生活上的高壓，他們比我更有可能抽菸、喝酒或用藥。他們的睡眠時間比我少，身體也不像我那麼放鬆。但是，他們的障礙在醫學上並沒有比我還嚴重。他們只是在社會上的障礙比我更多，擁有的社會權力與自由比我更少，而那確實造成了巨大損害。

讓所有自閉症者都可以卸下面具的唯一方法，就是劇烈的社會變革。標準更有彈性、污名更少的世界是更容易讓人參與的世界，障礙更少，人類受的苦也會大幅減少。這樣的世界也會更接納精神病患、移民、流離失所者，也接納任何因為自己並不完美、不是典型勤奮工人而受苦的人。正如精神病理人類學家葛林可（Roy Richard Grinker）在他的著名作品《沒有人是正常人》（*Nobody's Normal*）中所寫，我們目前對於心理健康的定義，脫離不了國家與雇主渴望的生產力與不冒犯人的服從。[6]太激烈的情緒、過於幼稚又毫無益處的激情、過於重複性的習慣，以及需要日常協助的身心，這些都挑戰了這個過於狹隘的健康定義。只有將「可接受的人類行為」的定義擴大，努力滿足他人的多種需求，我們才可能往前走。

許多今天被歸為障礙者或有精神疾病的人，一旦脫離工業化資本主義經濟，也許就能好好運作。在更相互依賴的社會中，一個可能成為獵人、助產士、作家或是女裁縫師的人，如果被困在辦公室裡，可能會表現出功能失調。事實上，一些基因研究的證據顯示，當人類從狩獵採集的社會轉向農耕（以及後來的工業）社會，與神經多樣性有關的等位基因就會變成劣勢。[7]比方說，生活在一個不像狩獵與採集社會那樣提供這麼多刺激和新鮮感的社會中，注意力不足過動症的特質就會變成劣勢。有些研究者歸納出自閉症也是如此，但是針對這項主題的許多研究都做得相當糟糕，因為它們假定自閉症必然永遠是一種疾病，不利於生殖成就。[8]不過，我們真的沒有充分的理由相信歷史上所有時期、所有社會都是如此。我們的生活與互相照顧的方法相當多，未必都像現在這樣原子化。

許多神經典型者根本不適合長時間工作、長程通勤、核心家庭與孤獨的「獨立」。毫無疑問，我們沒有任何人適合這些，朝九晚五的工作並不是建立在實證基礎上，但是我們有些自閉症所遭受的痛苦比其他人更明顯、更普遍。藉由打破我們目前對於心理健康的狹隘定義，讚美不同的思考、感受還有行為表現的方式，我們就可以改善無數人的生命。將社會重新打造得更有彈性、更能包容差異，我們就可以改善所有的人的身心健康。如此一來，卸下面具就是一個政治目標。這個目標要求我們重視所有人的生命，無論個人的能力或需求為何，並把社會看成一個為了照顧所有人而存在的社會系統，而不是一部讓每個人都盡可能有生產力的機器。

那我們要如何創造一個能接納神經多樣性的世界，讓差異不再是一種病，讓每個人都可以自由展現真實的自我？這是一項崇高的計畫，以下列出一些具體政策，這些都獲得大部分自閉症自我倡議組織的擁護，也獲得社會科學研究的支持，我相信這些政策將會產生真正的影響：

擴大對障礙者的法律保護

以美國為例，《美國身心障礙者法》大幅改善障礙者的生活，並且擴大他們參與公共生活的能力。這項法律針對兩大重要政策領域：首先，該法要求建築物與大眾運輸變得更加無障礙（例如，要求設立無障礙停車位和輪椅坡道）；其次，該法也禁止在住房、雇用、晉升和賠償方面歧視障礙者。[9]世界各地都通過了類似的身心障礙者權利法案，目標是讓障礙者能公平取得住所、工作、教育、公共資源及空間，藉此為障礙者創造更多機會。[10]

遺憾的是，即使有這麼多優點，但《美國身心障礙者法》和許多類似的法案做得仍然遠遠不夠。儘管這項法案促成了數以千計的電梯和輪椅坡道的建置，也在公共廁所外安裝無數的盲人點字標示，但也給老舊與歷史建築提供了無數例外。法案通過已有三十年以上，但是令人遺憾，許多小公司仍然沒有輪椅坡道和其他輔助設施。在某些情況中，頑固的城市或公司會鑽法律漏洞，這些漏洞讓他們得以無視《美國身心障礙者法》的規定，例如舊建築與基礎設施的「祖父條款」。

整個一九八〇年代，芝加哥交通管理局都拒絕購買設有輪椅升降梯的公車，儘管管理局一再向障礙者社群承諾所有新設備都會是無障礙的。在連續數年各種有組織且具有破壞性的抗議活動中，[11]身體不便的活動人士用輪椅擋住街道交通長達數小時，[12]最終政府才讓步，同意提供無障礙交通的選擇。[13]即使《美國身心障礙者法》後來正式立法，要求納入障礙者的相同抗議聲浪也一直持續，但直到目前為止，芝加哥交通管理局有三分之一的火車站依然沒有電梯供輪椅人士使用。[14]每當有車站要重新整修以加蓋電梯與輪椅坡道，當地企業主還有居民就會表達憤怒，抗議這些工程帶來的不便和高昂成本。

在執行《美國身心障礙者法》的建築要求上，各州大不相同，即使是那些完全符合要求的建築物，實際上也只有少數幾種方法讓人進出。比方說，《美國身心障礙者法》並未要求公開的活動要有字幕或是手語員，或者是要求為無法外出的人提供遠距參與的選項。這項法案也對於明亮的燈光、刺鼻的氣味、吵雜的音樂或是其他讓自閉症者無法進入公共空間的感官折磨，都沒有任何規定。許多時候，技術上符合《美國身心障礙者法》規範的建築物實際上還是不容易進入。比方說，我的朋友安吉爾使用輪椅上廁所時需要有人協助。許多符合《美國身心障礙者法》規範的廁所大到可以讓輪椅進去，卻不夠大到讓照顧者也一起進去。大部分的建築物都太吵雜、太擁擠，這也讓安吉爾難以招架，所以從許多層面來看，她都被排除在公共生活之外。

如果要把自閉症者完全納入公共生活，我們必須大幅擴充無障礙的要求，以涵蓋自閉症者的感官需求，並且規範活動還有建築物的無障礙設施。對障礙者的身體和心理不友善的事物並不僅有建築。正如本書一再提到，排除障礙者的許多方式都相當微妙，也更具社會性，不像缺乏輪椅坡道或盲人點字標示那麼顯而易見。現在，有一些雜貨店與零售商店每週會為自閉症者還有他們的家人提供「感官友善」的採購時間，此時燈光會調暗，人群會減少，音樂還有廣播系統也會暫時關閉。[15]這些目前完全都是自發的行為，世界上只有一小部分店家這麼做，但是這也為如何落實感官無障礙提供了實用的藍圖。自閉症自我倡議網絡也提供工具包，說明創造感官友善空間的最佳作法，下一頁是重點。[16]

除了確保公共空間在感官層次上無障礙之外，《美國身心障礙者法》（還有全世界各地類似的法律）都應該擴大公開活動的無障礙要求。當然，大規模的公開活動都應該供字幕、手語員還有線上參與的選項，而不是只有事先要求才準備（目前就是如此）。許多情況下，讓公開活動更加無障礙會需要提供足夠的資金與資源，包括教導人們何謂無障礙，以及無障礙為何重要。這種作法會促進改變（並且重新形塑民眾對於障礙的態度），遠勝於更具懲罰性、以罰款為主的作法，至少在公開活動方面應該如此。

在涉及執行建築物的無障礙規定，並防止住宅上還有就業上的歧視方面，《美國身心障礙者法》可以修改，賦予障礙人士更大的權力進行自我倡議。加州是全美最遵守《美國身心障礙者法》規範的州之一，部分原因是障礙者在加州只要遇到沒有無障礙設施的公司，都可

打造感官友善的公共空間
自閉症自我倡議網絡的建議

視覺

- 調暗燈光
- 使用漫射光源，而不是吸頂燈或螢光燈
- 限制使用閃光燈攝影
- 報告投影片用清楚、對比的顏色
- 簡潔、容易閱讀的告示牌和講稿
- 限制「視覺噪音」：移除分散注意力的圖形、海報等

聽覺

- 提醒人們關閉手機通知
- 以張開手指輕晃或其他比較安靜的方式取代掌聲
- 確保演講者持續使用麥克風—大喊大叫比對著麥克風穩穩說話更難聽懂
- 盡可能用吸收和抑制回音的材質裝潢。即使是一塊大地毯也能有很大的不同！

觸覺

- 以碰手肘或揮手作為預設的打招呼方式，而不是握手或擁抱
- 採用寬鬆的服裝規範，讓人們穿著舒適
- 可以正常使用壓力球、指尖陀螺、塗鴉
- 反抗那些認為化妝、高跟鞋、胸罩和不舒適的正式服裝會讓人看起來更專業的觀點
- 拉開椅子的間距，在角落或障礙物附近提供半私密座位

嗅覺和味覺

- 活動中禁止使用濃烈的香水或古龍水
- 藉由物理距離、屏障或電扇來阻絕廚房、浴室的味道
- 使用感官友善的綠色清潔物品
- 假如是餐會，提前告訴與會者具體的菜單
- 提供「清淡」的食物作為備案

以自由提告，請求至少四千美金的傷害賠償，外加訴訟費用。[17]這種作法使得障礙者在遇到不便時，擁有法律權力挑戰這種不便，也有經濟手段可以這麼做，而不只是苦等州政府檢查建築物有沒有無障礙設施。在美國的大部分地區，障礙者很難證明自己受到歧視或排斥。如果加州的模式可以擴及整個國家，並進一步修法應用到就業與住房歧視，障礙者遇到歧視時就有更多的求助管道。

廢止大多數州的自由雇傭制度也可以明顯改善成年障礙者的生活。目前，只要管理者發現我們的障礙，就可以輕易解雇自閉症者（或者是有憂鬱症、思覺失調症或妥瑞症的人）。管理者只需要撒謊，說他們是因為其他的理由解雇我們。既然可以在任何時間因為任何理由而解雇任何人，那麼歧視自閉症的人幾乎都有一個可被接受的擋箭牌。

擴大對工人的保護，讓不通知就任意解雇員工變得困難，可以防止類似的事情發生，也可以讓無數人獲得薪水與工作保障。自閉症者能夠在清楚、可評量的工作成果下受益，而終止自由雇傭制度則會迫使公司以將期待確實寫成白紙黑字。擴大法律上障礙者工作期間的短期與長期休假的保障，可以改善許多障礙者的生活品質，包括那些更容易出現極度疲勞的自閉症者。這也表示我們要掩藏自己正在經歷的所有痛苦與絕望的壓力會比較小。法律上，無需障礙證明就可以要求雇主提供彈性的工作時間還有遠距上班的選項，也將大大有利於自閉症者（不論是經過診斷或自我意識到），同時也會讓家長、年長者的照顧者等更多人更容易獲得工作。透過這些和許多其他方式去滿足自閉症者的需求，將為每個人創造更寬容的世界，也讓我們擺脫戴上面具偽裝自己的壓力。

擴大社會規範

根據我上面列出的方式，擴大公共場所的無障礙與工人保護，都會大幅改變民眾對於障礙者與神經多樣者的態度。迎接更多自閉症者進入社會的簡單之舉，不僅僅是強而有力的象徵性支持姿態，也是把神經多樣者的獨特性、行為還有溝通方式視為正常的巨大進步。如果安吉爾可以輕鬆自在地使用公共廁所，進出公共圖書館或雜貨店時不會經歷感官崩潰，他的社區附近就會有更多人認識他、與他互動，會看到他用iPad來自我刺激、與人溝通。跟過去相比，一開始安吉爾會遇到更多人的目光還有更多的問題，但是一段時間之後，他身邊的神經典型者就會發現他的差異很普通，也逐漸了解那些需要照護者支持的聾啞人士也是複雜、完整的人，值得傾聽與接納。

在歷史上，精神疾病患者和障礙者會被送進收容機構關起來，因為他們被視為不堪入目的人，而且會威脅公共秩序。綜觀歐洲歷史，進入收容所（asylums）的人，都是藐視社會規則的人，包括欠債且拒絕工作的人、違反當時倫理與道德規則的罪犯、外表或行為看起來不正常的人，即便他們的行為沒有造成任何傷害。有時候，即使沒有造成傷害，光是外形缺陷都有可能成為限制某人自由或公開出現的原因。[18]直到現在，我們仍然生活在這些傳統觀點之下。即使在二十世紀，直到一九八〇年代去機構化的觀點盛行之前，人們還是認為讓有智能障礙以及明顯有自閉症的人在社會上消失，甚至在家人面前消失是正常且適當的作法。把障礙者和神經多樣者關在機構中，會造成污名以及社會壓迫的反饋循環：偏離社會規範，即使只是稍微偏離，也是難以想像且被視而不見的，因此社會圍繞著一個日益狹隘的存在領域運作著，並且自我強化，這反過來又造成下一代偏離社會規範的人活得更加艱難。唯有抵抗這種排斥和去人化的惡性循環，支持開放社會，我們才能化解已經造成的巨大傷害，並打造對所有人敞開雙臂的制度與社區。

社會心理學的研究證明，接觸邊緣群體的確有助於減少大眾對於這些人的偏見。但是，只有特定的接觸方式才是有益的。畢竟，美國南方的白人奴隸主固定與被他們剝奪自由的人接觸，這種日常接觸也無助於減少他們心中的白人優越性。圍繞著這種關係的權力結構，還有剝削被奴役黑人的經濟誘因，導致這種接觸根本就不可能改變社會秩序。當黑人社運人士今天說他們不只想在白人機構中「占有一席之地」時，也引發了同樣的問題。因為這些機構、制度並不是為他們而設，而是為了要把他們排除在外，因此我們需要的是徹底的改造，如此一來，我們才可以聚集在一些新事物的周圍。當我們思索如何有意義地納入障礙者，同樣的原則經常都會奏效。

只把障礙者當成外人來觀察，或只抱持同情的好奇心，無助於減少神經典型者的偏見。反之，研究顯示平等者（equals）之間協作的[19]、廣泛的[20]接觸才是真正改變態度的必要條件。

[21]只在商店與餐館裡接納自閉症者並不夠。我們需要在志工職位、工作場所、教堂、社區中心與健身房獲得平等的立足點（相較於神經典型者）。這些公共生活中心必須徹底重組，以符合每一個人的需求、工作類型以及溝通的方法。唯有要求神經典型者把我們當成同類，與我們一起工作及合作，社會的劇本才會翻轉，讓接納的責任取代蒙面掩飾自己的壓力。別忘了，要達到這個目標，所有邊緣人群都需要能獲得正義——光是平等看待白人自閉症者與神經典型的白人同事還不夠，黑人、女性、跨性別者、移民還有其他受到壓迫的群體也必須處於平等的地位。

擴大對神經多樣性的公共與專業教育

雖然合作交流是減少偏見的強大力量，但對於推動變革的自閉症者來說，也帶來很沉重的負擔。每一位跨性別者都會說，被別人看到你是邊緣人是一把雙刃劍。民眾的意識可以輕易地讓你成為眾矢之的，也可以輕易地解放你。在真正公平的世界，我無需教育神經典型者我是如何思考與處理資訊，無需慢慢與人混熟，讓他們能夠容忍我，也不用無時無刻提心吊膽，害怕自己可能因太明顯挑戰神經典型者的期待而受到嘲笑或攻擊。

因此，雖然讓整個世界變得更加無障礙確實有利於自閉症者，但是僅靠這一點並不足夠。至今為止，我所建議的政策變革必須伴隨一套堅實計畫，教導民眾何謂神經多樣性。公立學校應該在學生還很小的時候，就在健康教育還有社會科學的課程加入心理健康污名與神經多樣性的單元。如同我在本書所說，自閉症者在年紀非常小的時候就會受到障礙歧視和掩飾自己的影響，所以介入的措施也需要盡早開始。我們向孩子傳授歷史上的種族主義、性別歧視還有帝國主義的知識時，應該要強調受壓迫者是如何被標上歇斯底里、偏執與瘋狂的標籤。重要的是，所有人（包括神經多樣者與神經典型者）都要認識到「神智正常」與「功能」的狹隘定義是如何被用來傷害人和剝奪人性。既然心理健康的問題如此普遍（每一年都有大約二十%的人會經歷精神疾病），[22]從小就開始接受強而有力的心理教育將使所有人受益。

社會也應該為醫師、老師還有心理健康的專業人員提供關於神經多樣性的教育培訓。教育工作者應該要意識到有些行為良好但個性孤僻的學生很有可能是需要幫助的蒙面自閉症者，而那些表現出「有問題」的孩子可能是神經多樣者。治療師和諮商師需要更紮實的訓練滿足自閉症者的需求，修正或是汰換對我們不怎麼管用的治療方式（例如認知行為治療），改而採用比較符合我們需求的療法。當然，我們也需要做更多的研究，了解怎麼處理自閉症者的飲食失調、憂鬱、社交焦慮還有藥物濫用等問題。

資助這類研究工作時，應該優先考慮自閉症和其他神經多樣的科學家。《成年自閉症》這本期刊上的作品清楚說明了，當障礙者研究自己本身的問題時，可以大大提升與深化科學文獻。即使在二〇一〇年代初，我還在讀研究所的時候，專家仍普遍貶低他們口中的「自我研究」（me-search），這暗示著，如果你研究的東西涉及你個人利益，大家往往不相信你可以客觀處理。這些態度已經逐漸改變，但接受心理健康診斷或有心理障礙的研究者依然背負嚴重的污名。資金補助可以積極鼓勵障礙者與神經多樣的研究者，有助於扭轉這種偏見。

正如我在整本書所提的，大部分的專業人員對於自閉症所知甚少，尤其是成年人還有蒙面的自閉症者，幾乎每一個專業人員都是從醫療的角度看待身心障礙。我針對醫療專業人員舉辦了許多場神經多樣性的工作坊，也給臨床心理學家上課，一開始真的目瞪口呆，因為我發現大部分的人從未「聽過」障礙的社會模式。對大部分的醫療照護服務者來說，「障礙是一種需要治療的醫學缺陷」是絕對的、無庸置疑的信念。因為，他們一直以來的訓練都是透過醫療的視角處理差異，也從未得知有其他的替代方案，所以往往把完全中性、無害的自閉症特徵和行為視為病態。我們必須讓專業照護人員還有教育人員意識到有其他了解障礙的方式，而他們的偏見往往會造成原本不存在的障礙。

以下這些自閉症者常見的行為，常常會被老師、治療師還有醫師標示為功能障礙的跡象，但這些行為是完全無害的，社會應該要理解，並將之正常化。

隨著愈來愈多教育專業人員與民眾更了解自閉症，需要蒙面掩飾自己自閉症的人就愈少。我們將不必再經歷多年苦苦掙扎、隱身或是不被接受，感到疏離卻又無法說出原因。我在本書的第一章提到，我將戴面具掩飾自己的自閉症者比喻為未出櫃的同志。同志從一出生就被迫不能公開，因為社會假定每個人都是異性戀，一切的社會安排也是為了滿足異性戀所需。有時候保持不公開成了我們要努力完成的過程，但是它卻是一個強加在我們身上的狀

常見的、健康的自閉症行為
全神貫注研究一個喜歡的新主題
當全神貫注在一項工作的時候，不會注意到周圍的聲音和社交訊號
進入不熟悉的處境之前，需要確認自己將遇到什麼
堅持非常嚴格的時間表，拒絕偏離時間表
要花很長的時間思考才能回應一個複雜的問題
在經歷一樁社交要求事件或有壓力的計畫之後，需要獨自花上幾小時或幾天睡覺和充電
在做出決定之前需要「所有的資訊」
不清楚自己的感覺，或者是需要好幾天才能弄清楚自己對於某件事情的感受
在遵守一套規則或指示之前必須先理解其「意義」
不會把精力投入一些看似不公平或武斷的期望上，例如化妝或是精心打扮

態，而不是自由的選擇。自閉症者也大致如此，大家期待所有自閉症者一生下來就應該表現得像神經典型者。如果我們在小時候沒有被診斷出來並獲得尊重，我們就別無選擇，只能繼續戴上神經典型者的面具多年。但是，隨著對神經多樣者的接受程度擴大，假定所有人的思考、行動與感受都應該一樣的想法會逐漸消失。如果神經多樣者和我們的盟友繼續推動公平的待遇，我們的社會最終就不會再讓我們這麼多人失能，也不會再讓我們無從得知自己失能的真正根源。

全民醫療與基本收入

由於許多自閉症者在年輕時不會被認定為障礙者，因此不得不戴上面具掩飾自己。老師與照護服務者不清楚自閉症有各種不同的表現方式，可說是主要原因，但是像美國這樣的國家，缺乏醫療保險也是很大原因。美國心理健康組織（Mental Health America）於二〇二〇年所做的調查資料指出，該年度美國有心理健康問題的人有五十七％不會接受治療。[23]對於那些想要治療卻無法獲得治療的人，缺乏保險或是沒有足夠的保險是最常見的阻礙。[24]考慮到自閉症的評估費用有多麼高昂，以及蒙面自閉症很難找到合格的照護服務，美國的心理健康照護管道顯然需要大幅擴張。目前，美國至少有一半的自閉症者未獲得診斷，女性、跨性別、有色人種以及窮人的診斷率可能要低得多。假如我們要把自閉症者的經驗正常化，建立健全的社會體系支持自閉症者以及我們的需求，就有必要適當地照顧所有人的心理健康。

自閉症者和其他多數的障礙者一樣，失業率還有未充分就業的比率遠高於神經典型者。即使我們這些可以掩飾自己、表現出「專業」模樣的自閉症者，地位也岌岌可危。在工作中稍微出點差錯或是講錯話就可能被解雇，尤其是如果我們有明顯可見的障礙，或者已經知道我們的神經多樣性，就更是如此。自閉症求職者很難找到工作，因為工作的面試通常是模擬兩可且處於高壓力的狀態。面試問題很少預先提供，面試官也期待求職者不需「太努力」就可以提出社會可以接受的回覆與反應。

目前為止，自閉症者不是必須掩飾自己來獲得或保有工作，就是要申請少得可憐、難以餬口的障礙者津貼，往往還附帶各種但書和附加條款。[25]如果你是障礙者，你不能與有收入的人（包括他們自己的障礙津貼）結婚，否則你的補助會減少。[26]你的存款不能超過兩千美金，也不能有任何資產，否則你下個月就會失去資格，領不到補助。[27]而以上一切都還有個前提：你要有資格獲得補助。自閉症如果沒有診斷就不能申請殘障證明，領補助的人必須定期重新評估資格（大約每六個月到十八個月）。[28]

處理與調查障礙福利案件的成本相當高。因此，作家兼人類學家葛雷伯（David Graeber）在《40%的工作沒意義，為什麼還搶著做？論狗屁工作的出現與勞動價值的再思》（*Bullshit Jobs*）一書中建議，提供所有人基本、普遍且無條件的基本收入可以省下不少錢，也更符合社會正義。但是，根據現有的資料，以無條件基本收入取代所有的社會福利計畫可能不是明智之舉，[29]但藉由較少限制、更慷慨的方式來提供障礙者福利，顯然可以改善障礙者的生活品質。與其強迫自閉症者（和其他人）反覆證明我們真的有障礙，也真的無法工作，無條件基本收入可以發給每一個人，並象徵性地、實質性地宣稱，無論個人狀況為何，所有人都應該有足夠的錢生活。

廢除監禁制度

如果不根除造成這種狀況的壓迫性、去人化的社會結構，就不可能消除障礙歧視。人類學家葛林可在《沒有人是正常人》與精神科醫師史考爾（Andrew Scull）在《瘋癲文明史》（*Madness in Civilization*）都詳細寫到，綜觀歐洲歷史大部分時間，精神疾病者、身心障礙者以及犯罪者都被關在完全相同的設施中。不論你是因為舉止詭異、人身攻擊還是偷竊而遭到逮捕，法律上並沒有清楚明白的區分。不論是「罪犯」還是「瘋子」，都被視為可以任意處理的問題，而不被當成人對待。然而，歐洲的法律體系最終還是覺得有必要區分誰是因為生病而表現「不好」，誰是因為有罪或邪惡而表現不好。在這時，精神病院與監獄是分立的，儘管監禁在裡面的兩群人都被剝奪了合法的權利。到了二十世紀，「邪惡」與「生病」的區分有點逆轉，法院的心理學家開始解釋違法的行為是因為心理疾病所造成，例如反社會人格、思覺失調與自閉症。[30]邪惡不再被理解為道德狀態，而是本質上無法治癒的心理崩潰狀態。雖然從功能上來看，這種對人性的看法並沒有真正好到哪裡去。時至今日，仍有許多有色人種的自閉症孩童早在小學就被送上「校園直通監獄」的人生道路，[31]因為輕微的不當行為就受到嚴厲的懲罰，甚至當他們不聽老師的話或崩潰的時候，就找警察來處理，這種反應某種程度上是基於一種信念：有些人就是「壞」，最好讓他們離開社會，而不是擴大對他們的同情。

刑事司法體系與精神衛生體系緊密交織，兩者都造成揮之不去的障礙歧視。如同我在前面章節所說，障礙者被警察開槍射殺的風險非常高。尤其是黑人與棕色人種的自閉症者，他們遭受警察暴力與監禁的風險日益升高。裁減警察與監獄的預算，並且努力廢止這些壓迫性的機構，有助於解放黑人自閉症者，還有其他障礙者及精神疾病患者。許多人反對具有種族歧視的警察暴力，認為應該用社工及治療師取代警察，應該在接到緊急電話時，派出國家的精神衛生人員前往。戈登與他的行動伙伴協助伊利諾州通過的《社區緊急服務與支援法案》（CESSA），就可以做到這點。這樣的政策改變無疑每年都挽救了許多生命，尤其是黑人與棕色人種神經多樣者的性命。但是，假如我們反對國家繼續允許警方做出帶有種族歧視性質的暴力行為，那麼同樣重要的是，我們必須檢視心理健康專業人員如何強行將有色人種與障礙者送到機構、帶走他們的小孩、宣告他們在法律上無行為能力，否則就會助長和警察同樣的社會罪惡。二〇二一年夏天，全世界對於小甜甜布蘭妮被強行裝上子宮內避孕器感到震驚，而這是她法律監護權的一部分，[32]也就是說她的父親不只控制她的財務，也掌握她的表演檔期、探視自己孩子、與男友同住的權利。這些只是精神疾病患者與障礙者常常被剝奪的權利而已，對於那些不像小甜甜布蘭妮這樣具有大眾知名度與優越地位人來說，幾乎就沒有任何求援的權利。

雖然具有文化敏感度、同情心的心理健康服務有可能改變生活，但精神科醫師與心理學也對於他們聲稱要服務的人群帶來巨大的結構性傷害。從塔斯基吉（Tuskegee）的梅毒研究到亞斯伯格對於「高功能」自閉症的研究，再到強行對同性戀者和共產主義者施行腦葉切除術，都是以科學與「保護」民眾之名施行巨大的暴力。從醫療、個人的角度來看，推動擴大心理健康有可能立即變調為要求順從。所以，假如我們想要打造出不同背景的自閉症者都可以揭開面具、不再掩飾自己的世界，我們就必須廢除一個可能以暴力懲罰失敗者或拒絕服從者的權力體系。

自我揭露是為了所有人

大約八年前，我的朋友溫蒂（Wendy）突然辭掉她的律師工作。我想，她是跟法律界的許多人一樣，已經身心俱疲。接下來幾年，溫蒂慢慢轉換到新的跑道，成為法律作家。這似乎更適合她：她可以在家工作，多花點時間陪小孩，並且連續幾個禮拜除了寬鬆的運動褲以外什麼都不穿。

當我坦承自己是自閉症者之後，溫蒂私下找我提到她那段時間的生活。

「我的女兒也在光譜上。」她對我說：「幾年前，她真的過得很辛苦，崩潰好幾次，也沒有朋友，而我們找不出原因。這才是我辭職的真正理由。」

我曾懷疑溫蒂也是自閉症者。她重視隱私、性格內向，對虛偽缺乏耐心。她低調、一頭長髮隨意垂下，平常也不化妝。她非常敏感且富有藝術家氣質，似乎一直以來都與重視自我形象、緊張的法律界格格不入。但事實證明，自閉症病並不是理由：

「我真的研究了一下，但最後發現我不是自閉症者。那時候的憂鬱與焦慮是不是因為我的工作很糟糕，還有我的小孩也很痛苦呢？對的，百分之百如此。但是我從撫養女兒的過程中得知，我沒有什麼自閉症狀。我只是剛好喜歡上自閉症的生活方式。」

在女兒確診之後，溫蒂的生活徹底改變。她放棄自己的事業，這樣她才可以參加家庭治療並且讓小孩在家自學。他們參加了自閉兒與家人的團體，女兒也慢慢交到朋友。他們一家從城市搬到鄉下的小房子，全家人一起花更多時間待在戶外。隨著溫蒂一家人開始過著更緩慢、對自閉症者更友善的生活步調，溫蒂覺得自己的憂鬱也逐漸減輕，她顯得更放鬆，也更充實。她有了寫詩和創作音樂的時間，當家中老人家生病的時候，也可以照顧他們。

溫蒂說：「逐漸了解我女兒真實的情況，並且以她為中心開始改變我們的生活，可說是我們一家人經歷過最棒的事。因此，當我在網路上聽到『自閉症者的媽媽們』提到這真是一個詛咒時，我非常生氣。女兒的自閉症解救了我們一家！」

當溫蒂發現她有個自閉兒，她的生活徹底好轉。情況迫使她擺脫倉鼠轉輪，擺脫一致性、生產力及不斷加班的生活，往後退一步，重新評估生活中最重要的事。即使她不是自閉症者，也徹底揭露自己：她擺脫了不符合自己所需的工作期待，在雜亂、舒適且塞滿了手作物和雜物的房子裡，過著節省的生活，不再背負壓力，不用把自己打造成井井有條、事業成功、「擁有一切」的人。

當然，這一切重大的改變之所以可能，是因為溫蒂有經濟上和親友的支持。她的另一半對於要搬到鄉下感到相當興奮。搬到鄉下所省下的生活費，足夠讓溫蒂轉做兼差性質的工作。憑著先生的工作，溫蒂與女兒都可以維持醫療保險。也是因為有醫療保險，才可以讓女兒先診斷出自閉症。一家人有社區的支持，孩子有人照顧，也能接受教育。當溫蒂的母親對自閉症說了一些無知的話，溫蒂可以跟她一起坐下來接受治療，處理她們過去的問題，並且修正了母親的無知。

許多自閉症者還有我們所愛的人並沒有這種優勢。若沒有可以擋風遮雨的地方、醫療保險，也沒有願意跟我們一起成長、愛我們的人在背後支持，我們誰都沒辦法自在地成為真實、不戴面具的自己。卸下面具不僅僅是個人的事，這點是如此關鍵。世界上所有的自我肯定、所有徹底展露自己的作法，都無法克服經濟不公平、種族主義、恐跨或是深層的社會排斥。假如我們希望每個人都可以自由地卸下面具，我們就必須挺身而出，為所有人創造更公正、更包容及更有支持性的世界。

我認識許多自閉症者，對他們來說，他們的診斷或是自我實現都是澄清與肯定的時刻。

當一開始的震驚與羞恥過去後，神經多樣者的身分可以促使你重新檢視自己全部的生活，還有你陳舊的價值觀，讓你可以打造一些更緩慢、更平靜也更美好的事。但是，會從擁抱神經多樣性中受益的，不僅限於自閉症者。我們都應該往後退一步，問問自己的生活是否符合我們的價值觀，我們所做的工作和向他人展示的面貌是否反映真實的自己，如果不是，那我們可能想要改變什麼。

當我們接受一個人本來的樣子，不再對抗他們獨特的需求及挑戰，生活就可以用更放鬆也更包容的步調前進。一個允許所有自閉症者都能安全卸下面具揭露自己的世界，是一個認為任何有奇怪興趣、熱情、環境敏感、社交怪癖或其他差異的人都很有價值、很完整的世界。創造這樣的世界需要鍥而不捨的政治工作，還有自閉症者的自我倡議。但是對於神經多樣者與神經典型者來說，這一切都將是值得的。

結語：整合
Conclusion: Integration

在我知道自己是自閉症者之前，我感到無比孤立，從各方面來說都與世界格格不入。我與自己對立，無法了解為什麼正常的生活對我而言如此令人困惑、受限、動彈不得。我與世界脫節、不信任他人，也完全不相信自己有建立連結或被人理解的可能性。因為我非常孤單，所以我的認同也完全失去方向。我沒有歸屬感，不知道自己是跨性別者，不知道自己是障礙者，甚至說不清楚自己想要從生活獲得什麼。在內心深處，我已經碎成一連串虛假的性格與防禦機制，拒人於千里之外。我只能在獨處時卸下心防，但即使是孤獨的時刻，我也依然感到痛苦與困惑。我全身上下都是防禦機制，但內心卻已經沒有什麼值得保護的東西。

當蒙面自閉症者缺乏自我認識或任何社會的廣泛接納時，他們往往被迫將自己切割成不一致的碎片來理解。在工作上，我就要當這樣的人，在家裡，我就要必須要是這個樣子。我幻想要做某些事，卻不能告訴任何人。有些事是讓我保持精力旺盛的藥物，有些事則是聚會時我為了取悅大家而編的謊言。當有人開始懷疑我不對勁，我就要做一些緩解緊張、轉移注意力的事。我們沒有機會把這些碎片整合在一塊，成為我們可以命名或理解的統一整體，或者是其他人可以看見與喜愛的整體。有些面向的我們完全無法被承認，因為這些面向並不符合我們極力維持的安全而無攻擊性的更大目標。

在跨性別社群中，有個名詞專指我們許多人在認清自己的性別認同並決定公開之前那種脆弱與困惑的狀態：這被稱為處於「雞蛋模式」。雞蛋是指被孤立於跨性別社群之外，或是困在自我否定、無法認清自己是誰的人。當你處於雞蛋模式，你會莫名其妙感到不自在或格格格不入。你避免去想到潛藏在內心中某些痛苦的欲望，因為面對它們會粉碎你為了生存而偽裝的順性別身分。當我處於雞蛋模式，我會穿上飄逸的連身裙與低胸上衣，因為我覺得自己太「女性化」，無法駕馭我真正想要穿的中性服飾。我認為我的身體注定要我永遠當個曲線分明的女性。不論我走哪裡，人們都會不斷誇我女人味十足，甚至說我看起來「很會生」。家庭、朋友甚至是陌生人都想盡辦法說服我，要我相信我來到這社會上就是要當女人。自我憎恨與社會排斥完全扭曲了我看待自己的方式。然而，一旦我突破這道阻力，開始用自己喜歡的方式穿著打扮，說話的時候降低音調，我才意識到我一直都在自欺欺人。作為一名雌雄同體的跨性別者，我看起來的樣子或自我感覺都真的很棒。我並沒有因為放棄了外表而失去任何東西。我只是自由了。

根據我的經驗，作為戴上面具的自閉症者，與隱藏自己是同志或跨性別者的經驗相當類似。這是自我厭惡和否定的痛苦狀態，扭曲了你內在的感受。雖然這經常感覺像是「瘋了」，但實際上並不是一種內在的神經衰弱，而是因為社會往往反覆、暴力地堅持你並非你所說的那種人，並將任何相反的證據都視為羞恥才導致的。

在知道自己是自閉症者之前，我為自己強加了許多規則，幫我「順利變成」神經典型者。其中一條規則是我絕對不能買自己搬不動的家具。自給自足意味著我可以隨時打包離開。尋求幫助或是過著需要相互依賴的生活，就像是在我身上用鮮紅色的大字寫上「軟弱」與「可憐」。我的生活方式不需要任何的幫忙。

我睡在充氣床墊上。我用附近雜貨店後面偷來的牛奶木箱為自己做了「梳妝檯」。我把我的小電視機放在地板上。這些作法符合我給自己訂的另一條規則：我應該盡可能節省，為了節儉犧牲舒適。我存的錢愈多，就愈能自給自足，如果因為犯錯或崩潰而被炒魷魚，也就不會那麼悲慘。同樣的邏輯導致了我的飲食失調與社會孤立。人如果不吃不喝，也不常出門，那生活用度就相當便宜，風險也比較低。我讓自己過得愈來愈簡單，以此生存下來。我想要知道自己為什麼老是如此不快樂與不舒服，為什麼我在屋子裡來回地走、哭了幾個小時，卻沒有意識到是我強迫性的自我否定造成我的痛苦。

蒙面也使得自己疏遠所愛的人。我從不讓自己在任何人面前顯得脆弱，也不會分享任何在我內心沸騰的憤怒、沮喪、煩躁或過於強迫性的渴望。當有可靠的人主動要與我為友時，我會把他們趕走，並冷落他們。當朋友關心我過得如何，我的回應充滿敵意。當他們試著要表現出身體上的親密感時，我整個人僵住。當我的身心都崩潰了，我還是盡一切努力讓自己看起來堅若磐石。即使是最能接納我的親人也別無選擇，只能愛一半的我。我也幾乎感受不到自己是誰。當我有空閒時，我就獨自坐在屋裡，兩眼盯著牆面，或者毫無意識地上網。

這一切在某天開始慢慢改變，那時我和堂弟坐在遊樂園的熱水浴缸裡，聽他暢談我們家族每個人都有自閉症。一開始我聽到時，只覺得這消息實在太突然了。但是當我聽到自閉症這個詞被用在我的親戚身上，我忍不住也把它與自己連結。我的生活一直以來都是散亂的零件，但是現在，我的自我形象終於和一個可以說明我的經歷的專有名詞結合在一起了。

疏離的對立面是整合，一種精神上的連結與整體性感受。[1]認同整合的人可以看到一條穿透的線，把他們橫跨不同時空的許多自我串連起來。當然，每個人都會隨時間改變，並且根據他們所在的情況與處境改變自己的行為。沒有一個靜止不變的「真實自我」會停止調適和改變。對於戴著面具的自閉症者來說，這樣的事實真是令人困擾，因為我們可能缺少一個連貫的「故事」來告訴我們自己到底是誰。我們的人格只是達到目標的手段，是受到外部的驅動，而不是受到內心的力量或欲望所驅使。然而，擁有完整認同的人不會受到變化與差異的困擾，因為他們看到一個貫穿他們各種樣貌的連結：持續跨越他們一生的核心價值，以及個人成長的敘事，解釋他們如何從過去的樣子一步步走到現在自己的樣子。[2]

研究（特別是心理學家麥克亞當斯〔Dan McAdams〕以及阿德勒〔Jonathan Adler〕數十年的研究）已經發現，那些可以整合自我概念的人通常有很強的適應力、韌性以及自我寬恕的能力。當生活變得困難時，他們可以發展新的技能和轉向。他們把自己當成個人生命故事的主角。他們也更有可能經歷創傷後成長，理解過去痛苦的經歷有助於讓他們成為一個具有韌性、可以幫助他人的人，而不會將它看成一種可怕的「污染」，破壞他們的生活或削弱他們。[3]特別的是，麥克亞當斯等人看到，隨著人們逐漸成熟或是從創傷中復原，他們往往巧妙地寫下他們自己的救贖故事。從救贖的角度看待自我，往往突出一些重要的特質。

讓我驚訝的是，救贖的自我與卸下面具的過程竟然如此一致。救贖的自我基本上就是一個不戴面具的自閉症者：不會對自己的敏銳度感到羞恥，堅守自己的價值，受到自己在意的原因所深深驅動，強大到可以為自己倡議，脆弱到會去尋求連結與幫助。一個有整合感、救贖感的自我知道自己是誰，也不會對此感到羞恥。他們能夠以彰顯情感與個人道德的真實方式，解決生活中的緊張關係。

在麥克亞當斯與阿德勒的著作中（還有其他人的相關著作），沒有提到一個人必須採取發展整合感或救贖感必須要採取的途徑。已知敘事療法對於那些想要重新檢視自己講述的生活與過往故事，並採取新的角度的人是有益的。[5]有一些初步證據顯示，敘事療法有助於身陷社會焦慮或溝通困難的自閉症者。[6]然而，隨著個人逐漸了解自己，並且鑄造出健康、具有支持性的紐帶，救贖的自我也就自然出現。以我自己的生活為例，我知道遇到其他自閉症者、學著了解所謂的自閉症，自然而然會帶領我對自己的過去還有我是誰寫出新的「故事」。

希瑟．摩根從價值出發的整合練習在最後一部分是用三到五個字歸納你的核心價值，同時思考這些價值如何相互連結，創造緊密的整體。為了做到這一點，摩根經常鼓勵服務對象畫出他們的價值如何連結，用最適合的圖像來表達。[7]其中

救贖的自我：關鍵特質[4]	
生產性	努力改善世界，或是造福下一代
敏感性	在意別人的需求，關心社會不公
堅守價值	發展自己的核心信念與價值，作為一輩子行為的引導
獨立與連結的平衡	強烈感受到自己的能動性（agency）與權力，但也能與其他人進行有意義的連結，同時意識到所有人都相互依賴

一名服務對象把五個價值（開放、接納、成就、升級和魅力）畫成吉他的五條弦。每一條都能夠單獨「彈出聲音」，但是唯有當每一種價值和諧結合共鳴，才能演奏出最美好的音樂。另一個人則是將自己的價值（同情、社群、創意、正直、內在價值和正義）畫成彩虹的顏色。另一個人則把自己的每一個價值看成自行車輪上獨立的輻條，彼此之間相互支持，才能有辦法往前走。這些比喻反映出摩根的服務對象認為自己的原則彼此相互連結，有助於他們把生活想成一個整體，而不是一個潛於底下的各種零件。

我在底下的表格提供了一些空間，讓你探索自己各個價值之間的連結。為了完成這項練習，你有需要重新看一下前言、第五章以及第七章從價值出發的整合練習。

一個人的價值並不需要像這些比喻一樣有相同的權重。你可以畫出某個特別重要的價值（例如，愛），作為其他價值所依靠的支柱，或者把某個價值畫成一把大大的傘，用來覆蓋或保護其餘的價值。摩根的某位服務對象把自己的三個價值畫成船錨上的三根輻條，第四個價值就是將船錨與個人生活的「船身」連結起來的掛勾。

當我正在撰寫本書初稿時，我花了好幾個月的時間引導自己完成摩根從價值出發的整合練習。我很仔細地思考了過去讓我覺得自己真正活著的關鍵時刻。我對其他自閉症者所做的訪談及研究也有助於引導我自我反思。最終，我回想起過去一連串強大的時刻，我真心覺得自己完全活著，也體會到自己是人，而那些時刻讓我清楚地了解我的核心價值是什麼。我覺得這些價值很值得在這裡當成例子分享給大家：

價值1：坦率

這個價值對我的意義：誠實地分享我的感受和我看待事情的方式。分享一些可能不合時宜，但卻真實且重要的觀察。誠實地面對自己、了解自己喜歡跟誰在一起，以及想要從生活中得到什麼。當我看到有人受到傷害時，我會大聲說出來。

價值2：勇氣

這個價值對我的意義：相信我的直覺，也願意冒險。即使我的信念不受歡迎，我也願意堅持下去。對於我想要的事情我會興高采烈、充滿熱情地說「好」，而不是找藉口說「不」。大聲且勇敢地表達自己的情緒。占領一片空間，好好盡情生活、享受生命。

價值3：鼓舞激勵

這個價值對我的意義：觀察周圍的世界讓我充滿想法，並與這個世界分享我的想法與熱情。聆聽我自己創意的驅動力，還有洞察力的爆發。成為一盞可以指引他人的明燈，藉由為他人們培力，去做對他們最好的事情。

價持4：熱情

這個價值對我的意義：為自己保留可以深入感受事物的空間。騰出時間去難過、生氣、

從價值出發的整合練習
結合你的價值

1. 重新檢視你在本書前言生活中的重要時刻，以及你在第五章指出在這些重要時刻的三至五個基本核心價值。
   在這列出這些價值。你的目標最好要點出三到五個不同的價值。
2. 在下面的空白處寫下每項價值的定義。這是你個人的定義，而不是字典上的定義。你要具體指出每一項價值對你的意義。

   價值：
   這個價值對你的意義：

   價值：
   這個價值對你的意義

   價值：
   這個價值對你的意義

   價值：
   這個價值對你的意義

3. 最後，畫一張圖來呈現你的價值，以及這些價值之間如何連結。這張圖可能代表你很重要的興趣或經驗，或者可以喚起你想起特別生動的關鍵時刻。你的目標是創作出一幅圖像，把你所有的價值連結在一起，幫助你想像和記住全部的價值。

憤恨或喜悅。不再根據別人可能的想法來過濾自己的情緒。不為自己感到羞恥，追求我所渴望以及讓我感覺良好的事情，脫離讓我痛苦的情境。

往後退一步，看看自己的重要回憶和核心價值，可以看出我是充滿活力、強大、頭腦清楚的人，我總是不斷成長，多次挺身而出捍衛對我很重要的人與想法。我與那些笨拙的、無能為力的、無知的且需要過多關懷的形象截然不同，我一直都很擔心非障礙者會這樣看我。我也完全不像那個戴上面具後冷漠且被動的知識分子。

這個練習也讓我痛苦地明白自己過去蒙面的生活是如何妨礙了我，造成我的不滿。一個人關在公寓裡不與任何人往來，也就毫無空間可以鼓勵他人或表達自己。我非常害怕惹惱別人，所以不敢冒險挺身而出、支持自己的信念，也不會沉迷在任何帶給我喜悅的事情上。我嘗試要成為我無法成為的神經典型者——但真實的我是美麗的，值得擁有更多。

這項練習的理想結果是幫助自閉症者更信任自己。如今回頭再看，我想不出來自己在坦率、信心、鼓舞或熱情的引導下所做的決定有哪一次後悔。每當我打斷出於禮貌的屁話、辭掉不滿意的工作、答應臨時的邀約、說出自己的想法或突然衝動地去刺青，我都感到不可思議。這就像在水面下待了一輩子之後探出頭來，終於可以大大吸一口新鮮的空氣。從另一方面來看，我可以回想起自己所做的無數次糟糕、令人遺憾的決定，這些決定都是出於害怕、壓抑或是渴望保持表面的和諧。每當我為自己的暴走道歉、淡化自己的需求、接下不那麼適合我的工作，或者是容忍一段不尊重我的友誼，都讓我感到情緒低落與焦慮。這從來沒能幫助我維持有意義的連結。我所做的一切都只是在浪費自己的時間，讓我充滿憤恨。不論要付出多少代價，做自己總是最好的。

當我想到我這四個價值要如何整合成更大的整體，我畫了盾牌。就在人生發生轉折的時候，我選擇了Devon（戴文）這個名字，部分原因是因為這個字代表捍衛者（defender）。當我隱藏自己跨性別與自閉症的身分時，我曾經畏畏縮縮、處處提防。我的整個存在就是在向真實的我說抱歉。現在，我從自己真實的樣子獲得能量，我的目標是可以保護其他人。一個堅定、勇敢的人，可以正面對抗這個世界，並且設法庇護那些需要協助的人。我的價值保護了我和我在乎的人。我過去相信我的面具保護了我，但事實上，面具只是讓我更沉重。信守個人價值所產生的效果則完全相反。這樣做會把我們自閉症者最明顯的特徵推到風口浪尖上，引導我們進入戰鬥，而不是將特徵隱藏起來。我很感謝現在的自己，我也知道其他人同樣感謝可以認識真實的我。在逐漸看清自閉症身分的過程中，我也遇到許多人沿著同樣的路線前進，在經過許多年的虛偽、受內心恐懼所驅動的表現之後，邁向自我接受與開放，終於感受到自由、完整，並與自己的價值調和。我想要給你們同樣的收穫。

我不想假裝自閉症者公開身分後的生活可以輕輕鬆鬆。歧視障礙者是強大的壓迫力量。許多自閉症者永遠都無法完全卸下面具。有些自閉症者處於岌岌可危的位置，敞開心扉實在太危險了。有些自閉症者因此得出結論，最好是在他們能到得了的地方先獲得一小部分接納，在其他地方則保留自己的面具，而不是冒著無家可歸、警察暴力、關係虐待或被強迫進入精神機構的風險。他們需要系統性的社會變革，也需要大幅度改善生活環境。

大多數自閉症者都無法充分就業，還要面臨剝削、疏離以及貧窮的折磨。對於女性、跨性別、黑人、窮人或是多重邊緣化的蒙面自閉症者來說，想到要摘除面具、揭露自己是特別危險的事。甚至對我們這些有自由可以徹底卸下面具的人來說，卸下之後還是要對抗許多閒言閒語，以及過去創傷所留下的痛楚。光靠個人堅稱自己的價值並不足以克服這些力量。一個擁抱神經多樣性的世界（定義上），就是讓所有人、所有文化以及所有存在方式都享有相同的尊嚴、自主性和尊重的地方。但是，對於想獲得普遍接納及正義的自閉症者來說，卸下面具不但是前進的重要一步，也是在依然不公正的世界中保持理智的方法。我親眼目睹，一旦自閉症者可以逃離不安全的情境，找到接受他們的社群，就可以在社交上與心理上大放異彩。我自己也經歷過這樣的過程。如果我們無法說出我們共同的掙扎，並在彼此之間形成社群的連結，然後大聲宣布我們的運作方式並沒有故障或壞掉，那麼，我們就永遠無法建立神經多樣性更為豐富的世界。許多神經典型者的世界依然想要「治療」我們的差異，透過基因療法及篩選工具來阻止我們誕生，並且使用暴力治療方式像馴犬一樣訓練我們，讓我們變得更服從、更聽話。即使是我們這些沒有被迫接受正式自閉症療法的人，仍然每一天都會受到操控與打壓，因而變得更渺小、更軟弱以及更懂得取悅他人。

卸下面具就是露出不服從的驕傲臉孔，拒絕在神經典型者的壓力下屈服。這是大膽的行動主義，也是宣告自我的價值。卸下面具就是拒絕被噤聲，不再被劃分，也不再隱藏，堅定地與其他障礙者及邊緣群體站在一起，展現我們的整體性。我們可以團結起來，堅定而自由，只有當我們知道自己是誰，看清我們從來就無須隱藏什麼，才會受到強大的保護，並且被徹底接納。

謝辭 Acknowledgments

我要謝謝我的經紀人珍妮．賀蕾拉（Jenny Herrera）看到了我寫作的潛能，讓我有信心去追求自己從來沒有勇氣去追逐的作家生活。我過去已經說過，而我未來也肯定還會再說：你真的改變了我的人生。我要感謝編輯蜜雪兒（Michele Enicleric o）：非常感謝你對這本書的興趣與支持，並且提出敏銳的問題，感謝你要我更動寫作架構的高見，還有對我判斷力的信任。我也由衷感謝你鼓勵我撰寫這本書，要我清清楚楚針對自閉症者來寫，而不是訴諸於神經典型者的凝視。我最自豪的是寫出本書第八章，假如沒有你的建議就不會有這個章節。我要感謝羅耀拉大學進修推廣學院（School of Continuing and Professional Studies）的珍恩．維登（Jeanne Widen）一直支持我寫作，而且把這件事當成是我身分認同中很有價值的一部分。你對我的溫暖和信任實在令人窩心。感謝哈摩尼公司（Harmoney）整個團隊為本書所做的美術設計，幫我將這本書呈現在讀者面前。

許多自閉症者或其他神經多樣性的作家與思想者都是本書不可或缺的一分子：感謝摩根、費恩、梅朵斯、羅斯、Keillan Cruickshank、戈登、諾亞與潔西和我聊天，感謝你們為整個社群所創造的資源，還有你們給我的各種反饋。Amythest Schaber, Rabbi Ruti Reagan, Jen White-Johnson, Sky Cubacub, Samuel Dylan Finch, ChrisTiana ObeySumner, Rian Phin, Tiffany Hammond, Anand Prahlad，還有讓我在本書引用與你們談話內容的所有人：感謝你們創造的一切。謝謝所有接受我訪談的人，還有數百名在網路上回答我的調查，以及對我的意見表達想法與給予反饋的人。我寫這本書時試著盡可能多放進自閉症者的觀點，同時希望我也尊重了你們與我分享的故事，並以應有的尊敬及感激報答各位的大方分享。

謝謝這些年來幫我緩解情緒崩潰的每一個人，尤其是在我不了解自己或不知道如何與其他人互動，但依然溫柔對待我的每一個人。我做了很多事把愛我的人拒於門外，因為我充滿懷疑與恐懼，但是你們的愛與誠實一直是我的試金石。我要感謝每一位自閉症者與神經多樣性的朋友，自從我開始書寫自己的身心障礙之後，他們就向我公開身分，讓我們彼此都有機會交換生活上的小訣竅還有同情心。感謝我的家人一直讓我作自己，讓我根據自己的經驗說話，從不壓抑我的聲音。我還要感謝在Dump Truck Disorder這個伺服器上的所有朋友，謝謝你們讓我疫情期間可以相對穩定，而且真的感覺到有人作伴。最後，感謝尼克（Nick）為我調暗燈光，讓我有藉口可以放下忙碌的工作，並且在床底下打造一個感官超載時可以躲避的恐慌空間，在chess.com這個網站的音效讓我痛苦不堪的時候戴上耳機。許多時候，我還是十分痛恨自己如此易怒且需要幫助，也無法理解怎麼會有人像我自己一樣愛我。我保證有一天我會理解你毫無條件的接納與愛是我（還有你以及所有人！）所應得的。

29. https://www.vox.com/policy-and-politics/2017/5/30/15712160/basic-income-oecd-aei-replace-welfare-state.
30. Metzl, J. M. (2010). The Protest Psychosis: How Schizophrenia Became a Black Disease. Boston: Beacon Press.
31. https://psmag.com/education/america-keeps-criminalizing-autistic-children.
32. 身心障礙者受到生育控制的情況相當普遍：https://www.thedailybeast.com/britney-spears-forced-iud-is-common-in-conservatorships.

結語

1. McAdams, D., & Adler, J. M. "Autobiographical Memory and the Construction of a Narrative Identity: Theory, Research, and Clinical Implications," in Maddux, J. E., & Tagney, J. P. (2010). *Social Psychological Foundations of Clinical Psychology*. New York: Guilford Press.
2. See McAdams, D. P., Josselson, R. E., & Lieblich, A. E. (2006). *Identity and Story: Creating Self in Narrative*. Washington, DC: American Psychological Association.
3. Adler, J. M., Kissel, E. C., & McAdams, D. P. (2006). Emerging from the CAVE: Attributional style and the narrative study of identity in midlife adults. *Cognitive Therapy and Research*, *30*(1), 39–51.
4. McAdams, D., & Adler, J. M. "Autobiographical Memory and the Construction of a Narrative IdentityTheory, Research, and Clinical Implications," in Maddux, J. E., & Tagney, J. P. (2010). *Social Psychological Foundations of Clinical Psychology*. New York: Guilford Press.
5. Cashin, A., Browne, G., Bradbury, J., & Mulder, A. (2013). The effectiveness of narrative therapy with young people with autism. *Journal of Child and Adolescent Psychiatric Nursing*, *26*(1), 32–41.
6. 請注意，針對自閉症者接受敘事療法的研究，大多數聚焦於自閉兒或剛成年的年輕人。有些研究者的理論認為敘事療法很適合口語能力高的自閉症者，但不適合那些並未用言語處理資訊的人，更多討論請見：Falahi, V., & Karimisani, P. (2016). The effectiveness of Narrative Therapy on improvement of communication and social interaction of children with autism. *Applied Psychological Research Quarterly*, *7*(2), 81–104。
7. https://poweredbylove.ca/2017/11/09/your-values-diagram/.

這裡的「或」字表達的含義非常微妙—許多車站雖然有通往地面層的坡道，但並沒有通往列車月台的方式，例如電梯。請見：https://wheelchairtravel.org/chicago/public-transportation/。

15. 安排感官友善時段最著名的零售商就是 Target 跟 Sobey's。https://www.consumeraffairs.com/news/target-store-offers-sensory-friendly-shopping-hours-for-customers-with-autism-120916.html; https://strategyonline.ca/2019/12/04/sobeys-rolls-out-sensory-friendly-shopping-nationally/.
16. https://autisticadvocacy.org/wp-content/uploads/2016/06/Autistic-Access-Needs-Notes-on-Accessibility.pdf.
17. http://ada.ashdownarch.com/?page_id=428#:~:text=Any%20disabled%20person%20who%20encounters,statutory%20damages%20plus%20attorney 's%20fees.
18. 這些態度從中世紀到工業化時代的轉變，完整回顧請參考史考爾的《瘋癲文明史》以及葛林可《沒有人是正常人》的第一至第三章。
19. Mancini, T., Caricati, L., & Marletta, G. (2018). Does contact at work extend its influence beyond prejudice? Evidence from healthcare settings. Journal of Social Psychology, 158(2), 173–186.
20. Cameron, L., & Rutland, A. (2006). Extended contact through story reading in school: Reducing children's prejudice toward the disabled. Journal of Social Issues, 62 (3), 469–488.
21. Kende, J., Phalet, K., Van den Noortgate, W., Kara, A., & Fischer, R. (2018). Equality revisited: A cultural meta-analysis of intergroup contact and prejudice. Social Psychological and Personality Science, 9 (8), 887–895.
22. 大部分常見的憂慮或焦慮（別忘了這些數字肯定都是低估）都只能取得有限的心理健康服務：https://www.nami.org/mhstats#:~:text=20.6%25%20of%20U.S.%20adults%20experienced,2019%20(13.1%20million%20people).
23. https://mhanational.org/issues/2020/mental-health-america-access-care-data#adults_ami_no_treatment.
24. https://mhanational.org/issues/2020/mental-health-america-access-care-data #four.
25. https://www.publicsource.org/is-my-life-worth-1000-a-month-the-reality-of-feeling-undervalued-by-federal-disability-payments/.
26. https://www.specialneedsalliance.org/the-voice/what-happens-when-persons-living-with-disabilities-marry-2/.
27. https://www.ssa.gov/ssi/text-resources-ussi.htm.
28. 身心障礙者福利的資格，每隔六到十八個月就應該要更新：https://www.ssa.gov/benefits/disability/work.html#:~:text=Reviewing%20Your%20Disability.

羅門（Andrew Solomon）的精采著作：《背離親緣》，Solomon, A. (2012). *Far from the Tree: Parents, Children and the Search for Identity.* New York: Simon & Schuster。

4. *Fat Outta Hell*這個播客做了許多內容，探討大部分的公共空間讓身形胖的人進不去；即使是餐廳那種簡單固定在地板上的桌子，也根本無法讓體型比較大的人使用。針對胖子被排除在醫學研究之外，導致普遍的健康不平等，請見：*Nature:* https://www.nature.com/articles/ejcn201457。
5. Uono, S., & Hietanen, J. K. (2015). Eye contact perception in the West and East: A cross-cultural study. *PloS One, 10*(2), e0118094, https://doi.org/10.1371/journal.pone.0118094.
6. Grinker, R. R. (2021). In Nobody's Normal: How Culture Created the Stigma of Mental Illness. New York: Norton, 30.
7. Esteller-Cucala, P., Maceda, I., Børglum, A. D., Demontis, D., Faraone, S. V., Cormand, B., & Lao, O. (2020). Genomic analysis of the natural history of attention-deficit/hyperactivity disorder using Neanderthal and ancient Homo sapiens samples. *Scientific Reports, 10*(1), 8622. https://doi.org/10.1038/s41598-020-65322-4.
8. See, for example: Shpigler, H. Y., Saul, M. C., Corona, F., Block, L., Ahmed, A. C., Zhao, S. D., & Robinson, G. E. (2017). Deep evolutionary conservation of autism-related genes. *Proceedings of the National Academy of Sciences, 114*(36), 9653–9658. And Ploeger, A., & Galis, F. (2011). Evolutionary approaches to autism: An overview and integration. *McGill Journal of Medicine: MJM,13*(2).
9. 只要某人「具有其他勝任該工作的資格」。這樣難免會有點主觀，並且給了歧視的空間。舉例來說，許多職位並沒有身體上的勞動（例如行政助理），但是招聘廣告上卻要求員工必須要可以搬起二十五磅重的箱子。
10. https://www.un.org/development/desa/disabilities/disability-laws-and-acts-by-country-area.html.
11. 這是由芝加哥無障礙生活（Access Living Chicago）的創辦人、已故的MarcaBristo所組織：https://news.wttw.com/2019/09/09/disability-rights-community-mourns-loss-pioneer-marca-bristo.
12. https://www.americanbar.org/groups/crsj/publications/human_rights_magazine_home/human_rights_vol34_2007/summer2007/hr_summer07_hero/#:~:text=In%20Chicago%20in%201984%2C%20people,My%20name%20is%20Rosa%20Parks.%E2%80%9D.
13. https://www.chicagotribune.com/news/ct-xpm-1987-05-27-8702080978-story.html.
14. 芝加哥交通管理局的網站說七十一%的火車站有「電梯或輪椅坡道」等無障礙設施，這裡的

15. 改編自上面的部落格文章—問題與引文部分來自摩根，其他的寫作與提示是我做的。
16. Silberman, S. (2015). *NeuroTribes: The Legacy of Autism and the Future of Neurodiversity*. New York: Penguin. Chapter 5: "Princes of the Air."
17. http://cubmagazine.co.uk/2020/06/autistic-people-the-unspoken-creators-of-our-world/.
18. https://www.wired.com/2015/08/neurotribes-with-steve-silberman/.
19. https://www.cam.ac.uk/research/news/study-of-half-a-million-people-reveals-sex-and-job-predict-how-many-autistic-traits-you-have.
20. https://www.accessliving.org/defending-our-rights/racial-justice/community-emergency-services-and-support-act-cessa/; https://www.nprillinois.org/statehouse/2021-06-02/illinois-begins-to-build-mental-health-emergency-response-system.
21. https://www.imdb.com/title/tt2446192/.
22. Pramaggiore, M. (2015). The taming of the bronies: Animals, autism and fandom as therapeutic performance. *Journal of Film and Screen Media, 9*.
23. 自閉症者往往是圍繞著共同的活動而非情感紐帶來進行社交交流：Orsmond, G. I., Shattuck, P. T., Cooper, B. P., Sterzing, P. R., Anderson, K. A. (2013). Social participation among young adults with an autism spectrum disorder. *Journal of Autism and Developmental Disorders, 43*(11), 2710–2719。
24. Crompton, C. J., Hallett, S., Ropar, D., Flynn, E., & Fletcher-Watson, S. (2020). 'I never realised everybody felt as happy as I do when I am around autistic people': A thematic analysis of autistic adults' relationships with autistic and neurotypical friends and family. *Autism*, *24*(6), 1438–1448.
25. Cresswell, L., Hinch, R., & Cage, E. (2019). The experiences of peer relationships amongst autistic adolescents: A systematic review of the qualitative evidence. *Research in Autism Spectrum Disorders, 61,* 45–60.
26. 可快速看一下這篇文章，了解自閉症之聲有何問題：https://www.washingtonpost.com/outlook/2020/02/14/biggest-autism-advocacy-group-is-still-failing-too-many-autistic-people/。

第八章

1. 請看自閉症之聲〈我是自閉症〉這段糟糕的影片："I Am Autism" PSA: http://content.time.com/time/health/article/0,8599,1935959,00.html。
2. Oliver, Michael (1990). *The Politics of Disablement*. London: Macmillan Education.
3. 假如要看聽不見的人是怎麼有系統地被拒絕在手語與無障礙的學校教育之外，建議可閱讀所

第七章

1. Gayol, G. N. (2004). Codependence: A transgenerational script. *Transactional Analysis Journal, 34*(4), 312–322.
2. Romualdez, A. M., Heasman, B., Walker, Z., Davies, J., & Remington, A. (2021). "People Might Understand Me Better": Diagnostic Disclosure Experiences of Autistic Individuals in the Workplace. *Autism in Adulthood.*
3. Sasson, N. J., & Morrison, K. E. (2019). First impressions of adults with autism improve with diagnostic disclosure and increased autism knowledge of peers. *Autism, 23*(1), 50–59.
4. https://www.distractify.com/p/jay-will-float-too-tiktok#:~:text=Source%3A%20TikTok-,Jay%20Will%20Float%20Too's%20Latest%20TikTok,Lesser%2DKnown%20Aspect%20of%20Autism&text=On%20July%2028%2C%20a%20TikTok,grappling%20with%20the%20sheer%20cuteness.
5. https://nicole.substack.com/p/a-little-bit-autistic-a-little-bit.
6. Richards, Z., & Hewstone, M. (2001). Subtyping and subgrouping: Processes for the prevention and promotion of stereotype change. *Personality and Social Psychology Review, 5*(1), 52–73.
7. https://letsqueerthingsup.com/2019/06/01/fawning-trauma-response/.
8. Martin, K. B., Haltigan, J. D., Ekas, N., Prince, E. B., & Messinger, D. S. (2020). Attachment security differs by later autism spectrum disorder: A prospective study. *Developmental Science, 23*(5), e12953.
9. Bastiaansen, J. A., Thioux, M., Nanetti, L., van der Gaag, C., Ketelaars, C., Minderaa, R., & Keysers, C. (2011). Age-related increase in inferior frontal gyrus activity and social functioning in autism spectrum disorder. *Biological Psychiatry, 69*(9), 832–838. doi:10.1016/j.biopsych.2010.11.007. Epub 2011 Feb 18. PMID: 21310395.
10. Lever, A. G., & Geurts, H. M. (2016). Age-related differences in cognition across the adult lifespan in autism spectrum disorder. *Autism Research, 9*(6), 666–676.
11. Bellini, S. (2006). The development of social anxiety in adolescents with autism spectrum disorders. *Focus on Autism and Other Developmental Disabilities, 21*(3), 138–145.
12. Crompton, C. J., Ropar, D., Evans-Williams, C. V., Flynn, E. G., & Fletcher- Watson, S. (2019). Autistic peer-to-peer information transfer is highly effective. *Autism*, 1362361320919286.
13. https://www.jacobinmag.com/2015/05/slow-food-artisanal-natural-preservatives/.
14. https://poweredbylove.ca/2019/08/19/why-everyone-needs-a-personal-mission-statement-and-four-steps-to-get-started-on-your-own/.

21. Kapp, S. K., Steward, R., Crane, L., Elliott, D., Elphick, C., Pellicano, E., & Russell, G. (2019). "People should be allowed to do what they like": Autistic adults' views and experiences of stimming. *Autism, 23*(7), 1782–1792.
22. Rose, M. (2020). Neuroemergent Time: Making Time Make Sense for ADHD & Autistic People. Martarose.com.
23. https://twitter.com/roryreckons/status/1361391295571222530.
24. http://unstrangemind.com/autistic-inertia-an-overview/.
25. Autistic inertia is frequently assumed to be "volitional." See Donnellan, A. M., Hill, D. A., & Leary, M. R. (2013). Rethinking autism: Implications of sensory and movement differences for understanding and support. *Frontiers in Integrative Neuroscience*, *6*, 124.
26. https://autistrhi.com/2018/09/28/hacks/.
27. Sedgewick, F., Hill, V., Yates, R., Pickering, L., & Pellicano, E. (2016). Gender differences in the social motivation and friendship experiences of autistic and non-autistic adolescents. *Journal of Autism and Developmental Disorders*, *46*(4), 1297–1306.
28. http://rebirthgarments.com/radical-visibility-zine.
29. Sasson, N. J., Faso, D. J., Nugent, J., Lovell, S., Kennedy, D. P., & Grossman, R. B. (2017). Neurotypical Peers are Less Willing to Interact with Those with Autism Based on Thin Slice Judgments. *Scientific Reports*, *7*, 40700. https://doi.org/10.1038/srep40700.
30. McAndrew, F. T., & Koehnke, S. S. (2016). On the nature of creepiness. *New Ideas in Psychology*, *43*, 10–15.
31. Leander, N. P., Chartrand, T. L., & Bargh, J. A. (2012). You give me the chills: Embodied reactions to inappropriate amounts of behavioral mimicry. *Psychological Science*, *23*(7), 772–779. 請注意，近年來，有許多研究想要複製巴格（John Bargh）的研究都失敗。針對這些失敗的嘗試，以及一系列相關但不同的溫度研究，請見：Lynott, D., Corker, K. S., Wortman, J., Connell, L., Donnellan, M. B., Lucas, R. E., & O'Brien, K. (2014). Replication of "Experiencing physical warmth promotes interpersonal warmth" by Williams and Bargh (2008). *Social Psychology*。
32. Sasson, N. J., & Morrison, K. E. (2019). First impressions of adults with autism improve with diagnostic disclosure and increased autism knowledge of peers. *Autism*, *23*(1), 50–59.
33. YouTuber山迪雅塔・史密斯（Sundiata Smith）有一段影片是針對光譜上的人說明怎麼執行自然的黑人毛髮照護。請見：https://www.youtube.com/watch?v=KjsnIG7kvWg。
34. https://www.instagram.com/postmodernism69/?hl=en.

medium.com/minimalism-is-a-luxury-good-4488693708e5。
5. Rose, M. Principles of Divergent Design, Part 2A. https://www.instagram.com/p/CK4BHVjh-miR/.
6. White, R. C., & Remington, A. (2019). Object personification in autism: This paper will be very sad if you don't read it. *Autism*, *23*(4), 1042–1045.
7. 討論自閉症者壓力管理的「紓壓小物」，請見：Taghizadeh, N., Davidson, A., Williams, K., & Story, D. (2015). Autism spectrum disorder (ASD) and its perioperative management. *Pediatric Anesthesia*, *25*(11), 1076–1084。
8. Luke, L., Clare, I. C., Ring, H., Redley, M., & Watson, P. (2012). Decision-making difficulties experienced by adults with autism spectrum conditions. *Autism*, *16*(6), 612–621.
9. https://algedra.com.tr/en/blog/importance-of-interior-design-for-autism.
10. https://www.vice.com/en/article/8xk854/fitted-sheets-suck.
11. https://www.discovermagazine.com/health/this-optical-illusion-could-help-to-diagnose-autism.
12. https://www.monster.com/career-advice/article/autism-hiring-initiatives-tech.
13. Baker, E. K., & Richdale, A. L. (2017). Examining the behavioural sleep-wake rhythm in adults with autism spectrum disorder and no comorbid intellectual disability. *Journal of Autism and Developmental Disorders*, *47*(4), 1207–1222.
14. Galli-Carminati, G. M., Deriaz, N., & Bertschy, G. (2009). Melatonin in treatment of chronic sleep disorders in adults with autism: A retrospective study. *Swiss Medical Weekly*, *139*(19–20), 293–296.
15. https://www.businessinsider.com/8-hour-workday-may-be-5-hours-too-long-research-suggests-2017-9.
16. Olsson, L. E., Gärling, T., Ettema, D., Friman, M., & Fujii, S. (2013). Happiness and satisfaction with work commute. *Social Indicators Research*, *111*(1), 255–263.
17. Su, J. (2019). Working Hard and Work Outcomes: The Relationship of Workaholism and Work Engagement with Job Satisfaction, Burnout, and Work Hours. Normal: Illinois State University.
18. Sato, K., Kuroda, S., & Owan, H. (2020). Mental health effects of long work hours, night and weekend work, and short rest periods. *Social Science & Medicine*, *246*, 112774.
19. https://www.instagram.com/_steviewrites/?hl=en.
20. Aday, M. (2011). Special interests and mental health in autism spectrum disorders (No. D. Psych (C)). Deakin University.

不怕受到社會壓力的影響，請見：Anvari, F., Wenzel, M., Woodyatt, L., &Haslam, S. A. (2019). The social psychology of whistleblowing: An integrated model. *Organizational Psychology Review*, *9*(1), 41–67.

13. Grove, R., Hoekstra, R. A., Wierda, M., & Begeer, S. (2018). Special interests and subjective well-being in autistic adults. *Autism Research*, *11*(5), 766–775.
14. Dawson, M. The Misbehaviour of the Behaviourists: Ethical Challenges to the Autism-ABA Industry. https://www.sentex.ca/~nexus23/naa_aba.html.
15. Grove, R., Hoekstra, R. A., Wierda, M., & Begeer, S. (2018). Special interests and subjective well-being in autistic adults. *Autism Research*, *11*(5), 766–775.
16. Teti, M., Cheak-Zamora, N., Lolli, B., & Maurer-Batjer, A. (2016). Reframing autism: Young adults with autism share their strengths through photo-stories. *Journal of Pediatric Nursing, 31*, 619–629.
17. Jordan, C. J., & Caldwell-Harris, C. L. (2012). Understanding differences in neurotypical and autism spectrum special interests through internet forums. *Intellectual and Developmental Disabilities*, *50*(5), 391–402.
18. 諾亞提出的特殊興趣週與#AutieJoy這個標籤，是由諾亞、我還有許多自閉症自我倡議者所一起提出，表格則是由我想出。
19. https://poweredbylove.ca/2020/05/08/unmasking/.
20. 表格與活動是根據摩根從價值出發的整合練習而修改。
21. Haruvi-Lamdan, N., Horesh, D., Zohar, S., Kraus, M., & Golan, O. (2020). Autism spectrum disorder and post-traumatic stress disorder: An unexplored co-occurrence of conditions. *Autism*, *24*(4), 884–898.
22. Fisher, J. (2017). Healing the Fragmented Selves of Trauma Survivors: Overcoming Internal Self-Alienation. New York: Taylor & Francis.

第六章

1. Rose, M. Principles of Divergent Design, 1A. https://www.instagram.com/p/CKzZOnrh_Te/.
2. Van de Cruys, S., Van der Hallen, R., & Wagemans, J. (2017). Disentangling signal and noise in autism spectrum disorder. *Brain and Cognition*, *112*, 78–83.
3. Zazzi, H., & Faragher, R. (2018). "Visual clutter" in the classroom: Voices of students with Autism Spectrum Disorder. *International Journal of Developmental Disabilities*, *64*(3), 212–224.
4. 如果你可以承受，可以看看以下的批評，說明極簡風為什麼是階級地位的象徵。https://forge.

60. https://www.instagram.com/p/B_6IPryBG7k/.

第五章

1. https://www.spectrumnews.org/opinion/viewpoint/stimming-therapeutic-autistic-people-deserves-acceptance/.
2. Ming, X. Brimacombe, M., & Wagner, G. (2007). Prevalence of motor impairment in autism spectrum disorders. *Brain Development, 29*, 565–570.
3. Kurcinka, M. S. (2015). Raising Your Spirited Child: A Guide for Parents Whose Child Is More Intense, Sensitive, Perceptive, Persistent, and Energetic. New York: William Morrow.
4. Waltz, M. (2009). From changelings to crystal children: An examination of 'New Age' ideas about autism. *Journal of Religion, Disability & Health*, *13*(2), 114–128.
5. Freedman, B. H., Kalb, L. G., Zablotsky, B., & Stuart, E. A. (2012). Relationship status among parents of children with autism spectrum disorders: A population-based study. *Journal of Autism and Developmental Disorders*, *42*(4), 539–548.
6. https://www.washingtonpost.com/outlook/toxic-parenting-myths-make-life-harder-for-people-with-autism-that-must-change/2019/02/25/24bd60f6-2f1b-11e9-813a-0ab2f17e305b_story.html.
7. https://www.realsocialskills.org/blog/orders-for-the-noncompliance-is-a-social-skill. Retrieved January 2021.
8. Corrigan, P. W., Rafacz, J., & Rüsch, N. (2011). Examining a progressive model of self-stigma and its impact on people with serious mental illness. *Psychiatry Research, 189*(3), 339–343.
9. 請見：Liao, X., Lei, X., & Li, Y. (2019). Stigma among parents of children with autism: A literature review. *Asian Journal of Psychiatry*, *45*, 88–94. 我做了很詳細的文獻回顧，並發現許多研究都是關於那些實際上沒有自閉症的人（只是和自閉症者沾上邊）如何降低自我污名，而以上的文獻回顧列出了一些最具原創性的文章。在我寫這本書時，我找不到任何論文討論實際上遭到污名的團體（也就是我們這些自閉症者）如何降低自我污名。
10. Corrigan, P. W., Kosyluk, K. A., & Rüsch, N. (2013). Reducing self-stigma by coming out proud. *American Journal of Public Health*, *103*(5), 794–800.
11. Martínez-Hidalgo, M. N., Lorenzo-Sánchez, E., García, J. J. L., & Regadera, J. J. (2018). Social contact as a strategy for self-stigma reduction in young adults and adolescents with mental health problems. *Psychiatry Research*, *260*, 443–450.
12. 有項研究顯示自閉症者適合當吹哨者：有效的吹哨者往往不怕惹人厭，有很強烈的道德感，

46. https://medium.com/an-injustice/detransition-as-conversion-therapy-a-survivor-speaks-out-7abd4a9782fa; https://kyschevers.medium.com/tell-amazon-to-stop-selling-pecs-anti-trans-conversion-therapy-book-7a22c308c84d.
47. Lifton, R. J. (2012). Dr. Robert J. Lifton's eight criteria for thought reform. Originally published in *Thought Reform and the Psychology of Totalism,* Chapter 22 (2nd ed., Chapel Hill: University of North Carolina Press, 1989) and Chapter 15 (New York, 1987).
48. Deikman, A. J. (1990). The Wrong Way Home: Uncovering the Patterns of Cult Behavior in American Society. Boston: Beacon Press.
49. Dawson, L. L. (2006). *Comprehending Cults: The Sociology of New Religious Movements.* Vol. 71. Oxford: Oxford University Press.
50. https://www.huffpost.com/entry/multilevel-marketing-companies-mlms-cults-similarities_l_5d49f8c2e4b09e72973df3d3.
51. 請見凱倫・科爾斯琪（Karen Kelskey）的TED演講〈學術界是個邪教〉（Academia Is a Cult），演講中對於學術計畫中的虐待模式，特別是讀研究所對學生的勞動剝削：https://www.youtube.com/watch?v=ghAhEBH3MDw.
52. Wood, C., & Freeth, M. (2016). Students' Stereotypes of Autism. *Journal of Educational Issues, 2*(2), 131–140.
53. Walker, P. (2013). Complex PTSD: From surviving to thriving: A guide and map for recovering from childhood trauma. Createspace.
54. http://pete-walker.com/fourFs_TraumaTypologyComplexPTSD.htm?utm_source=yahoo&utm_medium=referral&utm_campaign=in-text-link.
55. Raymaker, D. M., et al. (2020). *Autism in Adulthood*, 2(2): 132–143. http://doi.org/10.1089/aut.2019.0079.
56. https://letsqueerthingsup.com/2019/06/01/fawning-trauma-response/.
57. https://www.healthline.com/health/mental-health/7-subtle-signs-your-trauma-response-is-people-pleasing.
58. https://www.autism-society.org/wp-content/uploads/2014/04/Domestic_Violence_Sexual_Assult_Counselors.pdf.
59. Kulesza, W. M., Cisłak, A., Vallacher, R. R., Nowak, A., Czekiel, M., & Bedynska, S. (2015). The face of the chameleon: The experience of facial mimicry for the mimicker and the mimickee. *Journal of Social Psychology, 155*(6), 590–604.

33. https://www.spectrumnews.org/features/deep-dive/unseen-agony-dismantling-autisms-house-of-pain/.
34. https://www.spectrumnews.org/news/people-alexithymia-emotions-mystery/#:~:text=In%20a%20series%20of%20studies,to%20alexithymia%2C%20not%20to%20autism.
35. Poquérusse, J., Pastore, L., Dellantonio, S., & Esposito, G. (2018). Alexithymia and Autism Spectrum Disorder: A Complex Relationship. *Frontiers in Psychology*, *9*, 1196. https://doi.org/10.3389/fpsyg.2018.01196.
36. https://www.marketwatch.com/story/most-college-grads-with-autism-cant-find-jobs-this-group-is-fixing-that-2017-04-10-5881421#:~:text=There%20will%20be%20500%2C000%20adults,national%20unemployment%20rate%20of%204.5%25.
37. Ohl, A., Grice Sheff, M., Small, S., Nguyen, J., Paskor, K., & Zanjirian, A. (2017). Predictors of employment status among adults with Autism Spectrum Disorder. *Work 56*(2): 345–355. doi:10.3233/WOR-172492. PMID: 28211841.
38. Romualdez, A. M., Heasman, B., Walker, Z., Davies, J., & Remington, A. (2021). "People Might Understand Me Better": Diagnostic Disclosure Experiences of Autistic Individuals in the Workplace. *Autism in Adulthood*.
39. Baldwin, S., Costley, D., & Warren, A. (2014). Employment activities and experiences of adults with high-functioning autism and Asperger's disorder. *Journal of Autism and Developmental Disorders*, *44*(10), 2440–2449.
40. Romano, M., Truzoli, R., Osborne, L. A., & Reed, P. (2014). The relationship between autism quotient, anxiety, and internet addiction. *Research in Autism Spectrum Disorders*, *8*(11), 1521–1526.
41. Mazurek, M. O., Engelhardt, C. R., & Clark, K. E. (2015). Video games from the perspective of adults with autism spectrum disorder. *Computers in Human Behavior*, *51*, 122–130.
42. Mazurek, M. O., & Engelhardt, C. R. (2013). Video game use and problem behaviors in boys with autism spectrum disorders. *Research in Autism Spectrum Disorders*, *7*(2), 316–324.
43. Griffiths, S., Allison, C., Kenny, R., Holt, R., Smith, P., & Baron-Cohen, S. (2019). The vulnerability experiences quotient (VEQ): A study of vulnerability, mental health and life satisfaction in autistic adults. *Autism Research*, *12*(10), 1516–1528.
44. Halperin, D. A. (1982). Group processes in cult affiliation and recruitment. *Group*, *6*(2), 13–24.
45. https://www.spectrumnews.org/features/deep-dive/radical-online-communities-and-their-toxic-allure-for-autistic-men/.

autism and adults with anorexia nervosa. *Research in Autism Spectrum Disorders, 73*, 101531.

21. Wiskerke, J., Stern, H., & Igelström, K. (2018). Camouflaging of repetitive movements in autistic female and transgender adults. *BioRxiv*, 412619.
22. Coombs, E., Brosnan, M., Bryant-Waugh, R., & Skevington, S. M. (2011). An investigation into the relationship between eating disorder psychopathology and autistic symptomatology in a non-clinical sample. *British Journal of Clinical Psychology, 50*(3), 326–338.
23. Huke, V., Turk, J., Saeidi, S., Kent, A., & Morgan, J. F. (2013). Autism spectrum disorders in eating disorder populations: A systematic review. *European Eating Disorders Review, 21*(5), 345–351.
24. Tchanturia, K., Dandil, Y., Li, Z., Smith, K., Leslie, M., & Byford, S. (2020). A novel approach for autism spectrum condition patients with eating disorders: Analysis of treatment cost-savings. *European Eating Disorders Review.*
25. Tchanturia, K., Adamson, J., Leppanen, J., & Westwood, H. (2019). Characteristics of autism spectrum disorder in anorexia nervosa: A naturalistic study in an inpatient treatment programme. *Autism, 23*(1), 123–130. https://doi.org/10.1177/1362361317722431.
26. Tchanturia, K., Dandil, Y., Li, Z., Smith, K., Leslie, M., & Byford, S. (2020). A novel approach for autism spectrum condition patients with eating disorders: Analysis of treatment cost-savings. *European Eating Disorders Review.*
27. Li, Z., Dandil, Y., Toloza, C., Carr, A., Oyeleye, O., Kinnaird, E., & Tchanturia, K. (2020). Measuring Clinical Efficacy Through the Lens of Audit Data in Different Adult Eating Disorder Treatment Programmes. *Frontiers in Psychiatry, 11*, 599945. https://doi.org/10.3389/fpsyt.2020.599945.
28. https://www.youtube.com/watch?v=6Her9P4LEEQ.
29. Zalla, T., & Sperduti, M. (2015). The sense of agency in autism spectrum disorders: A dissociation between prospective and retrospective mechanisms? *Frontiers in Psychology, 6*, 1278.
30. Zalla, T., Miele, D., Leboyer, M., & Metcalfe, J. (2015). Metacognition of agency and theory of mind in adults with high functioning autism. *Consciousness and Cognition,* 31, 126–138. doi:10.1016/j.concog.2014.11.001.
31. Schauder, K. B., Mash, L. E., Bryant, L. K., & Cascio, C. J. (2015). Interoceptive ability and body awareness in autism spectrum disorder. *Journal of Experimental Child Psychology, 131,* 193–200. https://doi.org/10.1016/j.jecp.2014.11.002.
32. Schauder, K. B., Mash, L. E., Bryant, L. K., & Cascio, C. J. (2015). Interoceptive ability and body awareness in autism spectrum disorder. *Journal of Experimental Child Psychology, 131*, 193–200.

112–121.

7. Rothwell, P. E. (2016). Autism spectrum disorders and drug addiction: Common pathways, common molecules, distinct disorders? *Frontiers in Neuroscience, 10*, 20.
8. https://www.theatlantic.com/health/archive/2017/03/autism-and-addiction/518289/.
9. Rothwell, P. E. (2016). Autism spectrum disorders and drug addiction: Common pathways, common molecules, distinct disorders? *Frontiers in Neuroscience, 10*, 20.
10. https://devonprice.medium.com/the-queens-gambit-and-the-beautifully-messy-future-of-autism-on-tv-36a438f63878.
11. Brosnan, M., & Adams, S. (2020). The Expectancies and Motivations for Heavy Episodic Drinking of Alcohol in Autistic Adults. *Autism in Adulthood, 2*(4), 317–324.
12. Flanagan, J. C., Korte, K. J., Killeen, T. K., & Back, S. E. (2016). Concurrent Treatment of Substance Use and PTSD. *Current Psychiatry Reports, 18*(8), 70. https://doi.org/10.1007/s11920-016-0709-y.
13. Sze, K. M., & Wood, J. J. (2008). Enhancing CBT for the treatment of autism spectrum disorders and concurrent anxiety. *Behavioural and Cognitive Psychotherapy, 36*(4), 403.
14. Helverschou, S. B., Brunvold, A. R., & Arnevik, E. A. (2019). Treating patients with co-occurring autism spectrum disorder and substance use disorder: A clinical explorative study. *Substance Abuse: Research and Treatment, 13*, 1178221819843291. 針對更多認知行為療法的修正（雖然這個研究相當有限，樣本主要是小孩，同時各方面都反映出歧視障礙者對於自閉症者社交技巧的預設），請參考：J. J. Wood, A. Drahota, K. Sze, K. Har, A. Chiu, & Langer, D. A. (2009). Cognitive behavioral therapy for anxiety in children with autism spectrum disorders: A randomized, controlled trial. *Journal of Child Psychology and Psychiatry,50*: 224–234。
15. https://jessemeadows.medium.com/alcohol-an-autistic-masking-tool-8aff572ca520.
16. 多里安是亞斯而不是自閉症者，因為他在二十四歲接受診斷的是亞斯伯格症候群而不是自閉症譜系障礙。
17. https://www.youtube.com/watch?v=q8J59KXog1M.
18. Assouline, S. G., Nicpon, M. F., & Doobay, A. (2009). Profoundly gifted girls and autism spectrum disorder: A psychometric case study comparison. *Gifted Child Quarterly, 53*(2), 89–105.
19. https://www.youtube.com/watch?v=zZb0taGNLmU.
20. Hobson, H., Westwood, H., Conway, J., McEwen, F. S., Colvert, E., Catmur, C., . . . & Happe, F. (2020). Alexithymia and autism diagnostic assessments: Evidence from twins at genetic risk of

12. https://www.nbcnews.com/health/health-care/decades-long-fight-over-electric-shock-treatment-led-fda-ban-n1265546.
13. https://www.nbcnews.com/health/health-care/decades-long-fight-over-electric-shock-treatment-led-fda-ban-n1265546
14. https://newsone.com/1844825/lillian-gomez-puts-hot-sauce-on-crayons/.
15. Lovaas, O. Ivar. Teaching Developmentally Disabled Children: The Me Book Paperback. April 1, 1981, p. 50, "Hugs."
16. https://neurodiversityconnects.com/wp-content/uploads/2018/06/PTSD.ABA_.pdf.
17. https://madasbirdsblog.wordpress.com/2017/04/03/i-abused-children-for-a-living/?i-frame=true&theme_preview=true.
18. https://southseattleemerald.com/2018/12/05/intersectionality-what-it-means-to-be-autistic-femme-and-black/.
19. 為了保密，克里斯的名字與細節作了一些改變。
20. https://truthout.org/articles/as-an-autistic-femme-i-love-greta-thunbergs-resting-autism-face/.
21. Woods, R. (2017). Exploring how the social model of disability can be reinvigorated for autism: In response to Jonathan Levitt. *Disability & Society, 32*(7), 1090–1095.

第四章

1. Bellini, S. (2006). The development of social anxiety in adolescents with autism spectrum disorders. *Focus on Autism and Other Developmental Disabilities, 21*(3), 138-145.
2. Lawson, R. P., Aylward, J., White, S., & Rees, G. (2015). A striking reduction of simple loudness adaptation in autism. *Scientific Reports, 5*(1), 1–7.
3. Takarae, Y., & Sweeney, J. (2017). Neural hyperexcitability in autism spectrum disorders. *Brain Sciences, 7*(10), 129.
4. Samson, F.; Mottron, L.; Soulieres, I.; & Zeffiro, T. A. (2012). Enhanced visual functioning in autism: An ALE meta-analysis. *Human Brain Mapping, 33*, 1553–1581.
5. Takahashi, H.; Nakahachi, T.; Komatsu, S.; Ogino, K.; Iida, Y.; & Kamio, Y. (2014). Hyperreactivity to weak acoustic stimuli and prolonged acoustic startle latency in children with autism spectrum disorders. *Molecular Autism, 5*, 23.
6. Jones, R. S., Quigney, C., & Huws, J. C. (2003). First-hand accounts of sensory perceptual experiences in autism: A qualitative analysis. *Journal of Intellectual & Developmental Disability, 28*(2),

html. See also: Foley-Nicpon, M., Assouline, S. G., & Stinson,R. D. (2012). Cognitive and academic distinctions between gifted students with autism and Asperger syndrome. *Gifted Child Quarterly*, *56*(2), 77–89.

94. For more on this, see Price, D. (2021). *Laziness Does Not Exist*. New York: Atria Books.

第三章

1. Hume, K. (2008). Transition Time: Helping Individuals on the Autism Spectrum Move Successfully from One Activity to Another. The Reporter 13(2), 6-10.
2. Raymaker, Dora M., et al. (2020). "Having All of Your Internal Resources Exhausted Beyond Measure and Being Left with No Clean-Up Crew": Defining Autistic Burnout. *Autism in Adulthood*, 132–143. http://doi.org/10.1089/aut.2019.0079.
3. 未成年人的生活、感受、意見與經驗比成年人更沒有價值的觀點就稱為成人主義（adultism），關於成人主義的內容還有它如何影響未成年人的虐待，請見：Fletcher, A.(2015). *Facing Adultism*. Olympia, WA: CommonAction。
4. Livingston, L. A., Shah, P., & Happé, F. (2019). Compensatory strategies below the behavioural surface in autism: A qualitative study. *Lancet Psychiatry*, *6*(9), 766–777.
5. J Parish-Morris, J., MY Lieberman, M. Y., Cieri, C., et al. (2017). Linguistic camouflage in girls with autism spectrum disorder. *Molecular Autism, 8*, 48.
6. Livingston, L. A., Colvert, E., Social Relationships Study Team, Bolton, P., & Happé, F. (2019). Good social skills despite poor theory of mind: Exploring compensation in autism spectrum disorder. *Journal of Child Psychology and Psychiatry*, 60, 102.
7. Cage, E., & Troxell-Whitman, Z. (2019). Understanding the reasons, contexts and costs of camouflaging for autistic adults. *Journal of Autism and Developmental Disorders, 49*, 1899–1911.
8. Lai, M.-C., Lombardo, M. V., Ruigrok, A. N. V., et al. (2017). Quantifying and exploring camouflaging in men and women with autism. *Autism, 21,* 690–702
9. Zablotsky, B., Bramlett, M., & Blumberg, S. J. (2015). Factors associated with parental ratings of condition severity for children with autism spectrum disorder. *Disability and Health Journal*, *8*(4), 626–634. https://doi.org/10.1016/j.dhjo.2015.03.006.
10. https://sociallyanxiousadvocate.wordpress.com/2015/05/22/why-i-left-aba/.
11. https://autisticadvocacy.org/2019/05/association-for-behavior-analysis-international-endorses-torture/.

line personality disorder or general dimensions of personality pathology? *Journal of Personality Disorders, 27*(4), 473–495. https://doi.org/10.1521/pedi_2013_27_099.

80. Lai, M. C., & Baron-Cohen, S. (2015). Identifying the lost generation of adults with autism spectrum conditions. *Lancet Psychiatry, 2*(11):1013–27. doi:10.1016/S2215-0366(15)00277-1. PMID:26544750.
81. Baron-Cohen S. The extreme male brain theory of autism. Trends Cogn Sci. 2002 Jun 1;6(6):248–254. doi: 10.1016/s1364-6613(02)01904-6. PMID: 12039606.
82. Sheehan, L., Nieweglowski, K., & Corrigan, P. (2016). The stigma of personality disorders. *Current Psychiatry Reports, 18*(1), 11.
83. https://www.nytimes.com/2021/05/24/style/adhd-online-creators-diagnosis.html.
84. Lau-Zhu, A., Fritz, A., & McLoughlin, G. (2019). Overlaps and distinctions between attention deficit/hyperactivity disorder and autism spectrum disorder in young adulthood: Systematic review and guiding framework for EEG- imaging research. *Neuroscience and Biobehavioral Reviews, 96*, 93–115. https:// doi.org/10.1016/j.neubiorev.2018.10.009.
85. 許多ADHD都從使用興奮劑的藥物治療得到好處，針對這個主題細緻的觀點可參考梅朵斯（Jesse Meadows）討論ADHD批判研究（Critical ADHD Studies）的精采論文：https://jesse-meadows.medium.com/we-need-critical-adhd-studies-now-52d4267edd54.
86. 同樣地，梅朵斯有一篇精采的論文討論自閉症與ADHD之間的關聯：https://www.queervengeance.com/post/what-s-the-difference-between-adhd-and-autism
87. Velasco, C. B., Hamonet, C., Baghdadli, A., & Brissot, R. (2016). Autism Spectrum Disorders and Ehlers-Danlos Syndrome hypermobility-type: Similarities in clinical presentation. *Cuadernos de medicina psicosomática y psiquiatria de enlace*, (118), 49–58.
88. Black, C., Kaye, J. A., & Jick, H. (2002). Relation of childhood gastrointestinal disorders to autism: Nested case-control study using data from the UK General Practice Research Database. *BMJ, 325*(7361), 419–421.
89. Bolton, P. F., Carcani-Rathwell, I., Hutton, J., Goode, S., Howlin, P., & Rutter, M. (2011). Epilepsy in autism: Features and correlates. *British Journal of Psychiatry*, *198*(4), 289–294.
90. https://www.youtube.com/watch?v=GCGlhS5CF08.
91. https://www.instagram.com/myautisticpartner/.
92. https://autisticadvocacy.org/2012/10/october-2012-newsletter/.
93. https://www.iidc.indiana.edu/irca/articles/social-communication-and-language-characteristics.

aster%20conqueror%20Logan%20Joiner%2C%20on%20the%20autism%20spectrum,helps%20others%20overcome%20their%20fears&text=Since%20then%2C%20he's%20gone%20from,reviewer%20with%20a%20YouTube%20following.

69. Gargaro, B. A., Rinehart, N. J., Bradshaw, J. L., Tonge, B. J., & Sheppard, D. M. (2011). Autism and ADHD: How far have we come in the comorbidity debate? *Neuroscience & Biobehavioral Reviews, 35*(5), 1081–1088.
70. Möller, H. J., Bandelow, B., Volz, H. P., Barnikol, U. B., Seifritz, E., & Kasper, S. (2016). The relevance of "mixed anxiety and depression" as a diagnostic category in clinical practice. *European Archives of Psychiatry and Clinical Neuroscience, 266*(8), 725–736. https://doi.org/10.1007/s00406-016-0684-7.
71. https://www.sciencemag.org/news/2018/05/cold-parenting-childhood-schizophrenia-how-diagnosis-autism-has-evolved-over-time.
72. Moree, B. N., & Davis III, T. E. (2010). Cognitive-behavioral therapy for anxiety in children diagnosed with autism spectrum disorders: Modification trends. *Research in Autism Spectrum Disorders, 4*(3), 346–354.
73. https://medium.com/@KristenHovet/opinion-highly-sensitive-person-hsp-and-high-functioning-autism-are-the-same-in-some-cases-842821a4eb73.
74. https://kristenhovet.medium.com/opinion-highly-sensitive-person-hsp-and-high-functioning-autism-are-the-same-in-some-cases-842821a4eb73.
75. https://www.autismresearchtrust.org/news/borderline-personality-disorder-or-autism.
76. Knaak, S., Szeto, A. C., Fitch, K., Modgill, G., & Patten, S. (2015). Stigma towards borderline personality disorder: Effectiveness and generalizability of an anti-stigma program for healthcare providers using a pre-post randomized design. *Borderline Personality Disorder and Emotion Dysregulation, 2*(1), 1–8.
77. King, G. (2014). Staff attitudes towards people with borderline personality disorder. *Mental Health Practice, 17*(5).
78. Agrawal, H. R., Gunderson, J., Holmes, B. M., & Lyons-Ruth, K. (2004). Attachment studies with borderline patients: A review. *Harvard Review of Psychiatry, 12*(2), 94–104. https://doi.org/10.1080/10673220490447218.
79. Scott, L. N., Kim, Y., Nolf, K. A., Hallquist, M. N., Wright, A. G., Stepp, S. D., Morse, J. Q., & Pilkonis, P. A. (2013). Preoccupied attachment and emotional dysregulation: Specific aspects of border-

stone.com/movies/movie-features/sia-music-movie-review-controversy-1125125/; https://www.nytimes.com/2021/02/11/movies/sia-music-autism-backlash.html.

57. 有關女主角音樂所遇到的一些問題，包括它如何扭曲了輔助通訊方式，請見以下連結：https://www.bitchmedia.org/article/sia-film-music-ableism-autistic-representation-film。
58. Wakabayashi, A., Baron-Cohen, S., & Wheelwright, S. (2006). Are autistic traits an independent personality dimension? A study of the Autism-Spectrum Quotient (AQ) and the NEO-PI-R. *Personality and Individual Differences*, *41*(5), 873–883.
59. Nader-Grosbois, N., & Mazzone, S. (2014). Emotion regulation, personality and social adjustment in children with autism spectrum disorders. *Psychology*, *5*(15), 1750.
60. Morgan, M., & Hills, P. J. (2019). Correlations between holistic processing, Autism quotient, extraversion, and experience and the own-gender bias in face recognition. *PloS One*, *14*(7), e0209530.
61. 外向性較高且在自閉光譜之上的人，比較不會像內向的自閉症者以那麼激烈的方式偽裝，請見：Robinson, E., Hull, L., & Petrides, K. V. (2020). Big Five model and trait emotional intelligence in camouflaging behaviours in autism. *Personality and Individual Differences*, *152*, 109565。
62. Fournier, K. A., Hass, C. J., Naik, S. K., Lodha, N., & Cauraugh, J. H. (2010). Motor coordination in autism spectrum disorders: A synthesis and meta- analysis. *Journal of Autism and Developmental Disorders*, *40*(10), 1227–1240.
63. Lane, A. E., Dennis, S. J., & Geraghty, M. E. (2011). Brief report: Further evidence of sensory subtypes in autism. *Journal of Autism and Developmental Disorders*, *41*(6), 826–831.
64. Liu, Y., Cherkassky, V. L., Minshew, N. J., & Just, M. A. (2011). Autonomy of lower-level perception from global processing in autism: Evidence from brain activation and functional connectivity. *Neuropsychologia*, *49*(7), 2105–2111. https://doi.org/10.1016/j.neuropsychologia.2011.04.005.
65. 請見Austisticats的推特串對這個研究清楚的整理：
https://twitter.com/autisticats/status/1343996974337564674.
永久有效的連結如下：https://threadreaderapp.com/thread/1343993141146378241.html。
66. Mottron, L., Dawson, M., Soulieres, I., Hubert, B., & Burack, J. (2006). Enhanced perceptual functioning in autism: An update, and eight principles of autistic perception. *Journal of Autism and Developmental Disorders*, *36*(1), 27–43.
67. https://www.queervengeance.com/post/autistic-people-party-too.
68. https://www.wcpo.com/news/insider/logan-joiner-addresses-his-fears-and-those-of-others-on-the-autism-spectrum-by-riding-and-reviewing-roller-coasters#:~:text=Facebook-,Roller%20co-

40. Walton, G. M., Murphy, M. C., & Ryan, A. M. (2015). Stereotype threat in organizations: Implications for equity and performance. *Annual Review of Organizational Psychology and Organizational Behavior, 2,* 523–550. https://doi.org/10.1146/annurev-orgpsych-032414-111322.
41. Molinsky, A. (2007). Cross-cultural code-switching: The psychological challenges of adapting behavior in foreign cultural interactions. *Academy of Management Review*, *32*(2), 622–640.
42. https://hbr.org/2019/11/the-costs-of-codeswitching.
43. Molinsky, A. (2007). Cross-cultural code-switching: The psychological challenges of adapting behavior in foreign cultural interactions. *Academy of Management Review*, *32*(2), 622–640.
44. https://www.spectrumnews.org/features/deep-dive/the-missing-generation/
45. https://apnews.com/b76e462b44964af7b431a735fb0a2c75.
46. https://www.forbes.com/sites/gusalexiou/2020/06/14/police-killing-and-criminal-exploitation-dual-threats-
to-the-disabled/#39d86f6e4f0f.
47. https://www.chicagotribune.com/opinion/commentary/ct-opinion-adam-toledo-little-village-20210415-yfuxq4fz7jgtnl54bwn5w4ztw4-story.html.
48. https://namiillinois.org/half-people-killed-police-disability-report/.
49. https://www.forbes.com/sites/gusalexiou/2020/06/14/police-killing-and-criminal-exploitation-dual-threats-to-the-disabled/#c4b478c4f0fa.
50. Prahlad, A. (2017). *The Secret Life of a Black Aspie: A Memoir*. Fairbanks: University of Alaska Press, 69.
51. 馬可・羅傑斯（Marco Rogers）在推特的發文就是十分精采且可觀看的文本，說明在貼近「實話」（real talk）的種族與文化差異。https://twitter.com/polotek/status/1353902811868618758?lang=en.
52. Deep, S., Salleh, B. M., & Othman, H. (2017). Exploring the role of culture in communication conflicts: A qualitative study. *Qualitative Report*, *22*(4), 1186.
53. https://www.webmd.com/brain/autism/what-does-autism-mean.
54. 這來自希臘文 allo 或其他字。
55. https://www.vulture.com/2018/05/the-st-elsewhere-finale-at-30.html#:~:text=Today%20is%20the%2030th%20anniversary,gazes%20at%20all%20day%20long.
56. 這部電影受到自閉症者撲天蓋地的批評，也受到一般的批評。請見：https://www.indiewire.com/2021/02/music-review-sia-autism-movie-maddie-ziegler-1234615917/; https://www.rolling-

27. Dababnah, S., Shaia, W. E., Campion, K., & Nichols, H. M. (2018). “We Had to Keep Pushing”: Caregivers’ Perspectives on Autism Screening and Referral Practices of Black Children in Primary Care. *Intellectual and Developmental Disabilities*, *56*(5), 321–336.
28. Begeer, S., El Bouk, S., Boussaid, W., Terwogt, M. M., & Koot, H. M. (2009). Underdiagnosis and referral bias of autism in ethnic minorities. *Journal of Autism and Developmental Disorders*, *39*(1), 142.
29. Bhui, K., Warfa, N., Edonya, P., McKenzie, K., & Bhugra, D. (2007). Cultural competence in mental health care: A review of model evaluations. *BMC Health Services Research*, *7*(1), 1–10.
30. https://www.apa.org/monitor/2018/02/datapoint#:~:text=In%202015%2C%2086%20percent%20of,from%20other%20racial%2Fethnic%20groups.
31. https://www.npr.org/sections/health-shots/2020/06/25/877549715/bear-our-pain-the-plea-for-more-black-mental-health-workers.
32. https://www.hollywoodreporter.com/features/this-is-the-best-part-ive-ever-had-how-chris-rocks-extensive-therapy-helped-prepare-him-for-fargo.
33. https://www.spectrumnews.org/news/race-class-contribute-disparities-autism-diagnoses/.
34. Mandell, D. S., Listerud, J., Levy, S. E., & Pinto-Martin, J. A. (2002). Race differences in the age at diagnosis among Medicaid-eligible children with autism. *Journal of the American Academy of Child & Adolescent Psychiatry*, *41*(12), 1447–1453.
35. Dyches, T. T., Wilder, L. K., Sudweeks, R. R., Obiakor, F. E., & Algozzine, B. (2004). Multicultural issues in autism. *Journal of Autism and Developmental Disorders*, *34*(2), 211–222.
36. Mandell, D. S., Ittenbach, R. F., Levy, S. E., & Pinto-Martin, J. A. (2007). Disparities in diagnoses received prior to a diagnosis of autism spectrum disorder. *Journal of Autism and Developmental Disorders, 37*(9), 1795–1802. https://doi.org/10.1007/s10803-006-0314-8.
37. https://www.spectrumnews.org/opinion/viewpoint/autistic-while-black-how-autism-amplifies-stereotypes/.
38. 有時候會稱之為非裔美國人的方言英語（African American Vernacular English或AAVE），雖然這在技術上來說並不正確。非裔美國人英語（AAE）是指整個溝通風格與脈絡的譜系，而不是只有方言，請見：Di Paolo, M., & Spears, A. K. *Languages and Dialects in the U.S.: Focus on Diversity and Linguistics*. New York: Routledge, 102。
39. DeBose, C. E. (1992). Codeswitching: Black English and standard English in the African-American linguistic repertoire. *Journal of Multilingual & Multicultural Development*, *13*(1-2), 157–167.

der/202104/10-signs-autism-in-women.

12. https://www.aane.org/women-asperger-profiles/.
13. https://slate.com/human-interest/2018/03/why-are-a-disproportionate-number-of-autistic-youth-transgender.html.
14. https://www.wesa.fm/post/some-autism-furry-culture-offers-comfort-and-acceptance#stream/0.
15. Huijnen, C., Lexis, M., Jansens, R., & de Witte, L. P. (2016). Mapping Robots to Therapy and Educational Objectives for Children with Autism Spectrum Disorder. *Journal of Autism and Developmental Disorders*, *46*(6), 2100–2114. https://doi.org/10.1007/s10803-016-2740-6.
16. https://www.psychologytoday.com/us/blog/the-imprinted-brain/201512/the-aliens-have-landed.
17. Warrier, V., Greenberg, D. M., Weir, E., Buckingham, C., Smith, P., Lai, M. C., . . . & Baron-Cohen, S. (2020). Elevated rates of autism, other neurodevelopmental and psychiatric diagnoses, and autistic traits in transgender and gender-diverse individuals. *Nature Communications*, *11*(1), 1–12.
18. https://www.queerundefined.com/search/autigender.
19. van der Miesen, A. I. R., Cohen-Kettenis, P. T., & de Vries, A. L. C. (2018). Is there a link between gender dysphoria and autism spectrum disorder? *Journal of the American Academy of Child & Adolescent Psychiatry, 57*(11), 884–885. https:// doi.org/10.1016/j.jaac.2018.04.022.
20. Neely Jr., B. H. (2016). To disclose or not to disclose: Investigating the stigma and stereotypes of autism in the workplace. Master's thesis in psychology, submitted for partial fulfilment of degree requirements at Pennsylvania State University.
21. https://www.jkrowling.com/opinions/j-k-rowling-writes-about-her-reasons-for-speaking-out-on-sex-and-gender-issues/.
22. Dale, L. K. (2019). Uncomfortable Labels: My Life as a Gay Autistic Trans Woman. London: Jessica Kingsley.
23. Dale, L. K. (2019). Uncomfortable Labels: My Life as a Gay Autistic Trans Woman. London: Jessica Kingsley, 26.
24. https://www.nature.com/articles/d41586-020-01126-w.
25. Fernando, S. (2017). Institutional Racism in Psychiatry and Clinical Psychology. London: Palgrave Macmillan.
26. 心理疾病與身心障礙的定義如何隨時間改變，可見以下的整理：Scull, A. (2015). Madness in Civilization: A Cultural History of Insanity from the Bible to Freud, from the Madhouse to Modern Medicine. Princeton Univ. Press。

78. https://journals.sagepub.com/doi/abs/10.1177/000276485028003009?journalCode=absb.
79. https://www.nature.com/articles/d41586-018-05112-1.
80. Significant Gay Events Timeline (PDF). Gay Police Association Scotland. Archived from the original (PDF) on March 15, 2014. Retrieved March 15, 2014.

第二章

1. Ashley, F. (2020). A critical commentary on "rapid-onset gender dysphoria." *Sociological Review, 68*(4), 779–799. https://doi.org/10.1177/003802612 0934693.
2. https://www.washingtonpost.com/lifestyle/2020/03/03/you-dont-look-autistic-reality-high-functioning-autism/.
3. Bargiela, S., Steward, R., & Mandy, W. (2016). The experiences of late-diagnosed women with autism spectrum conditions: An investigation of the female autism phenotype. *Journal of Autism and Developmental Disorders, 46*(10), 3281–3294.
4. Mandy, W., Chilvers, R., Chowdhury, U., Salter, G., Seigal, A., & Skuse, D. (2012). Sex differences in autism spectrum disorder: Evidence from a large sample of children and adolescents. *Journal of Autism and Development Disorders, 42*: 1304–13. doi:10.1007/s10803-011-1356-0.
5. Meier, M. H., Slutske, W. S., Heath, A. C., & Martin, N. G. (2009). The role of harsh discipline in explaining sex differences in conduct disorder: A study of opposite-sex twin pairs. *Journal of Abnormal Child Psychology, 37*(5), 653–664. https://doi.org/10.1007/s10802-009-9309-1.
6. Aznar, A., & Tenenbaum, H. R. (2015). Gender and age differences in parent–child emotion talk. *British Journal of Developmental Psychology, 33*(1), 148–155.
7. Fung, W. K., & Cheng, R. W. Y. (2017). Effect of school pretend play on preschoolers' social competence in peer interactions: Gender as a potential moderator. *Early Childhood Education Journal, 45*(1), 35–42.
8. Goin-Kochel, R. P., Mackintosh, V. H., & Myers, B. J. (2006). How many doctors does it take to make an autism spectrum diagnosis? *Autism,10*: 439–51. doi:10.1177/1362361306066601.
9. http://www.myspectrumsuite.com/meet-rudy-simone-autistic-bestselling-author-advocate-director-worldwide-aspergirl-society/.
10. 完整的清單可見：https://mostlyanything19.tumblr.com/post/163630697943/atypical-autism-traits; original site Help4Aspergers.com is now down。
11. https://www.psychologytoday.com/us/blog/women-autism-spectrum-disor-

priority. *Molecular Autism*, *6*, 36. https://doi.org/10.1186/s13229-015-0019-y.

64. Becerra, T. A., von Ehrenstein, O. S., Heck, J. E., Olsen, J., Arah, O. A., Jeste, S. S., . . . & Ritz, B. (2014). Autism spectrum disorders and race, ethnicity, and nativity: A population-based study. *Pediatrics*, *134*(1), e63–e71.
65. 雖然粉絲們一直懷疑瑞克是自閉症（很像漫畫的創作者丹・哈蒙〔Dan Harmon〕），但在第三季最後一集“The Rickchurian Mortydate,”之前都沒有正式確認，這一集兩人的短暫聊天中，瑞克向莫蒂坦承這一點。
66. https://autismsciencefoundation.org/what-is-autism/how-common-is- autism/#:~:text=In%20the%201980s%20autism%20prevalence,and%20later%201%20in%201000.
67. https://www.nami.org/Support-Education/Publications-Reports/Public-Policy-Reports/The-Doctor-is-Out#:~:text=800%2D950%2DNAMI&text=Each%20year%20millions%20of%20Americans,States%20go%20without%20any%20treatment.
68. Bora, E., Aydin, A., Saraç, T., Kadak, M. T., & Köse, S. (2017). Heterogeneity of subclinical autistic traits among parents of children with autism spectrum disorder: Identifying the broader autism phenotype with a data-driven method. *Autism Research*, *10*(2), 321–326.
69. 如果要看美國各州保險是否有涵蓋自閉症，可見：https://www.ncsl.org/research/health/autism-and-insurance-coverage-state-laws.aspx。
70. https://www.clarifiasd.com/autism-diagnostic-testing/#:~:text=There%20is%20a%20cost%20associated,more%20than%20doubles%20the%20cost.
71. https://www.quora.com/How-much-does-it-typically-cost-to-get-a-formal-diagnosis-of-an-autism-spectrum-disorder.
72. https://www.wpspublish.com/ados-2-autism-diagnostic-observation-schedule-second-edition.
73. https://devonprice.medium.com/from-self-diagnosis-to-self-realization-852e3a069451.
74. https://www.bgsu.edu/content/dam/BGSU/equity-diversity/documents/university-policies/evidence-prove-discrimination.pdf.
75. 針對障礙的社會模式與醫療模式的介紹，還有兩者之間的互動，請見：Goering S. (2015). Rethinking disability: The social model of disability and chronic disease. *Current Reviews in Musculoskeletal Medicine*, *8*(2), 134–138. https://doi.org/10.1007/s12178-015-9273-z。
76. https://www.phrases.org.uk/meanings/differently-abled.html.
77. Longmore, P. K. (1985). A Note on Language and the Social Identity of Disabled People. *American Behavioral Scientist*, *28*(3), 419–423. https://doi.org/10.1177/000276485028003009.

50. https://www.cdc.gov/ncbddd/autism/addm-community-report/differences-in-children.html.
51. Stevens, K. (2019). Lived Experience of Shutdowns in Adults with Autism Spectrum Disorder.
52. Endendijk, J. J., Groeneveld, M. G., van der Pol, L. D., van Berkel, S. R., Hallers-Haalboom, E. T., Bakermans-Kranenburg, M. J., & Mesman, J. (2017). Gender differences in child aggression: Relations with gender-differentiated parenting and parents' gender-role stereotypes. *Child Development, 88*(1), 299–316.
53. Cage, E., & Troxell-Whitman, Z. (2019). Understanding the Reasons, Contexts and Costs of Camouflaging for Autistic Adults. *Journal of Autism and Developmental Disorders, 49*(5), 1899–1911. https://doi.org/10.1007/s10803-018-03878-x.
54. Andersson, G. W., Gillberg, C., & Miniscalco, C. (2013). Pre-school children with suspected autism spectrum disorders: Do girls and boys have the same profiles? *Research in Developmental Disabilities, 34*(1), 413–422.
55. Silberman, S. (2015). *NeuroTribes: The Legacy of Autism and the Future of Neurodiversity*. New York: Penguin. Chapter 5: "Fascinating Peculiarities."
56. https://www.nature.com/articles/d41586-018-05112-1.
57. Burch, S., & Patterson, L. (2013). Not Just Any Body: Disability, Gender, and History. *Journal of Women's History, 25*(4), 122–137.
58. https://nsadvocate.org/2018/07/11/treating-autism-as-a-problem-the-connection-between-gay-conversion-therapy-and-aba/.
59. Hillier, A., Gallop, N., Mendes, E., Tellez, D., Buckingham, A., Nizami, A., & OToole, D. (2019). LGBTQ + and autism spectrum disorder: Experiences and challenges. *International Journal of Transgender Health, 21*(1), 98–110. https:// doi.org/10.1080/15532739.2019.1594484.
60. https://www.spectrumnews.org/news/extreme-male-brain-explained/.
61. Evans, S. C., Boan, A. D., Bradley, C., & Carpenter, L. A. (2019). Sex/gender differences in screening for autism spectrum disorder: Implications for evidence-based assessment. *Journal of Clinical Child & Adolescent Psychology, 48*(6), 840–854.
62. Metzl, J. M. (2010). The Protest Psychosis: How Schizophrenia Became a Black Disease. Boston: Beacon Press.
63. Halladay, A. K., Bishop, S., Constantino, J. N., Daniels, A. M., Koenig, K., Palmer, K., Messinger, D., Pelphrey, K., Sanders, S. J., Singer, A. T., Taylor, J. L., & Szatmari, P. (2015). Sex and gender differences in autism spectrum disorder: Summarizing evidence gaps and identifying emerging areas of

in autism: Features and correlates. *British Journal of Psychiatry, 198*(4), 289–294.

38. Antshel, K. M., Zhang-James, Y., & Faraone, S. V. (2013). The comorbidity of ADHD and autism spectrum disorder. *Expert Review of Neurotherapeutics, 13*(10), 1117–1128.
39. Russell, G., & Pavelka, Z. (2013). Co-occurrence of developmental disorders: Children who share symptoms of autism, dyslexia and attention deficit hyperactivity disorder (pp. 361–386). *InTech.*
40. Hull, L., Levy, L., Lai, M. C., Petrides, K. V., Baron-Cohen, S., Allison, C., . . . & Mandy, W. (2021). Is social camouflaging associated with anxiety and depression in autistic adults? *Molecular Autism, 12*(1), 1–13.
41. https://leader.pubs.asha.org/doi/10.1044/leader.FTR2.25042020.58.
42. 米爾頓（Damian Milton）的一篇論文整理得相當好：「……每一個神經典型者偏離的都是高爾頓心理學測量啟發下所建構對理想的幻想。」（高爾頓〔Francis Galton〕是優生學的發明人，我要感謝梅朵斯跟我分享這篇文章）http://www.larry-arnold.net/Autonomy/index.php/autonomy/article/view/AR10/html.
43. Singer, Judy. (1999). "Why can't you be normal for once in your life?" From a "problem with no name" to the emergence of a new category of difference. In Corker, Mairian, & French, Sally (eds.). *Disability Discourse*. McGraw-Hill Education (UK). p. 61.
44. Takarae, Y., & Sweeney, J. (2017). Neural hyperexcitability in autism spectrum disorders. *Brain Sciences, 7*(10), 129.
45. Stewart, L. P., & White, P. M. (2008). Sensory filtering phenomenology in PTSD. *Depression and Anxiety, 25*(1), 38–45.
46. 雖然，感官超載也絕對會帶來焦慮，但這很有可能是雙向的關係，請見：Green, S. A., & Ben-Sasson, A. (2010). Anxiety disorders and sensory over-responsivity in children with autism spectrum disorders: Is there a causal relationship? *Journal of Autism and Developmental Disorders, 40*(12), 1495–1504。
47. Bora, E., Aydın, A., Saraç, T., Kadak, M. T., & Köse, S. (2017). Heterogeneity of subclinical autistic traits among parents of children with autism spectrum disorder: Identifying the broader autism phenotype with a data-driven method. *Autism Research, 10*(2), 321–326.
48. https://www.cdc.gov/mmwr/volumes/67/ss/pdfs/ss6706a1-H.pdf.
49. Mandell, D. S., et al. (2009). Racial/ethnic disparities in the identification of children with autism spectrum disorders. *American Journal of Public Health, 99*(3), 493–498. https://doi.org/10.2105/AJPH.2007.131243.

24. https://www.wired.com/story/how-earnest-research-into-gay-genetics-went-wrong/.
25. Guiraud, J. A.; Kushnerenko, E.; Tomalski, P.; Davies, K.; Ribeiro, H.; & Johnson, M. H. (2011). Differential habituation to repeated sounds in infants at high risk for autism. *Neuroreport, 22,* 845–849.
26. Brosnan, M., Lewton, M., & Ashwin, C. (2016). Reasoning on the autism spectrum: A dual process theory account. *Journal of Autism and Developmental Disorders, 46*(6), 2115–2125.
27. Brosnan, M., Ashwin, C., & Lewton, M. (2017). Brief report: Intuitive and reflective reasoning in autism spectrum disorder. *Journal of Autism and Developmental Disorders, 47*(8), 2595–2601.
28. Seltzer, M. M., Krauss, M. W., Shattuck, P. T., Orsmond, G., Swe, A., & Lord, C. (2003). The symptoms of autism spectrum disorders in adolescence and adulthood. *Journal of Autism and Developmental Disorders, 33*(6), 565–581.
29. Hazen, E. P., Stornelli, J. L., O'Rourke, J. A., Koesterer, K., & McDougle, C. J. (2014). Sensory symptoms in autism spectrum disorders. *Harvard Review of Psychiatry, 22*(2), 112–124.
30. Jordan, C. J., & Caldwell-Harris, C. L. (2012). Understanding differences in neurotypical and autism spectrum special interests through internet forums. *Intellectual and Developmental Disabilities, 50*(5), 391–402.
31. Kapp, S. K., Steward, R., Crane, L., Elliott, D., Elphick, C., Pellicano, E., & Russell, G. (2019). 'People should be allowed to do what they like': Autistic adults' views and experiences of stimming. *Autism, 23*(7), 1782–1792.
32. Tchanturia, K., Smith, K., Glennon, D., & Burhouse, A. (2020). Towards an improved understanding of the Anorexia Nervosa and Autism spectrum comorbidity: PEACE pathway implementation. *Frontiers in Psychiatry, 11*, 640.
33. Wijngaarden-Cremers, P. J. M., Brink, W. V., & Gaag, R. J. (2014). Addiction and autism: A remarkable comorbidity. *Journal of Alcoholism and Drug Dependence, 2*(4), 170.
34. McKenzie, R., & Dallos, R. (2017). Autism and attachment difficulties: Overlap of symptoms, implications and innovative solutions. *Clinical Child Psychology and Psychiatry, 22*(4), 632–648.
35. McElhanon, B. O., McCracken, C., Karpen, S., & Sharp, W. G. (2014). Gastrointestinal symptoms in autism spectrum disorder: A meta-analysis. *Pediatrics, 133*(5), 872–883.
36. Baeza-Velasco, C., Cohen, D., Hamonet, C., Vlamynck, E., Diaz, L., Cravero, C., . . . & Guinchat, V. (2018). Autism, joint hypermobility–related disorders and pain. *Frontiers in Psychiatry, 9*, 656.
37. Bolton, P. F., Carcani-Rathwell, I., Hutton, J., Goode, S., Howlin, P., & Rutter, M. (2011). Epilepsy

13. 不論是哪種性別的自閉症者，整個人生都在不斷發展自己的社會技巧與溝通能力。請見：Rynkiewicz, A., Schuller, B., Marchi, E. et al., (2016). An investigation of the "female camouflage effect" in autism using a computerized ADOS-2 and a test of sex/gender differences. *Molecular Autism* 7, 10. https://doi.org/10.1186/s13229-016-0073-0。

14. Zhou, Y., Shi, L., Cui, X., Wang, S., & Luo, X. (2016). Functional Connectivity of the Caudal Anterior Cingulate Cortex Is Decreased in Autism. *PloS One, 11*(3), e0151879. https://doi.org/10.1371/journal.pone.0151879.

15. Allman, J. M., Watson, K. K., Tetreault, N. A., & Hakeem, A. Y. (2005). Intuition and autism: A possible role for Von Economo neurons. *Trends in Cognitive Sciences, 9*(8), 367–373.

16. Rosenberg, A., Patterson, J. S., & Angelaki, D. E. (2015). A computational perspective on autism. *Proceedings of the National Academy of Sciences, 112*(30), 9158–9165.

17. Hahamy, A., Behrmann, M., & Malach, R. (2015). The idiosyncratic brain: Distortion of spontaneous connectivity patterns in autism spectrum disorder. *Nature Neuroscience* 18, 302–309. https://doi.org/10.1038/nn.3919; Dinstein, I., Heeger, D. J., & Behrmann, M. (2015). Neural variability: Friend or foe? *Trends in Cognitive Sciences, 19*(6), 322–328.

18. 這則新聞引自：Weizmann Institute: https://www.eurekalert.org/pub_releases/2015-01/wios-abg-012115.php.。

19. Koldewyn, K., Jiang, Y. V., Weigelt, S., & Kanwisher, N. (2013). Global/local processing in autism: Not a disability, but a disinclination. *Journal of Autism and Developmental Disorders, 43*(10), 2329–2340. https://doi.org/10.1007/s10803-013-1777-z.

20. L. Mottron, S. Belleville, E. Ménard. (1999). Local bias in autistic subjects as evidenced by graphic tasks: Perceptual hierarchization or working memory deficit? *Journal of Child Psychology and Psychiatry, 40,* 743–755.

21. D. Hubl, S. Bolte, S. Feineis-Matthews, H. Lanfermann, A. Federspiel, W. Strik, et al. (2003). Functional imbalance of visual pathways indicates alternative face processing strategies in autism. *Neurology, 61,* 1232–1237.

22. Minio-Paluello, I., Porciello, G., Pascual-Leone, A., & Baron-Cohen, S. (2020). Face individual identity recognition: A potential endophenotype in autism. *Molecular Autism, 11*(1), 1–16.

23. Longdon, E., & Read, J. (2017). 'People with Problems, Not Patients with Illnesses': Using psychosocial frameworks to reduce the stigma of psychosis. *Israel Journal of Psychiatry and Related Sciences, 54*(1), 24–30.

第一章

1. Corrigan P. W. (2016). Lessons learned from unintended consequences about erasing the stigma of mental illness. *World Psychiatry*, *15*(1), 67–73. https://doi.org/10.1002/wps.20295.
2. Ben-Zeev, D., Young, M. A., & Corrigan, P. W. (2010). DSM-V and the stigma of mental illness. *Journal of Mental Health*, *19*(4), 318–327.
3. Ysasi, N., Becton, A., & Chen, R. (2018). Stigmatizing effects of visible versus invisible disabilities. *Journal of Disability Studies*, *4*(1), 22–29.
4. Mazumder, R., & Thompson-Hodgetts, S. (2019). Stigmatization of Children and Adolescents with Autism Spectrum Disorders and their Families: A Scoping Study. *Review of Journal of Autism and Developmental Disorders* 6, 96–107. https://doi.org/10.1007/s40489-018-00156-5.
5. Raymaker, D. M., Teo, A. R., Steckler, N. A., Lentz, B., Scharer, M., Delos Santos, A., . . . & Nicolaidis, C. (2020). "Having All of Your Internal Resources Exhausted Beyond Measure and Being Left with No Clean-Up Crew": Defining Autistic Burnout. *Autism in Adulthood*, *2*(2), 132–143.
6. Buckle, K. L., Leadbitter, K., Poliakoff, E., & Gowen, E. (2020). "No way out except from external intervention": First-hand accounts of autistic inertia.
7. Demetriou, E. A., Lampit, A., Quintana, D. S., Naismith, S. L., Song, Y. J. C., Pye, J. E., . . . & Guastella, A. J. (2018). Autism spectrum disorders: meta- analysis of executive function. *Molecular Psychiatry*, *23*(5), 1198–1204.
8. 有些人雖然會出現自閉光譜上的特徵，並提到自己有自閉症的認知困難，但因為會偽裝，並未呈現出自閉症的社會或行為跡象：L. A. Livingston, B. Carr, & P. Shah. (2019). Recent advances and new directions in measuring theory of mind in autistic adults. *Journal of Autism and Developmental Disorders*, 49, 1738–1744。
9. Thapar, A., & Rutter, M. (2020). Genetic advances in autism. *Journal of Autism and Developmental Disorders*, 1–12.
10. Gernsbacher, M. A., Dawson, M., & Mottron, L. (2006). Autism: Common, heritable, but not harmful. *Behavioral and Brain Sciences*, *29*(4), 413.
11. Rylaarsdam, L., & Guemez-Gamboa, A. (2019). Genetic causes and modifiers of autism spectrum disorder. *Frontiers in Cellular Neuroscience*, *13*, 385.
12. Hahamy, A., Behrmann, M. & Malach, R. (2015). The idiosyncratic brain: Distortion of spontaneous connectivity patterns in autism spectrum disorder. *Nature Neuroscience 18*, 302–309. https://doi.org/10.1038/nn.3919.

註釋
Notes

前言

1. Thomas, P., Zahorodny, W., Peng, B., Kim, S., Jani, N., Halperin, W., & Brimacombe, M. (2012). The association of autism diagnosis with socioeconomic status. *Autism*, *16*(2), 201–213.
2. Hull, L., Petrides, K. V., & Mandy, W. (2020). The female autism phenotype and camouflaging: A narrative review. *Review Journal of Autism and Developmental Disorders*, 1–12.
3. "Interview with Temple Grandin." January 2, 2006. Retrieved April 14, 2019.
4. Petrou, A. M., Parr, J. R., & McConachie, H. (2018). Gender differences in parent-reported age at diagnosis of children with autism spectrum disorder. *Research in Autism Spectrum Disorders*, *50*, 32–42.
5. Livingston, L. A., Shah, P., & Happé, F. (2019). Compensatory strategies below the behavioural surface in autism: A qualitative study. *The Lancet Psychiatry*, *6*(9), 766–777.
6. https://www.cdc.gov/mmwr/volumes/69/ss/ss6904a1.htm?s_cid=ss6904a1_w.
7. Cage, E., Troxell-Whitman, Z. (2019). Understanding the Reasons, Contexts and Costs of Camouflaging for Autistic Adults. *Journal of Autism and Developmental Disorders* 49, 1899–1911, https://doi.org/10.1007/s10803-018-03878-x.
8. Livingston, L. A., Shah, P., & Happé, F. (2019). Compensatory strategies below the behavioural surface in autism: A qualitative study. *The Lancet Psychiatry*, *6*(9), 766–777.
9. Cassidy, S. A., Gould, K., Townsend, E., Pelton, M., Robertson, A. E., & Rodgers, J. (2020). Is camouflaging autistic traits associated with suicidal thoughts and behaviours? Expanding the interpersonal psychological theory of suicide in an undergraduate student sample. *Journal of Autism and Developmental Disorders*, *50*(10), 3638–3648.

自閉者的面具，為何戴上，如何卸下

Unmasking Autism

Discovering the New Faces of Neurodiversity

作　　者　戴文・普萊斯 Devon Price
譯　　者　許雅淑，李宗義
責任編輯　賴逸娟
行銷企畫　洪靖宜
總 編 輯　賴淑玲
設　　計　陳恩安
排　　版　黃暐鵬

出 版 者　大家出版／遠足文化事業股份有限公司
發　　行　遠足文化事業股份有限公司（讀書共和國集團）
地　　址　231新北市新店區民權路108-2號9樓
電　　話　（02）2218-1417
傳　　真　（02）8667-1851
劃撥帳號　9504465　戶名・遠足文化事業股份有限公司
法律顧問　華洋法律事務所　蘇文生律師
定　　價　520元
初版1刷　2025年1月

I S B N　978-626-7561-21-8（平裝）
　　　　　978-626-7561-19-5（EPub）
　　　　　978-626-7561-20-1（PDF）

自閉者的面具，為何戴上，如何卸下／
戴文・普萊斯（Devon Price）作；許雅淑，李宗義譯.
－初版.－新北市：大家出版，
遠足文化事業股份有限公司，2025.1
　面；　公分
譯自：Unmasking Autism: Discovering the New Faces of Neurodiversity
ISBN 978-626-7561-21-8（平裝）
1.CST: 自閉症
415.988　　113019229